現代医学概論

第3版

柳澤 信夫 著

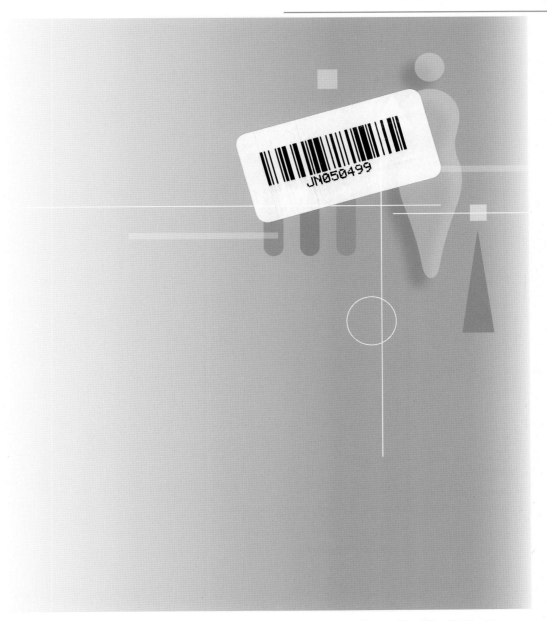

医歯薬出版株式会社

This book is originally published in Japanese
under the title of :

GENDAI IGAKUGAIRON
(Medicine in Japan, as an unique developed and superaged country)

YANAGISAWA, Nobuo
 Professor Emeritus, Tokyo University of Technology

ISHIYAKU PUBLISHERS, INC
 7-10, Honkomagome 1 chome, Bunkyo-ku,
 Tokyo 113-8612, Japan

第3版の序

　本書は第1版（2012年）が刊行されて11年，第2版が刊行されて8年を経た．わが国は，少子超高齢化のなかで，平均寿命・健康寿命は世界一を維持しながら，医療・介護費を含む社会保障費が国家予算の1/3以上を占め，国民の努力と医療職の働きにより，個人・家族・地域の健康が維持される状況が続いている．

　そのなかで，各種医療職の果たす役割はきわめて多彩である．医療あるいは介護を必要とする受診者に対してどのように対処するかは，現代では画一的ではない．発達障害，生活習慣病，加齢による障害など，種々な障害の原因・背景について理解しながら，受診者の状況を正確に判断し，医療・介護のあり方を定め，実施する医療職の役割はますます大きくなっている．本書はそのような立場になるための学びの場で，将来の医療職の基礎を作る学習のための教科書である．

　本書は今まで，年々変わる医療関係のデータを毎年検討して改変してきたが，今回は大規模な改訂となり第3版とした．

　本書がこれから医療職を目指す若い方々にとって，リベラルアーツとしての学習の基本となる教科書として用いられるように願っている．

　謝辞

　医歯薬出版株式会社 法野崇子氏には，長年にわたり資料の最新化をはじめ編集上の細部にわたりご示唆をいただいたことに深謝する．

　2023年1月

柳 澤 信 夫

第2版の序

　本書の第1版が刊行されて3年を経た．この間，各種医療職のための大学の基礎教育の教科書として，また卒後の初期研修の教材として利用していただくために，増刷ごとに主としてわが国の医療統計に関する部分を新しいデータに置き換えてきた．

　わが国は世界一の長寿，しかも健康長寿を誇り，医療サービス，保健サービスも手厚く行われている．ただし，それを支える社会保障費用は国家予算の1/3を占め，少子超高齢社会における，現役・若手世代の負担感と実際の負担増加は，人々の生き甲斐に影響を及ぼすまでに至っている．

　これからわが国を，"持続可能な社会（sustainable society）"とするためには，国民の一人ひとりが"自分の健康は自分で守る"意識をもって行動することが強く求められる．そのためには，医療職，保健職，教育職を目指す若い人々が，わが国および世界における医療・保健の現状と課題を理解して，将来の実務に活かすことが大切になる．

　また，医療・保健の進歩，人々の生き甲斐・生き方の変化によって，医療職の仕事や職域の範囲はますます拡がり，自立した医療職となるための学びにおける医学概論の必要性がいっそう高まってきている．

　学習の基礎科目として医学・医療概論があるが，本書の内容は，第1版の序文の趣旨に加えて上記の視点から加筆，改訂した．本書が広く医療の基礎を学ぶ人々のお役に立つことを願っている．

　　2015年2月

柳 澤 信 夫

第 1 版の序

　医は「人を癒す」ことをいう．医術はその技術であり，医療はその行為である．医学はそれらを実現し，発展させる学問すべてを含む．

　現在の医学は，病気の遺伝子の発見と遺伝子治療の試み，身体や精神の病気のメカニズムの解明，脳死体からの提供を含む種々の臓器移植，不妊に対する生殖医療，高齢者の慢性疾患の治療やその環境，終末期の医療やみとりの場所など，医療や医術の拡がりに対応する幅広い学問となっている．

　このような医療の拡がりは，医療従事者のニーズを増加させた．そして，従来の医師主導型，医師中心の医療から，各々異なる領域の医療専門職が協力して行うチーム医療のかたちをとるようになった．チーム医療では，各医療職は，専門的知識・技術とともに個々の患者がどのような医療を受けるべきかを自立的に判断し，行動することが求められる．

　自立して判断し，行動する医療職は，自らの専門領域の知識と技術に加えて，医療全般の現状，医学の進歩と問題点，さらに人の生き方に関するリベラルアーツを学ぶことが求められる．

　本書は，医師，看護師をはじめ，医療の専門職になろうと学ぶ人々に対して，医療全般にわたる現代の状況を理解できるように項目と構成を定め，本質的に重要な内容を述べたつもりである．

　著者が読者に期待したいことは，本書を基に医学概論を学ぶことにより，将来医療職になった時，現場で直面した課題を自立的に解決するために，基本の学力を身につけるように努めてほしいということにある．

　全体は 18 の章から成り立っている．各章は基本的に表題の事項の要点を，歴史的経過，法的根拠，内容，現状と問題点を中心に述べられている．記述内容には異なる章で重複して述べられているものもあるが，これは各章を独立して学べるようにした結果である．また本書の内容は専門教育で取り上げられるものも多いが，本書の記述はあくまでも概論として，エッセンスを述べている．

　読者の皆さんが，本書によって医療全体の歴史的な流れ，現状と問題点，そして将来への展望を学び，将来どのような医療職になりたいかを考える手助けにしてほしいと願っている．

謝辞
　本書の執筆にあたり御教示いただいた，法学・医学博士平沼高明氏，中京大学法科大学院教授稲葉一人氏，NPO 法人国境なき医師団西野るり子氏，厚生労働省技官名越究氏，東京工科大学教官

石川ふみよ氏，木内妙子氏，五十嵐千代氏に深謝する．

　また医歯薬出版株式会社編集部法野崇子氏には，資料の最新化，表現の難易度をはじめ編集上気くばりに富んだ御示唆をいただいた．あわせて深謝したい．

2011 年 12 月

柳 澤 信 夫

現代医学概論 第3版 CONTENTS

1章 医学の歴史

I 医学史を学ぶ意義

わが国の医学史の第一人者である酒井シヅ氏（順天堂大学名誉教授）は，医学史を学ぶ目的として以下の3つを挙げた．

①目的の第一は「医学の故事来歴を知ること」．故事来歴を知ることで学問への愛が生まれる．

②目的の第二は「医療の全体像を見極めること」．自己の経験によって医療の全体像を知るには長い年月がかかる．「先人の歩んだ道を明らかにして，現在までの行程を知れば，それは未来への道標にもなってくれる」．

③目的の第三は「複雑な現況を読み解くための鍵を見つけること」．

酒井氏は，鯨の脳の解剖で有名な解剖学者で，わが国医史学の泰斗であった小川鼎三先生の愛弟子である．基礎医学の視点からみた医学史の意義は，医療専門職にとってもきわめて重要である．

本章では，医学の歴史を，医療が現在置かれている状況を知るうえで重要な項目を重点的に述べる．

II 医学の源流からルネサンスまで

❶ 集団生活のはじまり

人類が集団で生活を始めた狩猟時代には，寄生虫，食中毒，先天性奇形，外傷などがおもな傷病であった．さらに土地に定着し，集落の人口が増えた農耕時代には，疫病や飢餓が人々を苦しめた．この時代は，後世の神官，巫女にあたる職種が医療を司り，祈祷や原始宗教ともいうべきしきたりに基づく患者への直接介入を行ったと考えられている．

❷ 古代医学

古代医学の源流は，西暦紀元前3千年頃の中国に求められる．呪術から経験医学へ進み紀元200年頃になり（後漢時代），薬物学の源といえる「神農本草経」や鍼灸医学の理論的体系として「黄帝内経」が作られ，これらは漢方医学の基礎となった．インド文明においては，紀元前1500年頃，アーリ

ア人の渡来により古代インド医学「アーユルヴェーダ」（生命・健康の知識の意味）が完成した。アーユルヴェーダは現在もインドの庶民の医療として用いられている。

　古代エジプトでは，紀元前3千年代，第三王朝時代に，学識に富む宰相イムホテプが，僧侶かつ医師として最初の医学校を作った。古代の医療水準を表す証しとしては，ローマ時代プトレマイオス王朝の遺跡（コム・オンボ神殿）に坐椅子での出産や種々の外科医用器具がレリーフとして現存するが，書物は存在しない（**図1-1**）。

　エジプトと交流のあったギリシャにおいては，現代西洋医学の基礎となったギリシャ医学が誕生した。ギリシャ神話で癒しの神とされるアスクレピオスを祀った神殿が数多く建てられ，病院の機能も兼ねた。その子ヒギエイアは医学用語として衛生（hygiene）の語源となっている。また，疫病がローマで流行したとき，アスクレピオスが従者の蛇を派遣して疫病を退治した

図1-1　エジプトの出産イス，外科器具

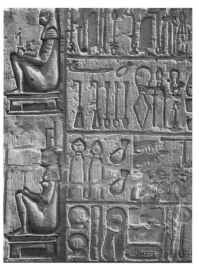

コム・オンボ神殿の壁画。当時の外科用器具が描かれている。

図1-2　アスクレピオスと従者の蛇，右に立つのはヒギエイア（アテネ国立博物館）

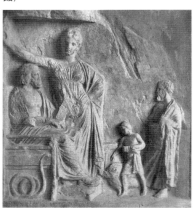

(Sigerist, H.E., 1954)[4]

column
インドの医療とアーユルヴェーダ

　インドは世界2位の人口大国で，急速な経済発展の途上にあるが，古来からのカースト制度（世襲的階級制度）が今なお残っている。富裕層は高水準の西欧医療を受けられるが，農民，労働者などの一般国民の多くは伝統的なアーユルヴェーダの医療を受ける。天然の薬草や動物由来の薬物で，薬理作用も研究された生薬の治療が主で，インド政府も伝統医学を奨励し，国立研究所が各地に設立されている。現在インドではアーユルヴェーダの製薬会社は9,413社，約7,000種の生薬が使用されているという。

　また，心身の健康増進のためにヨガの訓練道場も利用されている。
（廣瀬輝夫（国際融合医療協会理事長）：Medical Tribune，2011年4月21日号より）

表 1-1　ヒポクラテスの誓い（要約）

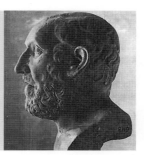

1. 師をうやまい，医の伝承は一門に限る.
2. 治療は患者の利益のためのみに行い，危害を加えたり不正はしない. 求められても致死薬は与えず，婦人に堕胎をしない.
3. すべては患者の利益になることを考え，男女，自由人と奴隷を区別しない.
4. 治療に際して人々の生活について見聞きしたことは口外しない.

（大槻, 他訳, 1985）[5]

（**図 1-2**）. 蛇は知恵の象徴であるが，杖に蛇が螺旋状に絡まる図柄は「アスクレピオスの蛇杖」とよばれ，現在も医学の象徴として種々に用いられている.

　ギリシャ医学の泰斗はヒポクラテスである. ヒポクラテスは医学の父といわれる. それまでの神話と哲学，宗教に基づく医学に対して，経験に基づく合理的医学が誕生した. ヒポクラテスは BC460 年に生まれ，アスクレピオス派の医師となった. 当時エジプトのアレキサンドリアは文化の中心地であり，アレキサンドリア図書館の医学論文をもとにヒポクラテス全集が編集された. ヒポクラテスの名は当時のアレキサンドリア・ローマの医学の集大成として，個人の医師としての存在を超えてこの時代の医学の象徴的名称として用いられた. この時代にはじめて，病気を自然現象としてとらえ，病気の原因は病人にあるという見方が確立した.

　現在，ヒポクラテスの名をもっとも高めているものは，ギルド集団として医師が守るべきことを定めた「ヒポクラテスの誓い」である. その要約を**表 1-1** に示す. すなわち，①患者の利益第一，②求められても致死薬を与えない，③堕胎の禁止，④すべての患者を平等に扱う，⑤患者情報の守秘など，現代の医療人が守るべき基本的ルールがすでに述べられている.

❸ 中世からルネサンスへ

　西洋史の中世とは西暦 500 ～ 1500 年の間，とくにその後半をいう. この時代，ペルシャ，中近東，トルコを中心とするアラブ世界が勢力を拡大し，アラビア医学が発展した. これはギリシャ医学を源流に中国，インド医学も影響して創られた. アラビア医学はイスラム圏で継承され，現在は「ユナニー」として独特の医学となっている.

　一方キリスト教圏の医学は，ギリシャ，ローマの医学についでビザンチン帝国（東ローマ帝国）で発展した. 基本的な考えは"病人はキリストの奇跡で救われる"であった.

　医療は修道院の奉仕活動として行われ，付属病院で困窮者，孤児，病人の世話がされた. また十字軍をもとに創られた騎士団のなかには，医療をおも

な職種としたものもあった．現在もロードス島の騎士団長の館には，メインホールが病室であった跡が残されている．

12〜13世紀になると，ヨーロッパの大学（イタリア，フランス）に医学部が設立され，人体解剖が行われた．また医療の専門分化が行われ，イギリスでは床屋が外科医療を行い，1540年に理髪・外科合同組合が結成された．これはのちに王立外科学会となった．現在も理髪店の印として世界で用いられる赤，白（多くの場合青も）の線条の柱は，往時床屋が行った瀉血（悪い血を抜き取る）の血の色を表している．

中世はペストの大流行によって大きな社会変化が生じたことが医学史上注目される．

❹ 日本の医学－鎌倉・室町時代まで

わが国の医学の歴史は，中国の影響を受けて発展した．西暦7世紀，遣隋使による中国との交流がさかんとなり，医疾令を含む大宝律令（701）が制定された．大宝律令は律令国家の基本法典として天皇の命令により藤原不比

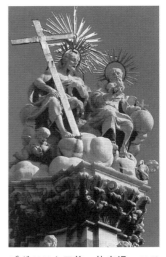

図1-3　光明皇后

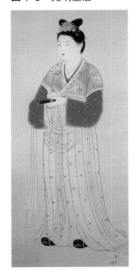

菊池契月「光明皇后」
長野県信濃美術館

等，学者，渡来人らが完成した．診療・医薬・教育の他，諸国からの薬種を収納する役目をもつ典薬寮とよばれる役所には，医博士，針博士，按摩博士，呪禁博士などが職員として加わり，9世紀末には女医博士も加わった．

　奈良時代は仏教が支配的となり，僧侶や尼による巫術が行われ，遣唐使による中国医学の導入がさかんであった．鑑真和上をはじめとする高僧名医が渡来し，そのひたすらな献身的行動は，「医は仁術」という見方を普及させた．

　「医は仁術」であることは，光明皇后（701〜760）（**図1-3**）によっても体現された．時の有力者藤原不比等の娘であり聖武天皇の皇后となった光明皇后は，病弱な天皇のために歴史に残る活動を行った．孤児や貧者への慈善救済施設として悲田院を，飢える者と病者への給食，施療施設として施薬院を設立した．重症の癩（ハンセン病）患者の膿を自ら吸ったところ，病人は阿閦如来（アシュクニョライ）であったとの逸話があり，国立ハンセン病療養所光明園の命名のもとになっている．また多種類の薬を輸入し，施薬院に支給し庶民の医療に用いた．

　西欧のキリスト教修道院の施療行為に先立ち，わが国で為政者による施療行為が行われた歴史は重要である．

　平安時代には，丹波康頼撰（編集）による「医心方」（984）が集成された．これは隋，唐，朝鮮の医学書200余りを引用して編集したもので，内容は医師の倫理，医学総論，各種疾患の療法，保健衛生，養生法，医療技術，

▼ **column**

正倉院の宝物と薬

　光明皇后は夫聖武天皇の死後，天皇の宝物と薬を東大寺に献納し，正倉院が建てられ，それらが納められた．

　そのなかで薬のリストは「種々薬帳」に記載されており，60種類すべてが輸入品で，現在の漢方医学で用いられる人参，桂心，大黄，甘草などが含まれている．

　薬は他の宝物と異なり，献納後も皇后は使用を希望し，施薬院へ支給された．

　写真は，2010年の正倉院展で展示されたナウマン象の歯（五色龍歯）と大黄である．

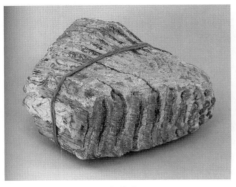

五色龍歯

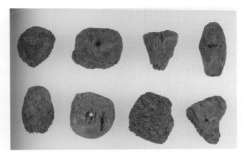

大黄
（第62回「正倉院展」目録（平成22年）．編集：奈良国立博物館，発行：仏教美術協会，2010）

医学思想その他からなる.「医心方」は 1984 年国宝に指定され, 槇佐知子に
よる現代語訳「全訳精解 医心方」(筑摩書房) が 1993 年より刊行され,
2012 年に全 30 巻が出版された[15].

Ⅲ 近世の西洋医学

ルネサンス以降 19 世紀までに, 現代医学の基礎となる重要な業績が蓄積
された. その代表的なものを, 基礎的な形態 (解剖) 学, 病理学, 実験医
学, 臨床医学にわけて, 年代順に **表 1-2** にまとめた. この表には歴史上画
期的な意義をもつ業績が列挙してある. なお著者名は, 現在用いられる表記
によるために, 姓のみ, 姓名 (イニシアルあるいはフルネーム) と統一され
ていない.

表 1-2 近世医学

人体解剖・病理学	
レオナルド・ダ・ヴィンチ	人体解剖実施. 立体構造の正確なスケッチ
アンドレアス・ヴェサリウス	パドヴァ大学教授. チチアン工房の画家と「人体構造論」(1543) を完成
C.B. モルガーニ	「解剖で明らかにされた病気の座と原因」(1761)
ルドルフ・ウイルヒョウ	「細胞病理学」(1858).「すべての細胞は細胞から」
実験医学	
ウイリアム・ハーヴェイ	「心臓と血液の運動」(1628). 実験により大循環と肺循環を証明
F. マジャンディー	19 世紀前半「生命現象すべてが生理学的, 生化学的, 物理学的法則で説明可能」
クロード・ベルナール	「実験医学序説」(1865). 動物実験で肝, 膵, 血管運動の機能を解明
臨床医学	
アンブロアズ・パレ	近代外科学の祖 (16 世紀).「われ包帯し, 神これを癒し給う」
ルネ・デカルト	哲学・数学・物理学者 (17 世紀). 哲学の第一原理として「我思う, 故に我あり」. 物心二元論を確立
ラマッチーニ	産業医学の祖.「働く人々の病気」(1700)
リンネ	植物学者. 医師.「自然の体系」(1735 〜 1768). 動植物の分類法.「病気の属」(1763) で病気の分類 (神経を感覚, 判断, 運動に分けた)
ゼンメルワイス	消毒による感染予防. 1847 年産婦に接する前に手を塩素水で消毒. 産褥熱が激減
ナイチンゲール	クリミア戦争 (1853 〜 1856) の戦場で看護を組織.「看護覚え書」(1860) (病気は状態であり, 反応である). 1863 年アンリ・デュナンの呼びかけで, 戦時救護の国際組織「赤十字社」が発足

❶ 人体解剖学の確立

　ルネサンスの巨匠レオナルド・ダ・ヴィンチ（1452〜1519）は，画家，建築家，科学者として多くの領域で画期的な業績を残した．医学では人体解剖を行い，臓器の詳細な立体構造を正確にスケッチした（**図1-4**）．レオナルドは正確な構造とともに人体各部位の比率を重視した．**図1-5**に示される四肢と頭部の位置が描く正円と正方形はその1例である．

　アンドレアス・ヴェサリウスの「人体構造論（ファブリカ）」（1543）は，ルネサンスの芸術と科学の融合を示す優れた人体解剖図譜である．ヴェサリウスはイタリアの名門パドヴァ大学の教授であり，ルネサンスの工房として有名なチチアン工房の画家の協力を得て原稿を完成させ，バーゼルの印刷業者による銅板図で，それまでにない精緻な解剖図譜を出版した．**図1-6**にタイトルページを，**図1-7**に筋と骨格の全身の立像を示す．

　図1-7をみると，いずれもルネサンス期の絵画の特徴的な背景に，右には皮下の表層の筋を表す人体が，左足に重心を置き安定して立っている．左の全身骨格では，二本足立位に加えて鋤を杖にしてはじめて安定した起立姿勢が得られている．系統発生上ヒトではじめて得られた二本足による立位は，脳とその支配する骨格筋の活動により安定し，歩行も可能である．一方骨格のみでは，内臓下垂を防ぐために出口が狭小化された骨盤に大腿骨頭が接続し，起立にはバランスを保つ助けが必要なことをよく示している．

**図1-4　レオナルド・ダ・ヴィンチ
肺血管の図（Ca.1508）**

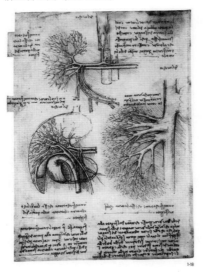

（Royal Collection ©Her Majesty Queen
Elizabeth Ⅱ）

（森美術館，2009）[3]

**図1-5　レオナルド・ダ・ヴィンチ
人体比例に関する素描**

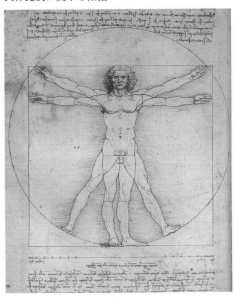

ヴェネチア　アカデミア美術館.
（ブルーノ・サンテイ著，片岡頼継訳，1993）[6]

図1-6 アンドレアス・ヴェサリウス
人体構造論（ファブリカ）第一版（1543）
の表紙

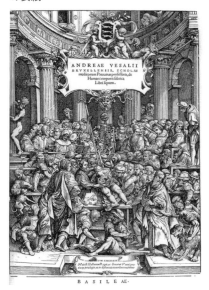

(JB Saunders, et al., 1973) [7]

図1-7 アンドレアス・ヴェサリウス "ファブリカ" より

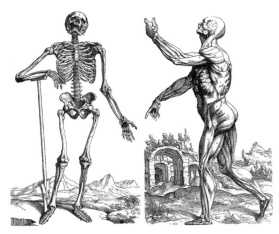

左：ヒトの立体骨格，右：表面の筋.
これらの図はその後400年解剖学や美術のテキストに用いられた.

(JB Saunders, et al., 1973) [7]

2 病理学と生理学

　生命現象はすべて生理学，生化学および物理学的法則で説明できるとマジャンディーが述べたのは19世紀前半である．この領域の古典として知られるウィルヒョウの細胞病理学およびクロード・ベルナールの実験医学序説はいずれも19世紀半ばに発表された．この両著作は現代医学につながる古典として，現在も刊行されている．

3 臨床医学

　近代外科学の祖といわれるフランスの外科医アンブロアズ・パレは戦傷患者を多く診るなかで，「われ包帯し，神これを癒し給う」と述べ，この言葉は外科の格言として残っている．

　キリスト教社会では，古来病気は神が治すと信じられてきた．現在の医療の立場から考えると，パレの言葉は医療従事者の謙虚さと医療行為の限界を表すとともに，傷病の治療や予後には自然の治癒機転や患者の側の意欲や条件が大きく関与する事実を示していると，読み代えることができよう．

　1700年イタリアのラマッチーニ（1633～1714）は「働く人々の病気」を発刊した．坑夫をはじめ各種労働者の病気について述べ，職業病の理解のはじまりとなった．

　ゼンメルワイスによる消毒による感染予防も，医学史上特記されている．彼が働いていたウィーン第一病院では，他の病院に比べて産褥熱による死亡が多かった．友人の法医学教授が，解剖中に助手のメスで誤って指を刺さ

図1-8　フローレンス・ナイチンゲールの肖像

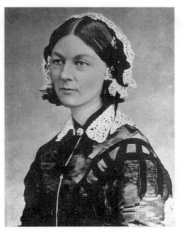

(セシル・ウーダム・スミス，1996)[8]

れ，敗血病で死亡したことにヒントを得て，すべての医師は産婦に接する前に手を塩素水で消毒することを主張し，その結果産婦の死亡率は激減した（1847）．ゼンメルワイスは殺菌法の先駆者であったが，彼の学説は病原微生物が発見されるまでは確立されなかった（ヘンリ・ジゲリスト：梶田昭）．

近代看護技術の開拓者とされるフローレンス・ナイチンゲール（**図1-8**）は，英国の従軍看護婦としてクリミア戦争（1853～1856）の戦場で看護を組織した．帰国後「看護覚え書」（1860）を出版，聖トーマス病院にナイチンゲール看護学校を設立し，さらに多くの施設の開設に努力した．看護学のはじまりである．さらに戦場における敵・味方を問わない負傷者の看護は，1863年アンリ・デュナンの呼びかけによる戦時救護の国際組織「赤十字社」の結成につながった．

Ⅳ　近世以降の日本の医学

鎌倉・室町時代（12世紀末～16世紀後半）は，武家社会で戦乱が絶えず，浄土宗，日蓮宗，禅宗など仏教の宗派がさかんとなる一方，絵画，彫刻，文学などは発展した．この時代は中国医学を基に「頓医抄」（梶原性全），喫茶養生記（栄西）（1211）などが書かれ，なお僧侶が医師を兼ねていた．

1543年，ポルトガルから種子島経由で日本に鉄砲が伝えられた．これを契機にフランシスコ・ザビエル（1549）をはじめとするイエズス会の宣教師が布教のために渡来し，大友宗麟の援助のもとに大分に病院を開いた．そこでは外科はポルトガル医学，内科は漢方と，医術が分かれ，内科は「本道」とよばれた．

しかし，キリスト教の宣教師とともに渡来したポルトガル流の南蛮医学

は，1587年豊臣秀吉による布教禁止と宣教師の国外追放により衰え，いったん開かれた西洋医学の窓は閉ざされた．

江戸時代（1603〜1867）は，鎖国により西欧との交流は閉ざされたが，17世紀半ばから長崎出島に置かれたポルトガル，ついでオランダ人の居留地を通じて，わずかな貿易が続けられた．

このような状況のなかで，1774年杉田玄白らによるオランダの解剖学書「ターヘル・アナトミア」の翻訳書として「解体新書」が発行された（**図1-9**）．

江戸時代の中期から蘭学が興隆し，1771年，蘭学者の杉田玄白，前野良沢，中川淳庵らは，小塚原の刑場で罪人の腑分け（死体解剖）を見学し，持参したターヘル・アナトミアの記述の正確さに驚嘆し，翻訳を志した．しかし杉田らは蘭学者とはいえオランダ語を解せず，翻訳に苦しみ，他の多くの解剖学洋書を参考にしたという．図版は秋田藩士で，現代でも有名な画家小野田直武が描写した．翻訳に際して，「神経」，「軟骨」，「動脈」などの用語が作られ，これらは現在も使用されているのみでなく，一部は中国に逆輸出され医学用語として使われている．

この杉田らによる「解体新書」は誤訳が多く，蘭学のさらなる普及後，「蘭学階梯」（オランダ語入門書）を著した医学者の大槻玄沢が訳し直し，「重訂解体新書」（1826）として刊行された．

杉田玄白は，「解体新書」翻訳の苦心談を「蘭学事始」（1815年脱稿）としてまとめている．しかしこの解剖学書の翻訳は，世界医学史においては，鎖国による日本医学の遅れを象徴的に示したエピソードと理解することができる．ターヘル・アナトミアは，ドイツの医書クルムスの「Anatomische

図1-9 解體新書 序圖

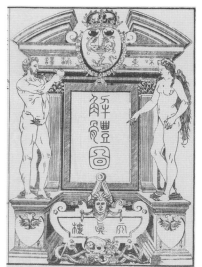
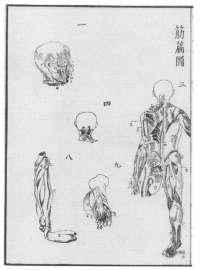

左：図版第1頁，右：図版第16頁，筋篇図．　　　　　　　　　　　　（小川，1973）[9]

10

Tabellen」（解剖学図譜）のオランダ語訳である．その基は，200年以上前の1543年に刊行されたヴェサリウスの「人体構造論（ファブリカ）」にあることはいうまでもない．

　しかし，解体新書のわが国の歴史における役割は，江戸中期以降幕府から促されて西洋医学と自然科学を導入した学者達の血のにじむ努力を物語る業績であり，それから100年後の明治維新へとつながる画期的な労作と評価すべきであろう．

　江戸時代末期にはドイツの医師フランツ・シーボルト（1796〜1866）がオランダ商館の医師として長崎に赴任，日本研究のかたわら，塾を設けて高野長英，伊藤玄朴らの医師を育てた．シーボルトと日本のかかわりのエピソードは数多あるが，現在オランダのライデン大学の植物園にはシーボルトが日本から持参した数種の植物が育っており，その一つに日本人妻タキの名を冠したオタクサ（あじさい）がある．

　明治になると政府はドイツ医学を採用し，東校（東京大学の前身）をはじめ，私立，県立の医学校に発展する塾が次々に設立された．そこで学び，ドイツへ留学した学者から，北里柴三郎，山極勝三郎ら日本を代表する基礎医学者が生まれた．また，進行麻痺と脊髄癆という難しい感染症の病原体が梅毒スピロヘータであることを解明し，黄熱病の研究中に感染して死亡した野口英世は，幼時の火傷で不自由な手を持ちながら，苦学して医師試験に合格し，渡米してロックフェラー研究所で大成し，今なお国際的に高く評価されている明治初期の立志伝中の医学者である．

Ⅴ　近代から現代医学へ

　封建制社会の後をうけた資本主義社会（近代）になり，西洋医学はとくに診断機器の開発でめざましい進歩をとげた．そのおもなものを**表1-3**に示す．これらはすべて現在使用されているものである．

　医療の内容の進歩では，感染症の診断と治療の成果が特筆される．ロベルト・コッホ（1843〜1910）は，"特定の細菌は特定の病気を起こす"，"菌によって病気は感染する"ことを明らかにし，結核菌（1882），コレラ菌（1884）を発見した．

　病原微生物に対する化学療法のはじまりとして，エールリッヒと秦佐八郎は梅毒スピロヘータに対するサルバルサンの効果を発見した（1910）．その後英国のフレミングがペニシリンの抗菌作用を発見し（1929），1941年実用化された．続いて1940〜1950年代にストレプトマイシン，クロラムフェニコールなど有効な抗菌薬が次々と発見，実用化された．

　一方，病気の原因の発見，治療法の発見によっても克服できない病気が存在することが注目される．バンチングとベストが，糖尿病の原因が膵臓から

表 1-3 診断機器の発達

18 世紀後半	打診（アウエンブルッガー）
	聴診（ラエネック）
1895 年	X 線
1900 年	心電図
20 世紀前半	脳波，筋電図
	血液，生化学，免疫の臨床検査
20 世紀後半	超音波（心臓，腹部臓器，脳，乳房，筋）
	内視鏡
	CT
	MRI
	PET
	遺伝子診断

分泌されるホルモンのインシュリンの欠乏であることを発見したのは 1922 年であり，翌 1923 年にはインシュリンの合成と患者への供給ができるようになった．ホルモン欠乏による病気に対するホルモン補充療法は，完全に理にかなった治療法であり，医学が解決した病気の典型例となるはずであった．しかし，現実は違った経過をとった．インシュリンの種々の剤形や経口糖尿病薬が今も次々と開発され使用されているが，糖尿病患者は増え続けている．そして糖尿病による網膜症は後天性の失明の第二位（一位は緑内障）を占め，糖尿病性腎障害は透析患者の最大の原因となっている．病気の治療，克服には種々の要因があることを如実に示す 1 例である．

　身体疾患のみでなく，精神疾患においても医療のあり方に大きな進歩がみられた．そのなかでフィリップ・ピネル（1746 ～ 1826）が閉鎖病棟で鎖につながれていた精神疾患患者を開放した出来事（1793）が特記される．外科を専攻した医師であったピネルは，親友が急性の精神病に罹患したことを契機に精神科に転向した．そして当時大規模な精神疾患患者や囚人を収容しており，現代まで続くフランスの有名なビセートル病院，ついでサルペトリエール病院で精神科医療の画期的な改革を行った．精神疾患が悪魔憑きという見方がまだ続いていた時代に，過度な薬物療法を否定し，人道的な心理精神療法を推進した．

　この考え方は一世紀を経てジグムント・フロイト（1856 ～ 1939）の精神分析学へと発展する．オーストリア生まれのフロイトはウィーン大学で神経学の研究に従事したのち，ヨーロッパ近代神経学の祖であるパリの J. M. シャルコー教授のもとで，ヒステリーの催眠療法を学んだ．それをもとに臨床に従事したフロイトは，精神疾患の治療に工夫を重ね，「精神分析学」を確立した．

　統合失調症やうつ病などの代表的な精神疾患に対して，遺伝子異常，脳の機能画像による大脳皮質の血流や代謝の変化，神経伝達物質の異常が研究さ

れるようになった現在にあっても，精神症状の臨床分析をよりどころとする精神分析は重要な学問分野である．

Ⅵ 第二次世界大戦前と後の日本医学

　明治時代の初期，ベルツをはじめドイツから教師を派遣してもらい作り上げられたわが国の医学教育の結果，明治中期以降は日本人の教授が派遣されて各地に医科大学，医学部ができあがり，日本人教師によるわが国の医学教育体制が確立した．

　医学教育におけるドイツの影響は，教科書に加えて，診療録の専門用語（術語）をドイツ語で記入する習慣が全国的に確立し，これは近年まで続いた．

　第二次世界大戦の敗戦後，急速にアメリカ医学の影響が大きくなった．医師教育にインターン制度が導入され，大学卒業後，米軍基地に置かれた海軍病院，陸軍病院でインターンを経験したり，さらにそれをつてに渡米して米国で卒後教育（レジデント）を受ける医師もあった．そのなかで若い医師達が経験した驚きに，看護師の地位の高さがあった．軍病院の看護師は尉官であり，インターンの医師や衛生兵よりも地位が高いことが，その行動とともに軍の階級制により明確に示されていた．

　フルブライト奨学金など多くの経済的サポートにより，米国留学で研究に従事したり，臨床のレジデントを経験する若手の医師が増えた．日本の医師・研究者は米国で実績をあげ，なかにはそのまま米国で高名な学者として成功した人も少なくない．

　一方，医学の領域によっては，英国，フランス，ドイツ，スウェーデンなどへも留学し，研究業績をあげ，また臨床医学を学び，帰国して大学の教職についた人々により，日本の医学研究，臨床医学・診療のレベルは1980年代には国際的に一流レベルに達した．

　さらに1990年代，技術立国としてのわが国の方向を定めた政府は，“科学技術基本法”を制定し，研究費を充足し，わが国の医学研究は，分子生物学で大きく発展し，ヒューマンゲノムプロジェクト，iPS細胞など優れた研究業績を輩出している．

参考文献

1）酒井シヅ：医学史．森岡恭彦他編．新医学概論，産業図書，2003，1-22頁．
2）R.H. シュライオック：近代医学発達史．大城　功訳．創元社，1951．
3）森美術館編集：医学と芸術．生命と愛の未来を探る．平凡社，2009．
4）Sigerist, H.E. : Grosse Ärzte. Eine Geschichte der Heilkunde in Lebensbildern J.F.Lehmanns, München, 1931（第9版 1954）．
5）大槻真一郎，他訳：ヒポクラテス全集．エンタプライズ，1985．
6）ブルーノ・サンティ著，片岡頼継訳：レオナルド・ダ・ヴィンチ．東京書籍，1993．

7）Saunders, J.B., O'Malley, C.D. : The illustrations from the works of Andreas Vesalius of Brussels. Dover Publications, 1973.

8）C. ウーダム・スミス著，武山満智子，小南吉彦訳：フロレンス・ナイチンゲールの生涯．現代社，1996.

9）小川鼎三監修：完全覆刻版　解體新書．「解体新書」刊行200周年記念出版，講談社，1973.

10）梶田　昭：医学の歴史．講談社学術文庫，2003.

11）ウイリアム・H・マクニール，佐々木昭夫訳：疾病と世界史（上）（下）．中央公論社，2007.

12）ダニエル・デフォー，平井正穂訳：ペスト．中央公論社，1973，2009改版．（原著：Daniel Defoe : A Journal of the Plague Year, 1722.）

13）アルベール・カミュ，宮崎嶺雄訳：ペスト．新潮文庫，1969，2004改版（原著：Albert Camus : La Peste, 1947）

14）ジャレド・ダイアモンド，倉骨彰訳：銃・病原菌・鉄（上）（下）．草思社，2000.（原著1997年出版，NewYork）

15）丹波康頼撰，槇　佐和子全訳精解：医心方．全30巻，筑摩書房，2012.

2章 病気とその治療，予防

　人間は母の胎内にいる時から病気にかかる危険性をもち，出生時，発育期，青年期，壮年期，老年期と種々な原因により，種々な身体器官，精神に障害を生じ，病気になる可能性をもつ.

　そして病気には，急性に発病して治療によって完全に治癒する急性疾患，急性の傷病が治療によっておさえられても，一部の臓器の異常が永続する後遺症，身体の一部の異常が徐々に進行していつとはなしに症状が現れて進行する慢性疾患など，種々な経過をとるものが存在する.

　また，身体の一部の臓器障害であっても，個体としての身体全体の働きを障害し，日常生活の能力を低下させ，社会活動を妨げる結果を生ずる.

　医療はこれらの病気の診断と治療，そして保健は病気の予防から障害者の地域・社会活動への参加までを含み，医療従事者は健康にかかわるあらゆる活動に参加する.

　ここでは，病気について全般的におおまかに理解するために，原因・臓器別の傷病の種類と，発育から老化に至る時期ごとにみられるおもな病気について概説する. なお本書では言葉として，病気（わかりやすい一般用語），疾病（病気を指す学術用語），傷病（外から身体が傷つけられる外傷・外部傷害と疾病をあわせ含む言葉）などが用いられる. それらは，法律，学術分類など記述内容によって使い分けられるので，そのままに理解することでよい.

I 「健康」の定義

　一般に使われる言葉として，健康は誰にもよく理解されている. 病気がなく健やかに生きている状態である. しかし，医療・保健の立場からみると「健康」はもっと厳密に定義される. 国際連合の保健部門である世界保健機関（World Health Organization：WHO）は，「健康とは，完全な肉体的（physical），精神的（mental），社会的（social）に幸福（well-being）な状態であり，単に病気や病弱状態が存在しないことではない」と定義している. すなわち身体的な健康のみでなく，精神的にも社会的にも幸福な状態にあることを条件としている. 日本国憲法第13条は人間の幸福を追求する権

利を保障しており，これは社会保障，そして適正な医療を受ける権利に結びついている．

　1998 年，アラブ諸国は一致して WHO の執行理事会に，「健康」の定義を変更するように改定案を提出した．それは well-being（幸福）の範囲に，physical, mental, social に加えて spiritual well-being であることを銘記することであった．mental（精神的）に加えて spiritual（霊的あるいは心的）を加えることの趣旨は，現代の医学では身体の治療の側面が重視され，その進歩も限界に達していることへの反省と，伝統療法における「癒し」の再評価に基づくと考えられる．そのような趣旨からは，spiritual well-being は「生き甲斐」あるいは「こころの幸せ」という意味に理解される．これは現代医学の反省点として大切なものである．

　この健康の定義の改正案は，WHO 執行理事会を経て総会で議論された[1]．1999 年 WHO 総会は，現行の憲章は適切に機能しており，早急に審議する必要性は低いとして審議を見送りにした．しかしその後の WHO による健康関連の表現には，しばしば spiritual well-being という言葉が用いられるようになった．

Ⅱ 病気の分類と診療科

　ヒトは母胎内で育つ胎生期から，出生して新生児期，乳児期，小児期，思春期を経て 18〜20 歳で成人となる．そして 40 年間の長い間成人として社会活動，家庭活動のなかで過ごし，初老期を経て老年期（65 歳以上）に至る．この間種々の傷病に冒される危険を有する．

　その傷病は原因，障害される臓器，経過，予後など種々であるが，障害の原因と部位をもとに分類されるのが基本である．

ICD：International Classi-fication of Diseases

　WHO は各国際学会の意見を取り入れて，世界の標準的疾病分類（ICD）を定めている．これは各国および国際的な疾病統計に用いられるもので，定期的に改訂され，ICD-10（1990 年改訂）が長く用いられてきた．今回 2018 年版として ICD-11MMS（Mortality and Morbidity Statistics：死因・疾病統計）が提案され，これは各国で検討され，批准され，2022 年 1 月 1 日に発効した（表 2-1）．ICD-11 開発の目的は①日進月歩の医学分野における新しい知見の導入，②疾病・死亡統計，臨床，研究等の複数の使用目的を想定，③伝統医学，まずは漢方医学を新たに導入（第 26 章），④電子環境での活用を前提としたシステム（第 25 章，X 章）などが含まれている．

　傷病の診療，すなわち診断と治療は ICD-10 に示されるような臓器別，原因別に進歩し，各々の領域の学問および診療を専門とする医師はその専門を標榜して診療を行う．わが国の医療法で，標榜すなわち外に表示して名乗ることができる診療科名は近年大幅に変更された．標榜科目名は長年にわたり

表 2-1　ICD-10 と ICD-11MMS の比較

ICD-10	ICD-11
第 1 章　感染症及び寄生虫症	第 1 章　感染症又は寄生虫症
第 2 章　新生物	第 2 章　新生物
第 3 章　血液及び造血器の疾患並びに免疫機構の障害	第 3 章　血液又は造血器の疾患
	第 4 章　免疫系の疾患
第 4 章　内分泌，栄養及び代謝疾患	第 5 章　内分泌，栄養又は代謝疾患
第 5 章　精神及び行動の障害	第 6 章　精神，行動又は神経発達の障害
第 6 章　神経系の疾患	第 7 章　睡眠・覚醒障害
第 7 章　眼及び付属器の疾患	第 8 章　神経系の疾患
第 8 章　耳及び乳様突起の疾患	第 9 章　視覚系の疾患
第 9 章　循環器系の疾患	第 10 章　耳又は乳様突起の疾患
第 10 章　呼吸器系の疾患	第 11 章　循環器系の疾患
第 11 章　消化器系の疾患	第 12 章　呼吸器系の疾患
第 12 章　皮膚及び皮下組織の疾患	第 13 章　消化器系の疾患
第 13 章　筋骨格系及び結合組織の疾患	第 14 章　皮膚の疾患
第 14 章　腎尿路生殖器系の疾患	第 15 章　筋骨格系又は結合組織の疾患
第 15 章　妊娠，分娩及び産じょく〈褥〉	第 16 章　腎尿路生殖器系の疾患
第 16 章　周産期に発生した病態	第 17 章　性保健健康関連の病態
第 17 章　先天奇形，変形及び染色体異常	第 18 章　妊娠，分娩又は産褥
第 18 章　症状，徴候及び異常臨床所見・異常検査所見で他に分類されないもの	第 19 章　周産期に発生した病態
	第 20 章　発達異常
第 19 章　損傷，中毒及びその他の外因の影響	第 21 章　症状，徴候又は臨床所見，他に分類されないもの
第 20 章　傷病及び死亡の外因	第 22 章　損傷，中毒又はその他の外因の影響
第 21 章　健康状態に影響を及ぼす要因及び保健サービスの利用	第 23 章　傷病又は死亡の外因
第 22 章　特殊目的用コード	第 24 章　健康状態に影響を及ぼす要因又は保健サービスの利用
	第 25 章　特殊目的用コード
	第 26 章　伝統医学の病態・モジュール 1
	第 V 章　生活機能評価に関する補助セクション
	第 X 章　エクステンションコード

ICD-11 の下線は新規項目を示す.　　　　　　　　　　　　　　　　　（ICD-11　レファレンスガイド，2018 より）[3]

徐々に増加してきた．内科，外科，小児科，産婦人科など一般国民にもよく知られた診療科目名に，新たな診療科目名が少しずつ追加して認められ，平成20（2008）年の段階で 38 の診療科名が標榜できるようになった．

　標榜できる診療科目名の基準は，①独立した診療分野を形成していること，②国民の要望の高い診療分野であること，③国民が適切に受診できること，④国民の受診機会が適切に確保できるよう診療分野の知識・技術が普及・定着していることなどであった（平成 8（1996）年厚生省医道審議会）．

　医療の専門分化が進むにしたがって多くの医学会が設立され，多くの分野について診療科目名の標榜の要求が増加してきた．それに対して平成20（2008）年 4 月より，従来と異なった方式により標榜診療科名の見直しが行われた．これは従来診療科名を一つ一つ決めていた方式を改め，包括的に規定する方式が採用されたものである（厚生労働省令）．

　まず基本的に（イ）内科と（ロ）外科を分け，さらに（ハ）「内科」または「外科」と，a）部位，器官，臓器，組織，またはこれらの果たす機能（たとえば胸部，腹部，呼吸器，消化器，循環器，神経，代謝など），b）疾

病，病態（たとえば感染症，がん，糖尿病など），c）患者の特性（性別，年齢）（たとえば女性，小児，周産期，老年など），d）医学的処置（整形，心療，移植，緩和ケア，化学療法，内視鏡など）の各事項とを組み合わせたもの，および（二）単独の名称をもって診療科名とするもの，と規定した．またa）〜d）の各事項との組み合わせも可能とした．これによって従来よりも明確に診療内容が示される診療科名（たとえば女性内科，老年内科，乳腺外科，放射線治療科，内視鏡外科など）を標榜できる一方，従来からの包括的な名称も続けて用いることができるようになった．

Ⅲ ヒトの一生と病気

外傷はどの年齢であっても遭遇する機会はあるが，病気については年齢によって原因が異なる．大きな原因である遺伝子，環境要因，生活習慣の役割が占める割合は**図 2-1** のように理解される．

細胞の発育，代謝に関係する遺伝子異常が原因となる病気は小児期に多く，重篤なものほど発病年齢が低い傾向がある．そして成人から老年期の病気は，長年にわたる生活習慣や環境因子，さらに老化などが加わり，これらの作用が病気を発症させるような身体異常に至る過程で遺伝子も一定の役割を果たす．たとえば，高血圧や大腸がんに家族性発症が多い事実は遺伝子の影響と考えられる．

身体の発達・老化と病気のおもな原因，そして，医学の領域の大まかな関係を**図 2-2** に示す．小児期から思春期にかけては感染症，栄養が重要な役割を果たし，身体とともに精神発達が正常であるように配慮する必要がある．成人となり勤労生活を続ける壮年期では，生活習慣病，外傷などのリスクが多く，それに対応する医療が必要となる．老年期では，種々の病気は回復が遅く，臓器不全，多臓器障害，さらに傷病のために就床生活を続ける

図 2-1　病気の原因（遺伝子，環境，生活習慣）と発病年齢

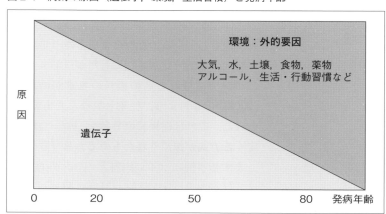

図 2-2　ヒトの一生と医学・医療

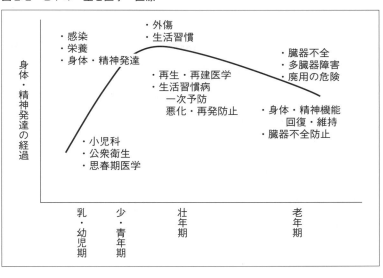

と，身体全体の活動力が低下する廃用症候群に陥る危険性が高い．これらに対しては，老人特有の身体・精神機能の回復・維持をはかる老年医学，リハビリテーション医学が重要である．

Ⅳ　医療の目的と多様な治療方法

医療の目的は以下のように定義することができる．

「疾病，外傷，先天性異常により障がい（碍）を持つヒトに対して種々な治療を行い，正常状態に回復させること．もし正常への回復が不可能あるいは困難な場合は，障がいの進行を予防し，日常生活動作（ADL）や生活の質（QOL）を向上させ，個人生活・家庭生活を自立させて，職業その他の社会生活に参加するように心身の状態を整えること」

このように考えると，永続する後遺症への補助具や心身機能を代替する機器，慢性進行性や老化による疾患に対する持続性のリハビリテーションや行動療法など，病気の性状によって種々な治療手段が用いられる．性状の異なる病気や，頻度が高い代表的な病気のおもな治療法を表 2-2 に示す．

インフルエンザや急性肺炎，髄膜炎など急性の感染症は，安静と薬物療法，場合によっては感染巣の手術などの治療で完全に回復することが多い．ただし，急性灰白髄炎（ポリオ）のように後遺症を残したり，結核や梅毒のように経過が長びく場合もある．

また，感染症は病原体により経過が異なる特徴を有する．一般細菌やウイルスは急性の炎症を生ずる．呼吸器（肺炎，気管支炎），消化器（腸炎），神経系（髄膜炎，脳炎）などが侵される．治療は抗生物質，抗ウイルス薬など

ADL：activities of daily living
QOL：quality of life

表 2-2　病気の経過，頻度が高い病気と多様な治療法

病気の経過	治療法
急性発症で治療により正常に回復する病気	安静，薬物，手術など
外傷で身体の一部を失った場合	手術，義手・義足，代替装置，訓練，心理療法
慢性進行性の病気	薬物，生活療法（進行予防），運動療法
発達障害，先天性異常	教育，訓練，代替機器（視覚，聴覚，言語の補助具，移動手段）

頻度が高い代表的な病気	治療法
1. がん	手術，放射線治療，化学療法，緩和ケア
2. 脳卒中	薬物，運動療法，装具，他
3. 心疾患	薬物，血管治療，運動耐容能の訓練
4. 糖尿病	食事療法，薬物，合併症（網膜症，腎症，神経障害）の治療

が有効である．また菌の分泌する毒素が臓器を侵す場合があり，破傷風菌，炭疽菌，ボツリヌス菌の感染がそうである．この場合は抗菌薬よりも毒素の

---

column

薬物治療の注意点

　現在の医療では薬物治療が中心となる．"くすり"は身体の外にある異物を体内に入れることから，当然のこととして期待される薬効とともに有害な副作用ももつ．「毒にも薬にもなる」ものを与えることから，身体の中でどのように作用し，分解・排泄されるかを知る必要がある．

　薬は経口的に与えられれば，おもに胃・十二指腸から吸収され，いったん肝を通過して，目標とする部位に到達する．この過程を体内動態（pharmacokinetics）という．

　静脈注射あるいは点滴により静脈に直接注入された薬は，直接右心から肺を経て大循環に入り目標に到達する．目標に到達した薬は，体外から入った病原体や身体組織に結合し（作用部位），薬理作用を発揮して，時間の経過とともに分解され，多くは腎を経て尿中に排泄される．これを薬力学（pharmacodynamics）過程という．この薬の体内動態および薬力学過程には，薬物の吸収（腸管機能）－肝の代謝（肝機能）－大循環（心機能）－腎からの排泄（腎機能）が関与しており，これらの臓器の障害は薬物効果および副作用（薬物中毒）の出現に大きく関与することとなる．高齢者ではとくに腎機能の低下が薬の排泄に大きく影響する可能性があり，注意を要する．

　また薬には，身体に足りない物質を外から補うものから，がんや白血病のように異常な体内細胞を殺すものまで，人体への毒性は種々なものがある．薬の目的，作用機序のおもなものを表に示す．

薬物治療の目的と内容

薬の目的（対象疾患）	具体的な薬物
有害な病原体を殺す	抗菌薬（抗生物質，抗結核薬，抗真菌薬），抗ウイルス薬，消毒薬
菌の生産毒素の中和（感染症）	ジフテリア，破傷風，ボツリヌスの抗毒素，免疫グロブリン
体内に不足する物質の補充	・鉄欠乏性貧血の鉄補充，骨粗鬆症の Ca 補充 ・糖尿病のインシュリン治療 ・パーキンソン病，アルツハイマー病の神経伝達物質補充 ・先天性酵素欠損症に対する酵素補充
ホルモン補充療法（内分泌疾患）	小人症（下垂体成長ホルモン），粘液水腫（甲状腺ホルモン），アジソン病（糖質コルチコイド）
免疫異常疾患（膠原病，他）	副腎皮質ステロイド薬（プレドニゾロン他），免疫グロブリン
抗腫瘍療法（がん，白血病）	化学療法（抗腫瘍薬，抗白血病薬），ホルモン療法（乳がん，前立腺がん）
対症的治療	鎮痛薬，解熱薬，鎮咳薬，制吐薬，整腸薬，下剤，他

働きをおさえる抗毒素を用いる．

　感染症に限らず多くの疾患に対して薬物治療が行われる．その目的により薬の人体への効果は種々である．薬物治療の目的と身体側の条件について注意すべき点をコラムに述べる．

　外傷により身体の一部を失った場合は，手術ののちに失われた機能を回復し，日常生活，社会生活が回復できるための処置を行う．義手，義足の他に，人工声帯，歩行補助の装具，杖，車イス，パソコンを用いた代替装置などを用いて訓練を行う．そして，医療職以外の社会訓練士（vocational therapist）などが加わった職業的リハビリテーション，社会的リハビリテーションを行う．その際，心理的障害を予防し，サポートする心理療法が重要である．

　高齢者に多い慢性進行性の病気では，原因から臓器障害までの過程を抑制したり，臓器の機能を補充する薬物療法，個々の症状をおさえる対症的薬物療法，老化による身体機能や認知機能の低下をおさえるための運動療法や行動療法が基本となる．

　また，小児期の発達障害や先天性奇形に対しては，教育，訓練，代替機器などを用いる．障害により定められた特別養護学校や養護学級を利用する．養護教師，作業療法士らがおもな役割を果たす．

　現在のわが国で，頻度，医療費の面から重視される，四疾病（がん，脳卒中，心疾患，糖尿病）のおもな治療は**表 2-2**に示すとおりである．

　以上簡単に述べたが，現在の治療は，医療の基本である薬物・手術療法に加えて，発達障害への教育，後遺障害や老化関連疾患へのリハビリテーション，生活療法，自立困難となった高齢者の介護，末期がん患者への緩和ケアなど幅広いものとなっている．この経過はいみじくも，アラブ諸国からWHOの健康の定義として発案された spiritual well-being に沿って現実の医療が発展してきていることを示している．

V　療養施設

　病気の性状，重症度によって療養する施設は異なる．入院を必要とする病気に罹患した場合は，疾患や重症度によって入院施設のタイプが異なる．わが国では，従来から人口あたりの病床数が多く，社会的入院とよばれる長期入院患者が多かった．21世紀に入り（第四次医療法改正），一般病床と療養病床が分離されたのに伴い，状態と経過に応じた入院病床区分が行われるようになった．その結果，以下のような病床あるいは病棟が存在する．

　急性期の患者を診療することを目的とする病院は，一般病床とよばれ，平均在院日数が14日以内となるように診療報酬で条件付けられた病床を運営する．ただし一般病床の病院においても，急性期を過ぎても治療によって確

実に自宅に退院できる脳卒中など特定の病気については，一定の割合で亜急性期病棟とよばれる90日まで入院できる病床をもつことができる．また，脳卒中のリハビリテーションを目的として医療スタッフの配置基準を緩くした回復期病棟も存在する．

一般病床で急性期を過ごした後，自宅に退院できない場合は，療養病床を有する病院や，老人の場合老人保健施設（老健）などに転院して療養する．そのような場合に，患者および家族の希望に沿った施設を斡旋（あっせん）するために，急性期病院には地域医療連携室がある．そして一人の患者が病状，病期に応じて適切な療養場所が確保できるシームレス医療を実現するために，広域の医療圏を管理する行政機関が地域医療計画に沿って医療機関の連携を確立する施策の実現に向けて努力している．

Ⅵ 疾患の発病，増悪の予防

一般的な疾患予防の制度としては，わが国には国民全体を対象とした健康診断の制度がある．生徒・学生に対しては学校保健安全法により，就労している労働者は労働安全衛生法により，年1回の定期健康診断が義務付けられている．さらに，健康保険組合は，組合健保，協会けんぽ，国保（国民健康保険）などすべてにおいて加入組合員が年1回健康診断を受けることを推奨し，金銭補助を行っている．

従来の健康診断は，結核の初期発見がおもな目的であったが，近年はがんとメタボリックシンドロームの発見，予防（特定健診）が主目的となっている．住民を対象とした，このように徹底した健康診断制度は，先進国でもわが国のみである．

病気にかからないための一次予防から，危険因子をおさえる二次予防，さ

表2-3 病気とその予防の考え方

■ 病気とは，身体あるいは精神の異常により，正常の機能が営めず，種々な訴え（症状）を生じ，生命活動に支障をきたす状態をいう．病気には一時的なもの（風邪などの感染症）と進行性のもの（がん，神経変性疾患など）がある．病気には急性に発病するもの（急性疾患）と徐々に発病して進行するもの（慢性疾患）がある．

■ 病気にならない（かからない）ために，その原因を避ける行為を病気の**一次予防**という．感染症の予防や生活習慣病の予防がこれにあたる．

■ 病気または病気に至る生体の異常を早期に発見して，その進行を予防する行為（生活習慣の是正や医学的治療など）を病気の**二次予防**という．高血圧に対する減塩食，肥満予防により動脈硬化や脳卒中を予防する行為などがこれにあたる．

■ 病気の発症後は，病気の進行をおさえ，機能低下を防ぎ，生活機能を維持するように努める行為を病気の**三次予防**という．糖尿病のインシュリン治療，脳卒中のリハビリテーション，認知症の生活・行動療法などがこれにあたる．

らに病気の発症後も進行阻止，再発防止のための三次予防はいずれも重要な予防活動であり，それらの関係を**表 2-3**に示した．

参考文献

1）臼田　寛，玉城英彦：WHO 憲章の健康定義が改正に至らなかった経緯．日本公衛誌，47：1013 ～ 1017，2000．
2）厚生労働省：疾病，傷害及び死因の分類．2．ICD-10 の分類の構成（基本分類表）．http://www.mhlw.go.jp/toukei/sippei/
3）森　桂，及川恵美子，阿部幸喜，中山佳保里：WHO 国際統計分類の歴史と ICD-11 の国内適用に向けて．保健医療科学，67：434 ～ 442，2018．

3 章 患者の診察と検査

　身体または精神の不具合（症状）を訴えて患者が医療機関を受診すると，病気の原因や障害の部位・程度を明らかにして（診断），治療を行う．医療機関におけるこれらの一連の行為と関与するスタッフを一人の患者の流れとしてみたものが**表 3-1** である．そして患者を受け入れる医療機関の種類を，

表 3-1　医療行為の手順

場所	診療内容	スタッフ，関係者
自宅，社会	主訴	患者，家族
医療機関	診察（病歴，現症） ↓	医師，看護師，他
	検査 ↓	医師，臨床検査技師，診療放射線技師，他
	診断 ↓	主治医（カンファレンス，回診）
	治療 （薬物，手術，放射線，リハビリテーション） ↓	医師，看護師，セラピスト，栄養士，他
自宅，療養施設	治癒・経過観察 （療養）	医師，看護師，セラピスト，介護・福祉関係者

図 3-1　発病から受診，転帰の流れ

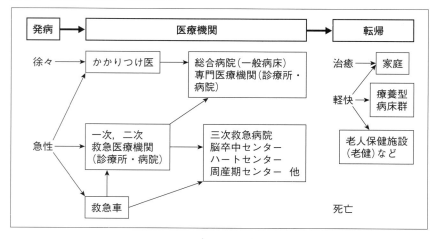

24

受診から治療，転帰（治療の結果，心身の状態が落ちつくところ）の経過に沿って示したのが**図3-1**である．

一連の医療行為のなかで医療関係者の実力がもっとも試され，患者の予後に大きく影響するのが，正確な診断である．従来はもっぱら医師の業務であったが，医療が高度化し，範囲が拡がるにしたがって看護師の関与も進んできた．その結果，現在の看護教育では，「クリニカルアセスメント」として，教育課程に位置付けられている．

I　病気の診断

病気の診断の手順は以下のようである．①主訴と現病歴の聴取，②既往歴，家族歴の聴取，③患者の身体，精神状態を診察によって明らかにする，④①〜③で得られた情報から原因疾患，障害部位，障害の程度の見当付けを行い，必要な検査を行う．そしてこれらすべての結果に基づいて病気を診断し，治療の選択へと進む（**表3-1**）．

そのなかでもっとも重要なものは，病歴の聴取と身体所見（現症）であり，初回の診察でそれらを十分にとれば，病変部位や病気の見当付けは7〜8割可能である．

❶ 主訴と現病歴

医療機関を受診するきっかけとなった身体の不具合の訴えを**主訴**という．種々な不具合を訴える場合には，おもなものを中心に整理して，その訴えの出現の経過を聴く．これが**現病歴**の聴取である．

主訴を聴いて記載する際に大切なことは，患者の訴えをそのまま具体的に記載するように努めることである．たとえば，患者が「手がしびれる」と訴えた場合，しびれの内容は種々でありうる．"びりびりする異常感覚"，"触覚や痛覚など表在感覚の鈍麻"，"筋力が低下して思うように動かない"などはいずれも"しびれ"と訴えられるが，その診断的意義は異なる．したがって，これらの可能性を生ずる神経，筋，皮膚などの病変を考えながら，訴えを正確に記載しなければならない．

さらに重要なことは，その訴えの出現した時間的経過である．"突然"か"徐々に"か，あるいは姿勢など身体の状況や昼夜の時間帯によって訴えの程度が変わるか，出現のきっかけとなった出来事はあるか，などを聴取する．

症状の出現，重症度の時間経過を図式化したのが**図3-2**である．病気の原因，臓器障害の起こり方によって病気の経過は異なる．

心筋梗塞や脳卒中などの血管障害は急激に発症し，治療により改善するが，一定の後遺症を残すことが多い．発症の経過は階段状の場合がある．細

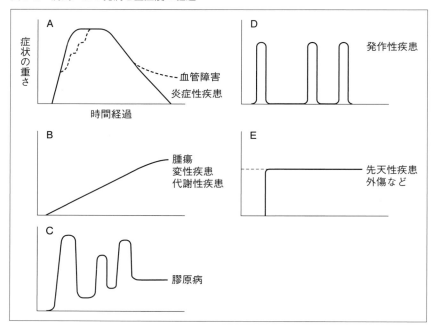

図 3-2 病気による発病と重症度の経過

A 症状の重さ／時間経過
　血管障害
　炎症性疾患

B 腫瘍／変性疾患／代謝性疾患

C 膠原病

D 発作性疾患

E 先天性疾患／外傷など

菌やウイルスによる炎症性疾患（肺炎，腸炎，髄膜炎など）は急性に発症し，治療により後遺症なく回復する（**図 3-2-A**）．

　徐々に発病，進行する病気には，腫瘍性疾患（がん，白血病など），臓器の機能が次第に低下する代謝性疾患，変性疾患などがある（**図 3-2-B**）．放置すれば進行し，治療の有効性によりその後の経過は変わる．

　膠原病のように，有効な治療（副腎皮質ステロイド薬など）はあるが，完治できず再発を繰り返す疾患は**図 3-2-C** のような経過をとる．

　てんかんや失神，周期性四肢麻痺のように，一過性に重篤な症状が出現するが，完全に回復する発作性疾患（**図 3-2-D**）は発作による事故を予防する生活が大切となる．

　以上のように，発病とその後の経過は患者によって異なることから，現病歴のくわしい聴取は診断上きわめて重要である．

❷ 既往歴と家族歴

　現病歴から問題となる疾患群に関連して重点的に聴く．一般的な問診事項としては，**既往歴**では出生，発育の経過，喫煙・飲酒歴，高血圧，糖尿病などの生活習慣病の有無，そして今回と同様の症状が過去に出現したか否かを聴く．また，もし服薬をしていればその内容を聴く．

　家族歴では，まず親族に類似疾患がないかを聴く．さらに一般的問診として，高血圧，脳卒中，心疾患，糖尿病，悪性腫瘍，結核の有無を確かめる．

　なお，性感染症や遺伝性疾患については，必要がある場合に理由を説明

し，了解を得たうえで聴取する．

❸ 現症の診かた

診察によって確かめる身体所見を**理学的所見**という．そして異常な所見を現症（status praesens）という．手順としては，主訴と病歴を聴取したうえで，問題となる臓器を中心に診察する．

1）vital sign（バイタルサイン，生命徴候）

救急患者を診る場合に，生命が危険状態にあれば，ただちに救急処置を行わなければならない．生命の危険を示す身体徴候をバイタルサインという．医療の最大の目的が"いのちを救う=救命"にある以上，すべての医療従事者はバイタルサインの種類（意識水準，呼吸，脈拍，血圧，体温）とその診かたを知っていなければならない．以下がその基本である．

（1）意識

通常の会話ができれば，意識障害は考えなくてよい．昏睡状態は呼びかけや痛み刺激にまったく反応しない状態で，重症の意識障害である．瞳孔の散大やいびき，不規則な呼吸を伴うことがある．眠り込んでいるが，大声で呼びかけると言葉や身振りで応答し，刺激がないと眠り込むのは中〜軽度の意識障害である．

意識障害の程度を半定量的に評価するスケールがある．代表的なものは Japan Coma Scale（JCS あるいは3-3-9度方式）と Glasgow Coma Scale（GCS）である．JCS は意識水準を大きく3段階に分け，各段階をさらに3段階ずつ合計9段階に分けるものである[1]．GCS（グラスゴー・コーマ・スケール）は，開眼状態（E），発語状態（V），運動機能（M）について各々4〜6段階に分けて判定する（**表3-2**）[2]．JCS より GCS の方がより多面的に意識状態をとらえることができる．

（2）呼吸

自発呼吸はあるが，呼吸のリズムが乱れたり，窒息したような努力呼吸をしたり，激しい咳の発作は，低酸素血症によって脳障害を生ずる危険がある．気道（口から肺までの空気の通りみち）を確保することが大切である．呼吸が浅く頻回の場合，あるいは深くゆっくりした呼吸は，いずれも重篤な

表3-2　Glasgow Coma Scale（Jennett らによる）

1．開眼（eye opening：E）	2．発語（verbal response：V）	3．運動機能（motor renponse：M）	
自発的に可能・・・・・・・・・・・・・・・ 4	オリエンテーション良好・・・・・・・・ 5	命令に応じて可能・・・・・・・・・・・・・・ 6	
呼びかけに応じて・・・・・・・・・・・ 3	会話混乱・・・・・・・・・・・・・・・・・・ 4	痛み刺激に応じて局所的に動かす・・・・・・ 5	
痛み刺激に対して・・・・・・・・・・・ 2	単語混乱・・・・・・・・・・・・・・・・・・ 3	四肢屈曲反応	逃避反応として・・・・・・・ 4
なし・・・・・・・・・・・・・・・・・・・・・・ 1	発声のみ・・・・・・・・・・・・・・・・・・ 2		異常屈曲反応・・・・・・・・・ 3
	なし・・・・・・・・・・・・・・・・・・・・・・ 1	四肢伸展反応・・・・・・・・・・・・・・・・・ 2	
		なし・・・・・・・・・・・・・・・・・・・・・・ 1	

V および M は繰り返し検査を行い最良の反応で判定する．

身体異常の可能性を考える.

(3) 循環

脈拍が規則的で緊張もよく，**血圧**が正常であるかを確かめる．脈は手首の掌側・橈側で橈骨動脈を検者の第Ⅱ・Ⅲ指の指先で原則として 30 秒間触れ，脈拍数（1 分間），リズムの規則性，拍動の大きさ，動脈壁の硬さを調べる．入院中などで繰り返し定期的に調べる場合は，脈拍数とリズムの規則性を記録することでよい．

血圧は，安静状態の仰臥位または坐位で数分間深呼吸をしてのちに測定するのが基本である．外来診療などで，被検者自身で測定する血圧より高い数値が得られることがしばしばあり，白衣高血圧とよばれる．救急の循環障害が疑われない状態でより正確な血圧を得るために，数分間の間隔をおいて 2 回測定し，収縮期血圧，拡張期血圧それぞれを平均してその被検者の血圧とする方法がある（日本人間ドック学会基準）．

救急時にその時点の血圧しか情報がない場合は，収縮期血圧 80 mmHg 以下は心機能・循環障害が疑われ，180 mmHg 以上は脳卒中の可能性を考える．また，脈拍のリズムの不整（不整脈）あるいは 130 回/分以上の頻脈があれば，心障害あるいは循環障害を疑い，ただちに心電図検査を行う．

また，全身の循環障害の徴候として，顔面蒼白・口唇赤紫色などのチアノーゼと苦悶様表情があれば，動脈血ガス分析，心エコーなどの検査へと進む．

(4) 救急蘇生の ABC

A=air way 気道の確保，B=breathing 呼吸補助（人工呼吸），C=circulation 血液循環の確保（心臓マッサージ，自動体外式除細動器（AED）による心停止蘇生など）の ABC が，意識のない救急患者に対してまず行う救急処置である．呼吸と循環が確保されなければ，10 分以内に大脳は破壊されて植物状態に陥る．多発外傷などの重篤な状態でもまずこの ABC を優先して行う．出血が大量の場合は，循環する血液量が減少して心臓のポンプ機能が低下するので，血管を確保して適正な輸液を行い循環状態を保つ．

2) 通常の診察手順

救急以外の通常の診察は，一定の順序，すなわち全身から局所，外観から内部，上から下へと順序立てて所見を診る．病歴からどのような病変かを見当付けて重点的に診るが，一見関係のなさそうな臓器の所見も念のために診ておく必要がある．診察所見は，異常であるのと同様に正常であることも重要な情報だからである．

(1) 知的機能，言語，精神状態

問診の過程で，訴えの内容を正確に，時間経過を正しく述べ，訴えに不自然な点がなければ，ひとまず正常と判断して先に進んでよい．60 歳代後半以降の高齢者では，しばしば物忘れを訴えることがある．身のまわりの品

（例：眼鏡）の置き場所を忘れたり，約束を忘れるなどは，病気によらない，老化に伴う生理的な"ぼけ"として誰にでも認められる現象である．もしも"もの忘れ"によって家庭生活，社会生活に支障をきたす場合（たとえば1人で外出困難，マーケットでの購買困難）があれば，認知症を疑い検査を進める．その場合まず行うのは簡易知能検査である．ミニメンタルテスト（mini-mental state examination：MMSE）[3]と長谷川式簡易知的機能診査スケール[4]の2つが，わが国で用いられる代表的検査である．病院であれば臨床心理士が行うが，検査に馴れれば医療職ならば誰でも信頼性のあるデータが得られる簡単な検査である．ただしMMSEは，1975年の報告以来国際的に汎用されてきたが，近年著者らが著作権を主張し獲得したことから，それ以来臨床例への使用も有料化された．

（2）体温，血圧，脈拍

体温と血圧はかならず測定する．血圧に異常（収縮期血圧80～90 mmHg以下，または150 mmHg以上）があれば，血圧の薬剤服用の有無を聴き，脈拍の早さと不整の有無を調べる．

（3）皮膚の状態

皮膚の外傷，発疹などがあれば現病歴とあわせて記載する．また，湿潤，乾燥の状態が異常であれば，体温と比べる．乾燥肌の場合は脱水の有無に注意する．

（4）顔面

顔貌が自然か，苦悶様あるいは放心様その他表情の異常に注意する．ついで顔貌の左右差があるかに注目する．正常でも眼裂の大きさ，口角の下り加減など軽い左右差は存在する．

ついで瞳孔の大きさ，左右差，対光反射をみる．もし脳内の病気が疑われる場合は，上下・左右の眼球運動の範囲，輻湊，眼振の有無を調べる．眼球結膜の充血，黄疸も一応調べる．

（5）頸部

頸部は腫瘍，甲状腺を触知するかを調べる．ついで頭部を検者が動かす受動運動に対する抵抗の有無（硬さ）を調べる．

（6）胸部

聴診器で心音と呼吸音を聴くのが基本である．医師が行う打診は，得られる情報が少ないことから，他の医療職が行う必要はない．

心音は心尖部で，Ⅰ音，Ⅱ音が正調であることを確かめればよい．不整脈は脈拍，心電図の方がより有用な情報が得られる．

呼吸音の聴診は心音よりも大切である．気管支喘息や慢性閉塞性肺疾患（COPD）では，呼吸音の聴診が病態を診断するうえでもっとも適切な理学的検査である．気管支喘息やCOPDでは，気道の狭窄により，喘鳴や呼吸数増加，呼吸困難がみられる．そして聴診により，呼気相で高い，笛のような呼吸音（笛音）が聴かれる．

輻湊（convergence）：正面を向いた座位姿勢で，眼前に検者の示指あるいは鉛筆を縦に遠方（約30 cm）に置いて注視させ，ゆっくりと両眼の真中に向けて近付ける．正常では両眼ともに内転し瞳孔は縮小する．これを輻湊反応という．途中で両眼あるいは片眼が開散（外へそれる）する場合は脳幹の注視中枢あるいは片眼の視力の障害が問題となる．高齢者の全般的脳機能低下でも輻湊不良は生ずる．

COPD：chronic obstructive pulmonary disease

(7) 腹部

腹部の膨隆，陥凹または正常かを視診で確かめる．膨隆があれば腹水，腸閉塞などを疑い，さらに検査を進める．その際，腹壁の静脈怒張の有無に注意する．静脈怒張があれば，肝硬変の進展期など肝の血流異常が問題となる．古典的には触診で肝や脾を触れたが，現在は超音波やCTによりいっそう確実な情報が得られる．

腹痛を訴える場合は，腹壁の緊張による筋性防御の有無を調べる．腹膜炎の診断に大切な検査である．

(8) 下肢

まず下腿，足背の腫れによる浮腫の有無を調べる．腫れた部分を圧迫するとその部位がへこみ圧痕を生ずるのが浮腫の特徴である．老人で足背のみに限局する浮腫は，低タンパク血症による低栄養性浮腫や静脈還流不全による起立性浮腫の場合がある．

心不全による下肢浮腫の場合は，脛骨稜を圧迫すると圧痕が生ずることで診断される．

下肢の所見として膝蓋腱，アキレス腱の腱反射と下肢筋力の神経所見は，高齢者の歩行障害を診断するうえで大切な検査であり，全員について調べる．

以上のように頭のてっぺんから足の先まで理学所見をとり，病気の所見，鑑別のための情報として，さらに確定診断のための検査に進む．

❹ 検査

診断と病態（病気の状況）および現在の障害の度合を評価するために種々の検査が行われる．それらは血液検査，病原体検査，病理検査，生理検査，放射線検査，内視鏡検査などに大別される．

検査を計画し実施する場合に，以下の点に注意する．すべての検査は患者にとって何らかの負担を強いることになる．採血，電気刺激，内視鏡などはいずれも生体を傷つけ，異常反応を惹き起こす危険がある．また，一定時間患者を拘束し，苦痛を強いることになる．さらに経済的負担を生ずる．したがって，あらゆる検査は診療上患者にとって必要なものでなければならない．すなわち，検査を行うことにより得られる利益が危険を上まわる risk and benefit の関係が明確であることが求められる．

このことは，保険診療における規定にも定められている．検査の適応，すなわちある検査を行ってもよい疾患，および繰り返し検査が必要な場合はその間隔が定められており，適応外の検査は，実施されても診療報酬は支払われない．また，すべての検査は実施の目的および結果の判定を診療録に記載することが定められている．

1）血液検査

おもな内容は以下のとおりである．これらは病態の評価として診断・治療の経過で繰り返し検査されるものと，血液型のように1回の検査で終生利用できるものとがある．

⑴ 血算

以前は，医師が顕微鏡で直接血球数を数えたことからこのようによばれる．

白血球数，赤血球数，ヘモグロビン濃度，ヘマトクリット値，血小板数が基本である．貧血があれば，鉄欠乏性を考えて血清鉄，平均赤血球容積（MCV），平均赤血球ヘモグロビン濃度（MCHC）などを調べる．白血球が正常より増加（あるいは減少）していれば，白血球分画として好中球とリンパ球の比率，好中球の分葉核球と桿状核球の比率を調べる．

⑵ 電解質，腎機能，肝機能

とくに異常が予測できなくても，スクリーニング検査として，血算とともに診療の初期に調べておくとよい．

電解質は，ナトリウム（Na），カリウム（K），クロール（Cl）が基本である．カルシウム（Ca）は問題となる疾患（テタニー，副甲状腺機能低下：低Ca血症）が疑われれば調べる．Na，Kは高度な異常によって不可逆的な身体障害を生ずるので，激しい下痢，嘔吐，多量の輸液，脱水など電解質バランスを崩すおそれのある状態では注意深く調べる．また，利尿剤は長期使用でとくにKの異常をきたすおそれがあるので注意する．

腎機能は，尿素窒素とクレアチニン，電解質の値で判断する．腎機能の著しい障害による腎不全，さらに腎不全の重症化した尿毒症では，尿素窒素，クレアチニンの著しい高値と全身の浮腫をはじめ種々な身体症状，意識障害が出現する．

肝機能は総ビリルビン，直接型ビリルビン，AST（GOT），ALT（GPT），ガンマ（γ）GTP，アルカリフォスファターゼ（ALP），LDH，総タンパク，アルブミンなど種々な血清検査が診断のために有用である．肝機能が進行性に悪化して肝不全に陥ると，肝機能の増悪とともに血中アンモニア高値と，黄疸，腹水，意識障害を生ずる．

⑶ 脂質

食生活における栄養過多と運動不足が相まって，成人全般における高脂血症，肥満の増加は，脳血管疾患，虚血性心疾患などの動脈硬化性疾患および糖尿病の原因として国民の健康上大きな問題となっている．

平成20（2008）年度から，いわゆるメタボリックシンドロームの予防，生活指導のために，医療保険者による特定健診・特定保健指導が開始された．その健診では脂質検査として，中性脂肪，HDLコレステロール（いわゆる善玉コレステロール），LDLコレステロール（悪玉コレステロール）の3者が測定される．以前は総コレステロールを測定したが，その内訳がいっ

MCV：mean corpuscular volume

MCHC：mean corpuscular hemoglobin concentration

桿状核球：成熟段階で分葉核球の手前であり，感染症による白血球増加の際に増える．

黄疸：血中ビリルビン高値により皮膚や眼の結膜が黄色になること．

そう重要なことから変更された.

なお，肥満は BMI や腹囲などの理学的所見で評価し，高脂血症は前述した血液の脂質検査で調べる.

(4) 糖検査

現在，日本人口の 2 割近くが糖尿病またはその疑いと推定される（国民衛生の動向 2021/2022）[5]．糖尿病は進行すれば，視力消失（盲目），腎不全（透析が必要），下肢の神経障害や壊疽による足の切断など悲惨な状況に陥る危険をもつ疾患である.

糖の検査は，空腹時血糖およびグリコヘモグロビン A1c（HbA1c）を調べる．HbA1c は検査の前 1～2 カ月間の血糖コントロール状態を反映し，直前の食事に影響されないよい指標である.

(5) 炎症反応（CRP）

体内に感染症などによる炎症反応があると，CRP（C 反応性タンパク）が上昇する．以前は炎症反応の指標として赤血球沈降速度（赤沈または血沈とよばれた）がよく用いられたが，手技の煩雑さと所見の意義付けの限界から現在はほとんど用いられなくなった.

CRP は生体の炎症反応によって上昇し，原因は感染症，悪性腫瘍，膠原病，血管障害による組織壊死などである．このように重要な疾患の指標となるもので，診察で明らかにならない隠れた病変を明らかにするために有用であり，スクリーニング検査（身体の異常の有無，程度の見当付けを行う検査）として有用である.

(6) 内分泌検査

ホルモンを分泌する身体の器官には，甲状腺（サイロキシン：T_4，トリヨードサイロニン：T_3），副甲状腺，副腎皮質（コルチゾール）・髄質（アドレナリン，ノルアドレナリン），男子性腺（精巣）（テストステロン），女子性腺（卵巣）（エストロゲン，プロゲステロン）などがある．カッコ内は分泌されるおもなホルモンである．これらの内分泌器官からのホルモン分泌は，脳の視床下部-下垂体系によってコントロールされている．その他に，膵（インシュリン），消化器官（各種の消化管ホルモン），心臓（ANP），腎臓（レニン，エリスロポエチン）なども独立した内分泌物質の生産器官である.

下垂体前葉は成長ホルモン（GH，異常により巨人症，小人症），プロラクチン（PRL，異常により乳汁漏出，無月経），下垂体後葉は抗利尿ホルモン（ADH，異常により尿崩症，低 Na 血症，SIADH＝ADH 分泌異常症）を分泌する．これらの下垂体ホルモンは，その分泌異常によって直接身体の臓器障害を生ずる.

視床下部-下垂体系からは，各内分泌器官を刺激してホルモンを放出させる刺激ホルモンが分泌される．それらには甲状腺刺激ホルモン（TSH，TRH），副腎皮質刺激ホルモン（ACTH），卵胞刺激ホルモン（FSH），黄体

LH：luteinizing hormone

化ホルモン（LH）などがある．

　脳には，ヒトで発達した精神活動，高度に分化した運動機能，それらを支える感覚機能を支配する大脳，動物的本能や感情を支配する大脳辺縁系，さらに心臓や呼吸の活動を支配する脳幹に加えて，ホルモン分泌を支配する視床下部（間脳）-下垂体系というように，全身活動を支配する各系が階層をなして存在する特徴がある．

（7）その他の血液検査

　以上に述べたものの他に，免疫系（免疫グロブリン，補体），血液・造血系（凝固機能，鉄代謝），代謝系，膠原病（リウマチ性疾患，SLEなど），各種の腫瘍マーカーなど，疾患によって詳しい血液検査が行われる．カッコ内には，検査項目，疾患などのキーワードを示した．

SLE：systemic lupus ery-thematosus，全身性エリテマトーデス

2）病原体検査，病理検査

（1）病原体検査

　感染症においては，治療方針を決めるために，病原体の同定をまず行わなければならない．病原体は，細菌，ウイルス，真菌，原虫（マラリアなど），スピロヘータ（梅毒），リケッチア，異常プリオン（クロイツフェルト・ヤコブ病，狂牛病）など種々である．調べる検体は尿，糞便，血液，脳脊髄液，喀痰その他の分泌物，膿汁など，感染巣とそれに触れる体液である．

　細菌，真菌は塗抹あるいは培養検査により菌を同定するとともに，抗菌薬（抗生物質）の感受性テストを行い，治療薬を決定する．ウイルスは直接同定が困難なことから，抗体検査によって病原ウイルスを同定する．近年は病原体固有の核酸を増幅させて病原体を同定するポリメラーゼ連鎖反応（PCR法）がきわめて有用で，よく用いられる．PCR法はわずかな病原体でも同定できる利点がある．たとえば，採取した検体のなかに結核菌が1個含まれていれば，それを増幅し判定できる．この他にも種々な方法はあるが，基本的には病原体の同定（PCR法を含む）と抗体検査である．

PCR：polymerase chain reaction

（2）病理検査

　病理検査は，病変の病理形態学的な検査である．元来は病死した死体を解剖して検査を行う人体病理あるいは病理解剖学から発達して，現在は組織の一部を検査する検体病理検査が診療の一環として行われる．検査材料としては，材料の採取法により，手術において採取した臓器や組織の一部，針で組織の一部を採取する針生検，内視鏡により異常な粘膜病変部などを採取する内視鏡下生検，種々な方法で集めた細胞を調べる細胞学的検査の試料などに分かれる．これらの病理組織検査は患者に対してのみではなく，人間ドックにおける喀痰の細胞診（肺がん検査）や子宮頸がん検査のための生検細胞診などでも実用化されている．

3）生理検査

　人体臓器の生理学的な活動の記録も，種々な検査法として確立されている．

ALS : amyotrophic lateral
sclerosis

SEP : somatosensory
evoked potentials

VEP : visual evoked
potentials

ABR : auditory brain-stem
responses

TMS : transcranial mag-
netic stimulation

(1) 神経系

骨格筋やそれを支配する運動神経細胞や運動神経の異常（たとえば筋萎縮性側索硬化症：ALS）は針筋電図で調べることができる．運動神経や感覚神経の異常は神経伝導速度，さらに感覚が脊髄から脳へと上行して大脳皮質に到達する経路の異常を調べる体性感覚誘発電位（SEP），視覚については視覚誘発電位（VEP），聴覚については聴性脳幹誘発反応（ABR）がある．大脳から下行性の運動経路の活動性を調べる検査法に，大脳を刺激して運動反応をみる経頭蓋磁気刺激法（TMS）がある．

脳全体の電気活動を頭皮上から記録する脳波は，てんかん，意識障害，局所性の脳病変の診断に有用である．

(2) 心機能

心臓を収縮させる心筋は，骨格筋と同様に興奮・収縮により活動電位が発生する．それを記録するのが心電図である．心電図の波形により，心臓の興奮伝導系の活動，心筋の部分的虚血などが診断できる．

心音図はおもに心臓の弁の動きによる心全体の振動を記録する検査である．経験的に種々の心臓の収縮，運動異常および弁の異常により特徴的なパターンがみられる．しかし，近年は超音波（後述）にとって代わられてきた．

起立性の血管反射を調べるのに起立試験（Schellong test）がある．起立により収縮期血圧が 20 mmHg 以上低下すれば起立性低血圧と診断される．これは起立性失神の原因となる．

(3) 呼吸機能

古くから肺活量の測定が行われてきた．現在はスパイログラフィーの曲線により最大呼気による肺活量，1 秒量，1 秒率などを測定する．測定には，マウスピースをしっかりくわえて，口の端から空気が外にもれないことが必要であり，高齢者では正確な測定が困難な場合がある．

(4) 消化管機能

消化管機能を測定する生理検査は存在しない．消化管の内圧の経時的変化の記録は研究としてはあるが，診断的評価はなされていない．

(5) 膀胱機能

排尿の障害あるいは膀胱に尿を溜める蓄尿の障害は，大脳から膀胱を支配する中枢神経経路および末梢神経，自律神経から膀胱壁の筋に至る経路，さらに尿道括約筋や前立腺など種々の部位の障害によって生ずる．障害の内容を明らかにして治療法を選ぶために膀胱機能検査を行う．その内容は，膀胱内圧測定と尿流量測定である．簡単には超音波検査で排尿後に膀胱内に残る尿量，すなわち残尿量をおおまかに測定することができ，これは高齢者の排尿障害（前立腺肥大によるもの含む）の診断に有用である．

4）画像検査

従来の画像検査はもっぱら単純 X 線写真と，造影剤を用いた上部消化管（食道，胃，十二指腸，小腸），腎盂，脊髄の造影 X 線検査であった．単純

X線写真では像が重なって鮮明な所見が得られない場合は，X線断層撮影（トモグラフィー）が行われた．

これらの古典的方法は現在も集団検診では行われており，有用性は低下していない．一方，新たな画像検査としてX線CT，MRIが汎用化されるようになって，患者を対象とする検査では，精度の高いCT，MRIが信頼性の高い検査として利用される．また，近年になり，超音波診断が簡便で患者に対する侵襲が少ないことから，種々の臓器について健康診断および病態の評価のために行われるようになった．

⑴ CT検査

X線の特殊な撮影法であり，ほとんどすべての内臓の形態を検査できる．

CTでは，急性の脳血管障害とくに脳出血，初期の肺がんを含む各種の肺疾患，腎，腸管，卵巣，骨格筋などの病変を検出することができる．

CTの弱点は，骨の近傍では像の干渉により明瞭な所見が得られないことにある．したがって，脳幹病変や脊髄やその近傍の情報は得られない．

⑵ MRI

MRIは magnetic resonance imaging（核磁気共鳴画像）の略である．強力な磁場を用いるために，ペースメーカーを装着していたり，手術で金属クリップを体内に留置している場合は，検査ができないか，局所の発熱や金属がずれる危険性を考慮しなければならない．しかし近年は，MRI検査を考慮して手術等で体内に残置する異物は磁気検査が可能な物質とする傾向がある．

MRIは全身臓器のほとんどすべてについて病変の細部にわたる情報を提供する．

MRA：MR angiography

脳では大脳から脳幹にかけて，脳血管の新鮮な病変（脳梗塞に対する拡散強調画像）から陳旧性病変，脳腫瘍の詳細な病変，アルツハイマー病の脳萎縮，さらには脳血管の閉塞または狭窄（MRA血管撮影）まで詳細な情報が得られる．

脊椎の変形と脊髄圧迫（椎間板ヘルニア，脊柱管狭窄など）も鮮明に描出される．

胸部の肺，縦隔，腹部臓器などは，CTの方が汎用され情報も確立されている．ただし，骨に囲まれた子宮，卵巣はMRIで調べる．さらに骨・関節・軟部組織もCTよりもMRIで情報が得られる．

⑶ 超音波

超音波に対する組織の反射の差から，血管や臓器の性状について情報が得られる．装置がCT，MRIに比べて簡便であり，患者に対する侵襲も少ない（放射線を照射しない）ことから，健康診断やスクリーニングによく用いられる．

頸動脈の動脈硬化や血栓（プラーク）は超音波でよく診断できる．心臓では僧帽弁や大動脈弁の狭窄や閉鎖不全による弁の動き，血液の逆流はよく検

出でき，これは CT，MRI よりも情報量が多い．腹部臓器も脂肪肝，囊胞，血管腫，腎の形状などについて情報が得られる．骨・関節についても一定の情報が得られる．

5) 内視鏡検査

　もっとも有用なのは消化管のがん検診である．上部消化管では食道，胃，十二指腸を，下部消化管では直腸，S 状結腸，横行結腸，上行結腸，回盲部などをていねいに調べることができる．消化管のポリープはよく描出され，形状によって生検を行い組織所見を調べる．

　小腸は長期間にわたり内視鏡検査の対象ではなかったが，近年カプセル内視鏡が開発された．カプセルに内視鏡カメラと送信装置を内蔵したものをそのまま嚥下して，腸管内容とともに下行して，その経過中に消化管内を撮影して画像データを体外に送信し，カプセルは便から排出される．画像データの受信は患者が着用するベストに装着された受信機で行う．

　そのほかの内視鏡としては，気管支鏡，関節鏡，腹腔鏡，膀胱鏡などが有用で，それぞれの臓器を調べることができる．

参考文献

1）太田富雄，和賀志郎，半田肇他：急性期意識障害の新しい grading とその表現法（いわゆる 3-3-9 度方式）．第 3 回脳卒中の外科研究会講演集，61 ～ 69, 1975.
2）Teasdale, G., Jennett, B.：Assessment of coma and impaired consciousness. A practical scale. *Lancet*, **2**：81 ～ 84, 1974.
3）Folstein, M.F., Folstein, S.E., McHugh, P.R.："Mini-Mental State"；a practical method for grading the cognitive state for the clinician. *J. Psychiatr. Res.*, **12**：189 ～ 198, 1975.
4）加藤伸司，長谷川和夫，下垣光他：改訂長谷川式簡易知能評価スケール（HDS-R）の作成．老年精神医学雑誌，**2**：1339 ～ 1347, 1991.
5）国民衛生の動向 2021/2022．厚生労働統計協会，2021.

4章 社会保障と医療保険

わが国の医療保険は，英国の完全な公営医療保険である National Health Service（NHS）を模範に作られた．本章のⅢ（p.44）にくわしく述べているように，英国では公的な保険として国民全体の医療を個人負担なしに提供するユニークかつ先進的な医療保険であった．

しかし英国の経済的停滞に対して，1980年代に鉄の宰相といわれたサッチャー首相が，徹底的な社会保障費の削減を行い，経済の建て直しに成功した．その際 NHS も大きく予算を削減されて深刻な影響を受けた．その結果 NHS はプライマリケアを除いてほとんど機能しなくなり，医師はやりがいのなさに NHS を離れ，その穴うめに外国から多くの医師を導入した．国民は適切な高度医療が受けにくくなり，後の政府はその修復が大きな課題となった．一方，地域のかかりつけ医による初期の医療（プライマリケア）は十分によく機能し続けている．

日本でも経済成長の鈍化に伴い，社会保障費とくに医療費の伸びが政府の大きな課題となった．2000年代に入り，郵政民営化など日本の経済改革を目指した政府は，社会保障費の見直しを志した．政府の経済政策の基本方針策定にかかわる経済財政諮問会議の有力な民間議員であった大学教授は，次のように主張した（2005）．

- 人口増が経済を低下させる：命と経済はトレードオフの関係にある．
- 日本には"楢山節考"があった：老人が子供や孫のために犠牲になった．
- 32兆円の医療費は2025年（20年後）に2倍以上になると予測される．
- 毎年の稼ぎ以上に医療費が伸びれば，他が犠牲になる．今は子供の教育，高等教育を充実させて人間の力を高め，それによって世界経済のなかで今のポジションを維持する．
- 社会保障費が増えれば国力が低下して所得格差が拡がり，国民の連帯感が喪失して若い人々の勤労意欲を阻害する．

確かに少子高齢化が進み，経済成長が鈍化した現状において，社会保障，医療保険のあり方およびそれらの費用負担のあり方を国民合意のもとに定めることは喫緊の（急いで決めなければならない重要な）課題である．

わが国は世界一の早さで高齢化が進み，世界一の長寿が続いている．そし

て親を尊び，老人を敬う儒教文化が民族意識として根づいてきた一方，人間の生き方と死に方についての学問である死生学あるいは人間学（anthropology）はヨーロッパの長寿先進国に比べてほとんど存在しない．

　また，国民の一人ひとりが自立して，国の政策に責任をもって判断し行動する民主主義は，第二次世界大戦後に外国から導入されたが，まだ国民の間には根づいていない．

　このような現状のなかで，医療職は，社会保障，医療制度の歴史と現状をよく理解して行動することが重要である．

I 社会保障

❶ 概念と定義

　第二次世界大戦で敗戦国となったわが国は，社会制度，教育などに占領国である米国の理念が導入された．その内容は，理想的制度の実験台という側面をもち，現在からみても優れたものが多かった．社会保障制度もその一つといえよう．

　社会保障の概念は，昭和25（1950）年社会保障制度審議会の勧告に定められ，これは現在も続いており以下のようである．

　「社会保障制度とは，疾病，負傷，分娩，廃疾，死亡，老齢，失業，多子その他困窮の原因に対し，保険的方法又は直接公の負担において経済保障の途を講じ，生活困窮に陥った者に対しては，国家扶助によって最低限度の生活を保障するとともに，公衆衛生および社会福祉の向上を図り，もってすべての国民が文化的社会の成員たるに値する生活を営むことができるようにすることをいう」

　その後，21世紀に向けての社会保障の再構築を検討した社会保障制度審議会社会保障将来像委員会第一次報告（平成5（1993）年）では，社会保障の定義として，「国民の生活の安定が損なわれた場合に，国民にすこやかで安心できる生活を保障することを目的として，公的責任で生活を支える給付を行うもの」とされた．言葉のうえから，保険という相互扶助よりは，国の責任による公的扶助の意味がより目立つものとなった．

❷ 範囲と制度

　社会保障の範囲と具体的な制度を表4-1に示す．大きく3つの制度に分けられる．社会保険は国，事業主，国民（従業員）の三者が費用を負担する保険であり，さらに国の公的な扶助による生活保護，そして児童，高齢者，障害者に対する社会福祉の3制度である．社会保険の範囲がもっとも広い．

表 4-1　社会保障の具体的な制度

社会保険	医療保険，介護保険，年金保険，失業保険（雇用保険），労災保険
公的扶助	生活保護
社会福祉	児童福祉，障害者福祉（身体障害者福祉法など），高齢者福祉，諸手当（児童手当など）

表 4-2　社会保険の種類

医療保険	業務外の事由による疾病，傷病などを保険事故（給付の原因）として，医療の現物給付を行う.
介護保険	要介護状態，要支援状態に対して，介護サービスの提供・福祉用具購入・住宅改修などの給付を行う.
年金保険	老齢，障害，死亡を保険事故として，所得を保障し生活の安定を図るための年金の支給（金銭給付）をおもに行う.
雇用保険（失業保険）	失業者の所得を保障し，生活の安定を図るとともに再就職を促進することを目的とした手当の支給（金銭給付）をおもに行う.
労働者災害補償保険（労災保険）	業務上の事由による労働者の疾病，負傷，障害，死亡などを保険事故として，医療の現物給付や所得保障のための年金支給を行う.

❸ 社会保険の種類

　社会保険とは社会保障上，国民の遭遇する事故・災害などによる損害の補填および生活の保障を目的とする強制保険であり，通常，保険料は国家・事業主・国民（従業員）の共同負担による（広辞苑）. 社会保険の種類と基本的な内容を**表 4-2**に示す. このなかで労災以外の傷病に対する医療に関係するものは，医療保険と介護保険の2つである. 医療保険は健康保険とほぼ同義で，あらゆる年齢層の傷病，出産などの医療の保険である. 一方介護保険は，平成 12（2000）年から開始された，高齢者（65 歳以上）を対象に，自立して生活することが困難となった状態を介護する保険制度である. 医療保険と介護保険は重なる部分があり，それについては後に述べる. また，医療保険はすべての医療行為をカバーするものではなく，有用性が確立され，保険診療として認められた検査，治療に対してのみ適用される. 病気になった場合の自己負担や，健康保険適用外の診断・治療をカバーするための私的な民間保険（例：がん保険）も存在するが，これは社会保険ではない.

Ⅱ 健康保険

　社会保険のなかの医療保険の具体的な制度が健康保険である. わが国では昭和 36（1961）年以来**国民皆保険**の制度があり，生活保護などの一部を除いて，日本国内に住所を有する国民および 1 年以上の在留資格がある外国人は何らかのかたちで健康保険に加入する強制保険が存在する. 生活保護を受ける国民は，保険ではなく医療扶助により個人負担なしに健康保険と同様の

医療を受けることができる．これは受益者が費用の一部を負担する保険ではなく，国がすべての費用を負担する制度であり，公的扶助あるいは措置とよばれる．

なお，労働者が通勤を含む職務に関連して生じた傷病の医療は，労災保険によってカバーされる．同一の傷病に対して労災保険と健康保険の双方を適用することはできない．

❶ わが国の健康保険制度の歴史

わが国における最初の健康保険制度は大正 11（1922）年に制定され，昭和 2（1927）年に施行された（大正 11 年法律 70 号）．これは鉱山労働者など危険な事業の労働者の組合であった．その後次第に市町村が運営する国民健康保険制度が整備され，昭和 36（1961）年国民皆保険が達成された．それ以来，"ゆりかごから墓場まで" といわれる全年齢にわたる健康保険が運用されてきた．しかし高齢化の進展に伴い，病気でなくても老化による心身機能の低下により自立した生活が困難となった高齢者に対する介護保険が，平成 12（2000）年にスタートした．

そして，従来の制度のままでは経済成長を超えて医療費が急速に増大することが予測されることから，平成 14（2002）年から 18（2006）年にかけて医療制度改革が行われた．おもな内容は，病床数削減のための一般病床と療養病床との分離区分，医療を受ける場合の自己負担率の 10% から 30% への増加（ただし低所得者は 10% 負担に据え置き），さらに後期高齢者医療制度の発足などであった．

❷ 健康保険の種類と給付内容

健康保険にはいくつかの種類がある．被保険者すなわち傷病その他に定められた状況で給付を受ける受益者の雇用形態や職業によって，表 4-3 に示す保険のいずれかに加入しなければならない（強制保険）．企業に勤務する人は，企業の規模によって**組合健保**あるいは**協会けんぽ**に加入する．公務員は，勤務する機関により決まった共済組合（例：国家公務員共済組合）に加入する．私立学校の教職員（私学共済），一部の独立行政法人の職員もその組織で作る共済組合に加入する．

一方，個人で事業を行う人とその従業員および職業についていない無職の世帯主は，地域の自治体が運用する地域保険である**国民健康保険**（国保）に加入する．また，同一事業を行う個人や小規模の自営業者が事業ごとに国保組合を作るものもある（例：建設国保，医師国保など）．

以上の被用者保険および地域保険では，被保険者本人とその家族（被扶養者）が給付を受けることができる．給付内容は**表 4-4** に示すとおりである．

平成 24（2012）年（一部は 2011 年）の時点における各健康保険などの加入者は**図 4-1** に示すようであった．

表 4-3　健康保険の種類

被用者保険
組合管掌健康保険（組合健保） 　企業や企業グループ，同種同業の企業（総合組合）で構成される健康保険組合が運営．全国で 1,431 組合（2013 年 3 月） 全国健康保険協会管掌健康保険（協会けんぽ） 　健康保険組合を持たない企業の従業員で構成．平成 20 年 9 月までは社会保険庁が政府管掌健康保険（政管健保）として運営した．現在は全国健康保険協会が運営し，協会健保とよばれる 共済組合 　国家・地方公務員，一部の独立行政法人，私立学校教職員など．
地域保険
すべての個人事業主，その従業員，無職者が加入 国民健康保険 　市町村と東京都 23 区の各区（市町村国保） 国民健康保険組合 　自営業で同種同業の者が連合して国民健康保険組合を作る（国保組合）（例：医師国保）
後期高齢者医療制度
75 歳以上と，認定された 65 歳以上の障碍者に対する医療保険．平成 20 年 4 月スタート

表 4-4　健康保険の給付内容

被保険者本人	被扶養者
療養の給付	同左
入院時食事療養費	同左
入院時生活療養費	同左
訪問看護診療費	同左
移送費	同左
傷病手当金（標準報酬の 2/3）	
埋葬料（5 万円）	家族埋葬料
出産育児一時金（35 万円）	家族出産育児一時金
出産手当金（出産日の 42 日前から出産後 56 日の間標準報酬の 2/3）	
高額診療費の支給（自己負担分 10％または 30％が著しく高額となった場合）	

　なお，75 歳以上になると，平成 20（2008）年 4 月から施行された**後期高齢者医療制度**に加入することとなる．この制度は，都道府県の広域連合とよばれる地域の単位が運営し，個人単位で加入する保険制度である．したがって，企業に勤務し続けても 75 歳の誕生日になると，健康保険からは自動的に脱退して後期高齢者医療制度に移行する．そして配偶者を含む被扶養者は，夫の勤務する企業の健康保険の被扶養者ではなくなるので，独自に国保など別の健康保険に加入しなければならない．

❸ 保険診療

　健康保険を利用する医療（**保険診療**）では，標準化された適正な診療行為だけが認められる．保険診療は，それを行う資格をもつ保険医だけが行うこ

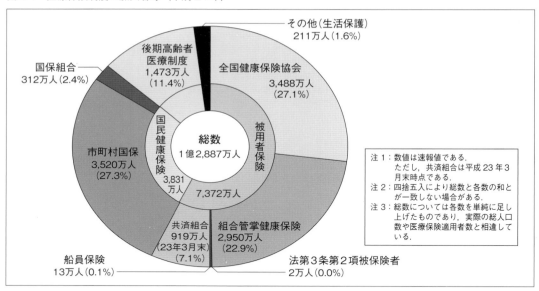

図 4-1　医療保険制度の加入者等（平成 24 年）

その他（生活保護）
211万人（1.6%）

全国健康保険協会
3,488万人
（27.1%）

後期高齢者
医療制度
1,473万人
（11.4%）

国保組合
312万人（2.4%）

国民健康保険

市町村国保
3,520万人
（27.3%）

国民健康保険
3,831
万人

総数
1億2,887万人

被用者保険

7,372万人

船員保険
13万人（0.1%）

共済組合
919万人
（23年3月末）
（7.1%）

組合管掌健康保険
2,950万人
（22.9%）

法第3条第2項被保険者
2万人（0.0%）

注 1：数値は速報値である．
　　　ただし，共済組合は平成 23 年 3
　　　月末時点である．
注 2：四捨五入により総数と各数の和と
　　　が一致しない場合がある．
注 3：総数については各数を単純に足し
　　　上げたものであり，実際の総人口
　　　数や医療保険適用者数と相違して
　　　いる．

（厚生労働省：我が国の医療制度について．http://www.mhlw.go.jp/bunya/iryouhoken/iryouhoken01/del/01a.pdf）[1]

図 4-2　保険診療の概念図

被保険者（患者）

②診療サービス
（療養の給付）

③一部負担金
の支払い

①保険料（掛金）
の支払い

保険医療機関など
（病院，診療所，調剤薬局など）
保険医

医療保険者

⑦診療報酬
の支払い

④診療報酬の請求

⑤審査済の
請求書送付

⑥請求金額
の支払い

審査支払機関
（社会保険診療報酬支払基金
国民健康保険団体連合会）

（厚生労働省：我が国の医療保険について．http://www.mhlw.go.jp/stf/seisakunitsuite/bunya/kenkou_iryou/iryouhoken/iryouhoken01/01.html）[1]

とができる．医療機関は，患者に対して行った診療行為（療養の給付）のすべてを，規定にしたがって 1 カ月ごとに審査支払機関に請求して保険料の支払いを受け，患者からは一部負担金を徴収する（**図 4-2**）．これは，1 人の医師が開業する診療所から 1,000 以上の病床をもつ大病院まですべて同じである．具体的な診療報酬は，実施した医療行為ごとに，それぞれの項目に対応した点数が加えられ，1 点の単価を 10 円として計算するいわゆる出来高払いによって支払われる．たとえば，虫垂炎で入院，手術をして退院した場合，初診料，入院日数に応じた入院料，虫垂炎の手術料，検査料，薬剤料と

加算され，保険医療機関は，その合計額から患者の一部負担分を差し引いた額を審査支払機関に請求する．審査支払機関はその請求すなわち医療行為が保険診療として妥当であるかどうかを審査したうえで，医療保険者（企業，自治体など）に請求し，支払いを受けて医療機関に診療報酬を支払う．もし過剰な検査を行ったり，保険で認められていない治療を行った場合（たとえば適応外の高価薬の使用）は，その部分についての診療報酬は認められないことがある．これを査定という．

保険診療においては注意すべき点がいくつかある．

1）自由診療

保険で認可されていない医療（未認可の治療薬など）や，治療でない医療行為（美容整形など）は，健康保険は利用できず，自由診療とよばれ，全額自己負担となる．

2）混合診療

一連の医療行為のなかに，保険で認められている診療行為と自由診療が混在する場合は混合診療とよばれる．混合診療は原則として全額自己負担となる．ただし，歯科診療の一部（インプラントや金歯など）や先進医療などの例外も存在する．

3）先進医療

従来，高度先進医療とよばれたもので，保険診療に含まれない高度医療と保険診療の併用を認めることにした一種の混合診療である．

医療技術の進歩は急速であり，新しい手術や検査を安全で有効に実施できる専門医がいる医療機関で，保険によらずにそれらの診療を行った場合，その部分だけを自己負担として，他の保険診療とあわせて一連の医療が受けられるようにした制度である．

令和2（2020）年7月の段階で，80種類の先進医療が定められている．そのなかには，①陽子線・重粒子線治療（頭頸部，肺，消化管，肝胆膵，泌尿器，婦人科各腫瘍など），②神経変性疾患の遺伝子診断，③難治性眼感染疾患に対する迅速診断（PCR法），④経皮的乳がんラジオ波焼灼療法，⑤手術用ロボットを用いた腹腔鏡下子宮摘出術，⑥薬物に反応しないうつ病に対する経頭蓋磁気刺激などが含まれる．

これらの先進医療が行える医療機関は，個々の医療ごとに指定され，主として大学付属病院，そして公的，私的病院である．

4）伝統医療

保険診療は基本的に現代医学に基づく医療について認められているが，医師の同意があれば，はり師，きゅう師，あん摩師の治療行為も保険診療として認められる．

5）複数の保険利用

労働災害（労災保険），交通事故などの傷害（傷害保険）などと健康保険は，同一の傷病に対して重複して給付を受けることはできない．ただし，私

図 4-3　わが国の医療制度の概要

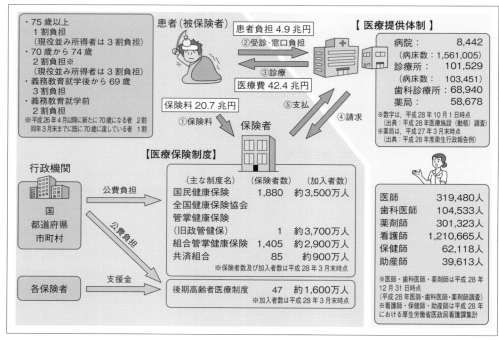

（厚生労働省：日本の国民皆保険制度の特徴. http://www.mhlw.go.jp/content/12400000/000377686.pdf）[1]

的な任意保険には健康保険とは別個の給付内容の規定がありうる.

❹ まとめ

　わが国の医療保険すなわち公的医療制度の現状のまとめを**図 4-3** に示す.
国民全員を公的医療保険で保障し, 社会保険方式をとりつつ, 被保険者
（28.2％）, 事業主（21.2％）, 公費（国庫, 地方自治体）（38.1％）がそれぞ
れの割合で財源を負担し, 医療機関受診時の患者負担は 11.8％である（平成
30（2018）年度）. なお, 平成 30 年度の国民医療費は 43 兆 3,949 億円であっ
た（厚生労働省「国民医療費」）.

Ⅲ　英国の医療制度

　英国は第二次世界大戦後, 国営の医療サービスが基本的な医療制度として
実施されてきた. その母体である National Health Service（NHS）（国民保
健サービス）は, 1948 年に設立された国営医療サービス事業である. その
目的は, 医療のニーズに対して公平なサービスを国民全体に提供することに
あった. 全国民が基本的に無料で医療を受けることができ, 6 カ月以上の滞
在ビザをもつ外国人留学生も利用可能な制度である.

　NHSの財源は，80％が国の一般財源であり，12％が国民保険，そして2～3％が診療における受益者負担である．厚生省（Department of Health：DoH）からNHSに予算が配分され，NHSは地域ごとに必要な医療サービスに基づいて医療機関（病院，診療所，ケアホーム）と個別に契約して予算を配分する．

　患者の側からみたNHSによる医療サービスは以下のようである．

　住民は，住所から徒歩圏内にある家庭医（home docter）をかかりつけ医としてあらかじめ登録しておく．家庭医は，重症の救急患者を除くすべての病気を全般的にまず診療するプライマリケアを専門とする開業医（general practitioner：GP）である．住民は体の具合が悪くなればまず家庭医を受診する．家庭医は診療を行い，必要と判断した場合に専門医を紹介する．この受診手続きは明確に定められたものであり，日本の健康保険による診療のフリーアクセス，すなわちいつでも，どこでも，どの医療機関でも受診できる制度とはまったく異なる．

　家庭医は，住民の健康問題を把握しており，気軽に適切に診てくれる大変よい制度という評判である．ただし，NHSを利用して専門医療機関にかかるのは難しいという問題があり，これは依然として解決していない．また，NHSは事前の予算配分のみで病院を運営することから，予算を使い切ってしまうと年度内でもサービスを停止してしまう．

　1980年代，サッチャー首相が行った英国経済回復のための大幅な社会保障費削減は，NHSの運営に大きなダメージを与えた．プライマリケアは従来どおり機能したが，専門的な検査，診療のために専門医療機関を紹介しても，数カ月待ちとなり，個々の患者に対する医療の流れが停止する状態となった．たとえば，がんの疑いで検査が必要になっても半年以上先でなければ検査ができないという状況であった．サッチャー政権のあとを継いだ労働党のブレア首相はNHSの専門的診療の待期患者100万人を減らすと公約し，数年間の努力で90万人にまで減らしたことを成果としてアッピールした．このような状況の中で働きがいのなさに多くの医師が現場を去り，そのあとを旧宗主国であった中近東からの医師で補充した．しかし，ロンドンのテロ事件に中東出身の複数の医師が関与したことから，中近東からの医師の導入が制限され，近年は中欧・東欧出身の医師が英国で働くようになった．

　1990年代後半以降の国政選挙では，がんやその他重要疾患の検査待ちの期間短縮をはじめとする医療サービス改善が，常に大きな論点となってきた．多数の人々が関与する制度は，いったん損なわれるとその回復がいかに困難であるかを示す例といえる．英国では2011年1月から，消費税はそれまでの17.5％から20％になった．

表 4-5　公営型と保険型の医療制度の比較—北欧とドイツを例にして—

	北欧諸国（公営型）	ドイツ（保険型）
医療費の公的負担	81.7%（スウェーデン）	76.9%
医療費に占める税金の割合	66%地方税（スウェーデン）	8.4%
医療サービスの特徴	平等性が高い 医療費が安い 利便性が低い（専門医療）	患者が主体的に選ぶ 利便性が高い（専門医，施設，設備） 医療費が高い
医療を受ける手順		
初診	地域の医療センター（一般医，看護師）	患者が自由に選択
専門医受診	長期間待機	患者が選択，待機不要
問題点	病床数減少 慢性疾患は通院医療，居宅介護を推進	医療費急増 保険料の負担増 患者の自己負担増

（ブルーノ・バリエ，2010）[2]

Ⅳ　北欧とドイツの医療制度

　日本の医療制度はイギリスを見習ったとはいえ，イギリスは税金を財源として国が医療を提供する公営型，日本は強制保険による医療保険型であり，この両者は医療提供のあり方，問題点は大きく異なる．ヨーロッパ各国は公営型，保険型に大別されるが，公営型の代表として北欧スカンジナビア諸国（スウェーデン，デンマーク，ノルウェー，フィンランド），医療保険型の代表としてドイツを取りあげて比較してみる（**表 4-5**）．

　北欧諸国はイギリスに，ドイツはわが国に似た利便性と問題点を有していることがわかる．先進国は，高齢化が進むとともに医療は急速に進歩しており，増大する医療費をどのようにまかなうかに，各々の国民および政府の英知が求められている．

Ⅴ　米国の医療制度

　公営あるいは強制保険型の医療制度に対して，米国の医療は原則として自由診療であり，医療費は高額である．

　ただし，公的医療保険制度として，高齢者（65歳以上）に対するメディケア（Medicare）と，低所得者に対するメディケイド（Medicaid）が存在する．

　多くの国民は民間の私的医療保険に加入する．そして傷病に対して得られるサービスの内容や医療機関の選定は，保険料によってカバーされる範囲や金額が決められ，それは保険会社が決定する．すなわち，高額な保険ほど受けられる診療は高度となり，自由度が増す．

アイオワ州は米国中部にある穀倉地帯と牧場が特徴の広大な州である．アーミッシュ（古くからの自給自足の生活を守り，電気，自動車などを使わないキリスト教の宗派）の人々が伝統的に住む町もあり，名画「フィールド・オブ・ドリームス」（1989年，ユニヴァーサル映画）の舞台にもなった心豊かな人々の住む田園地帯が多い．

　ただし，実際の高度医療機関にかかる患者は，公的保険を利用する人々が少なくない．米国は合衆国であり，各州の自治が医療面にも存在する．筆者が従来から関係があり，訪問したアイオワ（Iowa）大学病院は，アイオワ州の文化的中心地にある．アイオワ大学病院は州の最高医療機関として診療・研究レベルはともに一流であるが，その診療収入の4割はメディケア，すなわち高齢者の公的保険からといわれる．

　米国民主党政権は連邦への国民皆保険制度の導入に努力してきた．1990年代クリントン政権のファースト・レディだったヒラリー・クリントンの強力な推進により，政府として国民皆保険導入実現に近づいたが，中間選挙の敗北により実現しなかった．先代のオバマ大統領は公的保険を推進（オバマケア）したが，2017年1月に就任したトランプ大統領はそれと全く異なる方針を示した．その背景として，①建国以来の国民の自主，自立の精神，②小さい政府による小さい社会保障，の歴史がある．

　しかし，弱者に対する支援が乏しいということはない．米国では所得のある個人はすべて，外国人を含めて社会保障番号（Social Security Number）をもち国税庁に登録され，global tax の制度により世界のどこにおける所得に対しても課税される制度がある．一方で，低所得者に対しては無料の食糧やミルクの券が配布されるなど，種々の生活支援制度が存在する．公的医療保険が不十分であることを一概に社会制度の欠陥ということはできないであろう．

参考文献

1）厚生労働省：日本の国民皆保険制度の特徴.
　 http://www.mhlw.go.jp/content/12400000/000377686.pdf
2）ブルーノ・パリエ著，近藤純五郎監修，林　昌宏訳：医療制度改革．先進国の実情とその課題．白水社，2010.

5章 日本の医療の現状と国民の意識

I 医療サービス大国日本

─ エピソード1 ─

1990年代，わが国の医療制度の現状を示す一人の患者を診察した．初老期の夫婦で，ともに長い間米国で生活し，各々事業を起こして長年成功してきたという．ところが夫が事業に失敗し，その経過から医師を受診したところアルツハイマー病と診断された．保険会社に相談すると，アルツハイマー病は医療によって回復できないので医療保険の対象外だといわれた（当時米国では，アルツハイマー病は患者が100万人に達する亡国の病として雑誌ニューズ・ウィークなどでキャンペーンを行っていた時代である）．

妻が調べたところ，日本では国籍さえあれば，たとえ長年外国で生活して日本に税金を一銭も納めていなくても，帰国したその日から何らかの公的医療保険により診療が受けられるという．しかし，生活を考えると，夫と一緒に日本に帰国すれば無収入になるし，妻が自分の事業を米国で続ければ夫の世話をする人がいないという悩みであった．

─ エピソード2 ─

これも冷戦が終了した約30年前，ヨーロッパの国際会議に出た折，夕食の招待会場に向かうバスのなかでたまたまロシアの学者と隣り合わせに座った．1時間ほど色々話すなかで，日本の医療制度について聞かれた．筆者が医療保険の実情を話すと，「それは素晴らしい．ソ連にもない完全な社会主義制度だ」といって驚かれた．

わが国では，昭和36（1961）年，**国民皆保険制度**が発足してからは，年齢を問わず，いつでも，どこでも，医療保険による診療が受けられるようになった．

開業している診療所の医師や病院の代表者などで構成される日本医師会は，国の保険医療の内容を決める中央社会保険医療協議会（中医協）で大き

な発言権を有してきた．そして「いつでも，どこでも，フリーアクセス」という スローガンのもとに，現在のわが国の医療制度を決める力となってきた．

　その結果，国民の医療に対する考えと行動，医療機関の状況は，欧米とかけ離れた特徴をもつようになった．そして急速な高齢化に伴い，社会保障のあり方にかかわる種々の課題が国民の前に提起されている．

Ⅱ　数字から見るわが国の医療

❶ 健康寿命と健康の自己評価

　第二次世界大戦（1939〜1945）後，破壊と疲弊のなかからめざましい経済復興をとげた日本は，急速に**平均寿命**が延び，1980〜1990 年代に男女ともに世界の第 1 位となった（**図 5-1**）．

　その後男性の寿命の延びがやや鈍り，2009 年以降，スイス，アイスラン

図 5-1　国別の平均寿命の推移

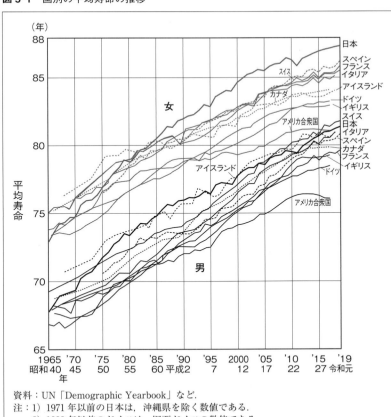

資料：UN「Demographic Yearbook」など．
注：1）1971 年以前の日本は，沖縄県を除く数値である．
　　2）1990 年以前のドイツは，旧西ドイツの数値である．

（国民衛生の動向 2021/2022）[1]

ドよりわずかに短くなったが，2016年にはふたたび1位となった．一方，女性の寿命の延びの勢いは続き，ここ20年はスペイン，スイスの2，3位を約2歳越して1位を保っている．そして**図5-1**を簡略化して過去50年間の国別の平均寿命の変化を示したのが**図5-2**である．

寿命延伸の理由は大きく2つある．まず，死因の上位を占めた疾患の制圧である．死因の上位を占めた結核は，国民病として隔離療養と感染予防が徹底して行われ，感染・死亡ともに激減した．そして2021年には年間の新規患者が人口10万人あたり9.2人となり，世界保健機関（WHO）の分類で結核の「低蔓延国」となった．また，典型的な生活習慣病である高血圧と，それによる脳卒中（出血，梗塞）も，塩分制限や降圧治療によって致死的な発作は減少し，死亡率は着実に低下した（**図5-3**）．しかし，動脈硬化は加齢によって増強することから，脳卒中の患者は依然として多く，また明らかな卒中発作なしに，小さな脳血管の閉塞による小梗塞（ラクナ梗塞）が重なって，脳血管性認知症やパーキンソン症候群になる患者は多い．現在，介護保険で要介護認定を受ける病気の最大の原因は脳血管障害と認知症である．

わが国の平均寿命の延伸に大きく貢献したものの第二は，乳児・新生児死亡率の低下である．**図5-4**に示すように，経済成長，少子化，周産期（出産の前後）医療の発達に伴い，過去40年にわたり乳児・新生児の死亡率は着実に低下し，先進国のなかで最低の死亡率を維持し続けている．ただし，意外なことに未熟児（2,500グラム以下の低体重児）の出生は先進国中もっとも多く9.7%（2007年）である．そしてその割合は1980～2007年の約30年で86.5%と，先進国のなかで著しく増加している（OECD Health Data

OECD（Organization for Economic Cooperation and Development：経済協力開発機構）：欧州の機構に米国，カナダが加わり，1961年発足した．わが国は1964年に加盟．現在欧州を中心に世界で38カ国が加盟し，先進国間の自由な意見交換・情報交換を通じて，①経済成長，②貿易自由化，③途上国支援に貢献することを目的としている．本部はフランスのパリに置かれている．

図5-2 国別の平均寿命の50年の変化（1970～2019年またはその至近年）

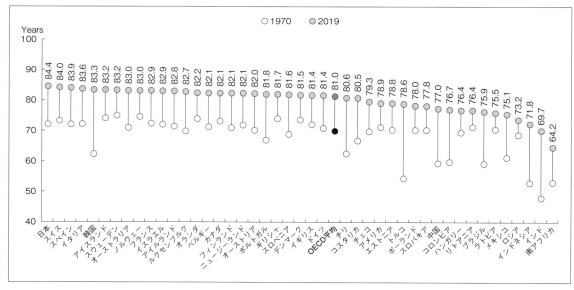

(OECD, 2021)[2]

図 5-3　死因別死亡率の年次変化

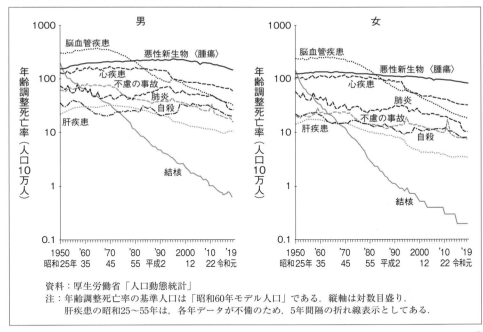

資料：厚生労働省「人口動態統計」
注：年齢調整死亡率の基準人口は「昭和60年モデル人口」である．縦軸は対数目盛り．
　　肝疾患の昭和25〜55年は，各年データが不備のため，5年間隔の折れ線表示としてある．

（図説国民衛生の動向 2021/2022）[3]

図 5-4　乳児・新生児の死亡率

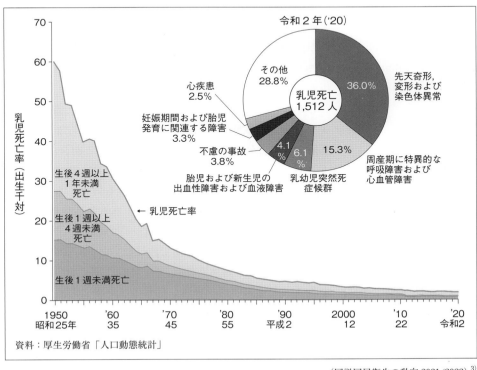

資料：厚生労働省「人口動態統計」

（図説国民衛生の動向 2021/2022）[3]

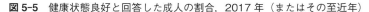

図 5-5 健康状態良好と回答した成人の割合，2017 年（またはその至近年）

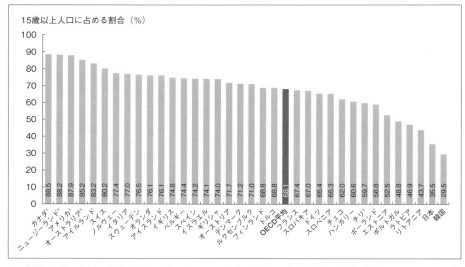

1. 各国のデータは，それぞれの国において，健康に関する自己評価の程度が異なることから，直接評価することは困難である．

(OECD，2019)[4]

2009)．ちなみに，低体重児出生率の低いカナダ（6.0%，2005）の国内では，人口密度が低く開発途上のユーコン州が最低（3.7%）で，オンタリオ州，ノバスコシア州など東部の高度に開発され人口の多い地区では低体重児出生率が高い（カナダの公衆衛生指標　2008，カナダ政府より）．

　健康寿命は，基本的に自立して生活できる健康状態における寿命である．わが国では一時期，寝たきりあるいは植物状態でも生きていてほしいという家族の要望により平均寿命が欧米よりも延びていた時期があるが，近年は健康寿命も世界一となっている．

　しかし，これだけの健康長寿国でありながら，国民一人ひとりが自分は健康であると思う健康の自己評価では下位にあることには驚く．65 歳以上の高齢者が，自分の健康は良好であると考える割合は 24.6%（2001）と 1/4 以下であり，成人全体をとっても 35.5% と 1/3 強である（**図 5-5**）．先進国において健康観と健康寿命はかならずしも対応しないが，**図 5-5** に示されている最低の数値は健康寿命が世界一であることを考えると特殊な状況にあるといわざるをえない．この数値は一時的なものではなく，1980 年以降長年にわたり欧米に比べて低い値で推移している．日本国民の健康観は，頻繁に病院や診療所を受診する受療行動（後述）や，生活習慣や環境が健康に影響することの意識の足りなさに関係していると考えられる．なお，OECD のデータ作成者は，**図 5-5** の数値は，高齢者ほど健康状態良好と答え難いことから，高齢者の人口比率に影響されることに留意すべきであるとしている[4]．

❷ 医療機関と受療行動

　日本人がよく医療機関を訪れる（受療）ことは，従来から国際比較により
よく知られていた．現在も先進国では突出して多い（**図 5-6**）．1 人当たり
13.2 回/年は OECD 平均の 6.5 回の 2 倍である．そして医療費の高騰に対す
る国の施策である入院病床数の減少，保険診療における個人負担率の上昇に
もかかわらず，受診回数は 2000〜2009 年でわずかに 1.1 回/年しか減少して
いない（OECD Health Data 2011）．近年としては，2017 年の受診回数は
12.6 回/年であり，その年の OECD33 カ国の平均は 6.8 回であった．

　入院病床数は，一般病床（急性期医療に対応）と療養病床（慢性疾患の療
養）の区分，有床診療所（開業している診療所は 19 床まで入院病床をおく
ことができる）がほとんど入院病床を廃止したことなどにより，急性期病床
は人口 1,000 人当たり 1995 年の 12.0 床から，2007 年の 8.2 床まで約 2/3 に
減少した（**図 5-7，図 6-5**）．それにもかかわらず人口当たりの病床数は世
界一多い．

　そして，急性期医療病床の利用率は，病床数の減少にもかかわらず，1995
年の 82% から 2007 年 76% と減少し，これは OECD の平均値に近い．

　急性期医療の平均在院日数は，保険診療における 14 日以内という制限に

図 5-6　1 人当たり医師受診回数，2009 年および 2000 〜 09 年の変化

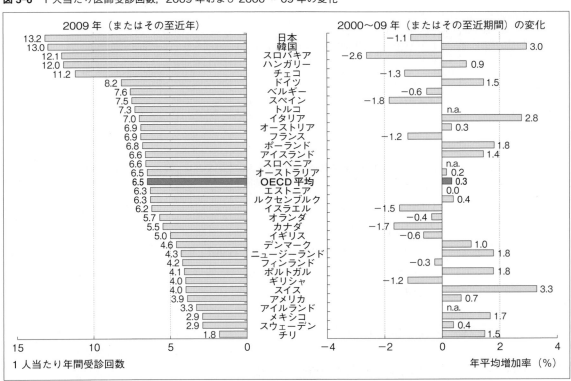

（OECD，2011）[5]

図 5-7　人口 1,000 人当たり急性期医療病床数（1995，2007 年または入手可能な最新年）

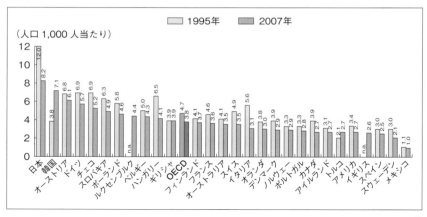

(OECD, 2009)[6]

図 5-8　急性期医療の平均在院日数（2000 年および 2017 年またはその至近年）

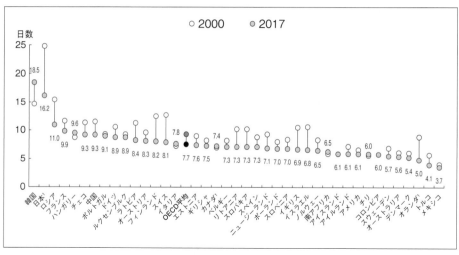

1.　ここにおけるデータは急性期の平均治療入院期間である．日本では，平均入院期間は 2017 年に 28 日であり，2000 年の 39 日より減少している．

(OECD, 2019)[4]

うながされて，2000 年の 25 日から 2017 年の 16.2 日へと短縮した．それでも OECD 平均の 7.7 日に比べて，依然として 2 倍以上の長さである（**図5-8**）．

❸ 医療機器

　わが国の保険医療は，従来から機器と薬に頼り，医師の技術を低く評価するという，欧米とは異なる算定法を採用してきた．この考えは患者の受療行動にも反映し，個別の医療機関は地域の医療計画にかかわりなく，CT，

図 5-9　人口 100 万人当たりの CT スキャナー数と MRI 装置数（2017 年またはその至近年）

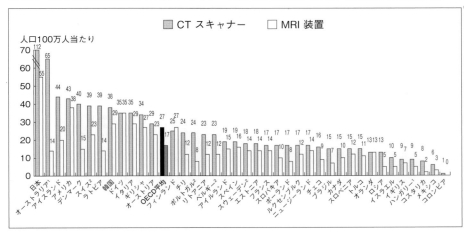

1. 公共の使用が可能な機器のみ.
2. 病院外の機器は含まれていない. スイスのデータは MRI についてのみこれが適用されている.

(OECD, 2019)[4]

MRI などの高額機器を装備してきた.

　人口 100 万人当たりの MRI 装置数は 55 台と，2 位の米国 38 台を超えている（2017 年）（**図 5-9**）．一方，CT スキャナー数は 112 台と，2 位のオーストラリア 65 台，4 位の米国 43 台（2017 年）をはるかに超えている（**図 5-9**）．

　MRI，CT 装置による人口 1,000 人当たりの検査数は米国が MRI 143 件，CT 256 件といずれも 1 位であり，日本は MRI 112 件，CT 231 件と 3 位，2 位を占め，検査数も多い（2017 年）．米国では，1997 年と 2006 年の間で病気の発生が一定であるにもかかわらず，スキャン（撮影）数が劇的に増加したことから，検査の乱用と医師の収益増加の動機が批判されている.

❹ 代表的な医療

　MRI，CT などの他にも超音波（エコー），内視鏡など各種診断・治療機器は，わが国の保険医療で活用されている．ここでは代表的な疾患の診断・治療の国際比較を示す.

　生活習慣病の代表的疾患である脳梗塞の入院死亡率（30 日以内）を**図 5-10** に示す．わが国は治療技術も発達しており，入院死亡率は 3.0 とOECD 33 カ国平均の 7.7 に比し最も少ない状況にある（2017 年）．

　成人女性の代表的疾患である乳がんについてはあとでも述べるが，診断された段階で早期あるいは限局性の段階が 60.8％であり，OECD27 カ国の平均 51.5％より早期に発見されており（**図 5-11**），この初期段階の患者の 5 年生存率は 99.0％である（**図 5-12**）（ロンドン大学衛生学部・熱帯医学部資料，OECD Health Data 2019）[4].

　大腸がんもわが国で頻度の高いがんであり，便潜血の一次検査と陽性者への大腸内視鏡検査で診断し，治療を行う．その 5 年生存率の国際比較を**図**

図 5-10 脳梗塞による入院治療の 30 日以内の死亡率（2000 年および 2017 年またはその至近年）

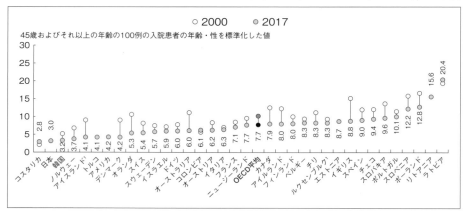

1．3 年間の平均値.

(OECD, 2019)$^{4)}$

図 5-11 乳がん患者の病変分布（2010 ～ 2014 年）

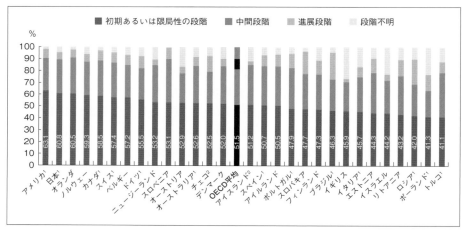

1．各国人口の 100% はカバーしていない.
2．2004 ～ 2009 年のデータである.

(OECD, 2019)$^{4)}$

5-13 に示す. 年齢調整 5 年生存率はわが国で 67.8% であり，OECD 32 カ国平均の 62.1% より高く，上位 6 位に位置している（OECD, 2019)$^{4)}$.

⑤ 予防医療と公衆衛生の費用

現在わが国の死亡原因の最大は悪性新生物（がん）であり，ついで心疾患，脳卒中，肺炎が多い. したがって国の医療計画でも，がんの治療と予防は 4 疾病 5 事業の最優先課題とされている（第 6 章参照）（**図 5-3**，51 頁).

女性に特有の子宮がん，乳がんについてみる. ヒトパピローマウイルス（HPV）が原因でワクチンの有効性が確立された子宮頸がんでは，欧米の検診率が 60% 以上であるが，日本では 2000 ～ 2009 年にかけて 20% 台の前半

図 5-12　病変別にみた乳がん患者の 5 年生存率（2010 〜 2014 年）

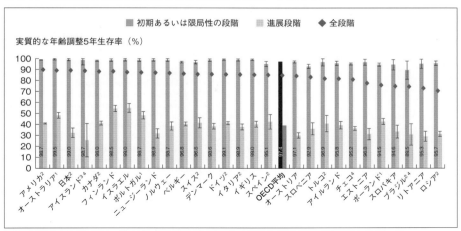

注：1．病変段階別の生存率推定データは国別人口の 100％をカバーしていない．
　　2．データは国別人口の 100％をカバーしていない．
　　3．進展段階の生存率推定は年齢調整をしていない．
　　4．データは 2004 〜 2009 年のものである．
（OECD, 2019）[4]

図 5-13　大腸がんの 5 年生存率（2010 〜 2014 年）

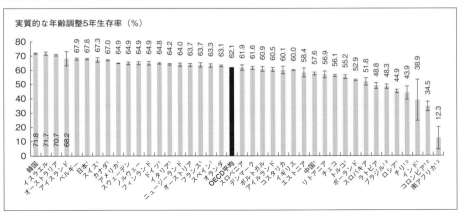

注：1．データは国別人口の 100％をカバーしていない．
　　2．生存率の推定は信頼性に問題がある（Allemani 他, 2018 参照）．
（OECD, 2019）[4]

である（**図 5-14**）．ただし，2012 年からの健康日本 21（第二次）の重点活動によりがん検診は全般的に増加し，2016 年の子宮頸がん検診受診率は 33.7％となった．しかしこのように検診受診率の低値にもかかわらず，わが国の子宮がんの死亡率は 2000 年から 2009 年にかけて着実に減少し，人口 10 万人当たり 2.3 人と欧米先進国と同等である（**図 5-15**）．

　一方，乳がんの検診率も他の先進国に比べてわが国では低い（**図 5-16**）（ただし，2016 年は 36.9％）．しかし死亡率は韓国と並んで最下位である．

図 5-14 20 ～ 69 歳女性の子宮頸がん検診受診率，2000 年および 2009 年（またはそれらの至近年）

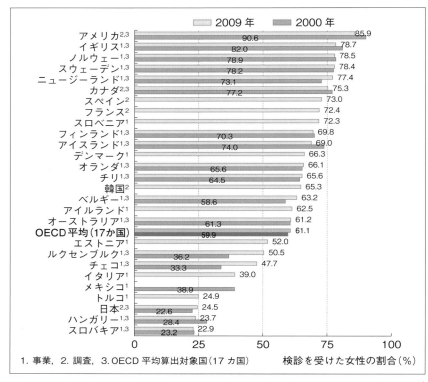

（OECD，2011）[5]

図 5-15 子宮頸がんによる死亡率，2000 年および 2009 年（またはそれらの至近年）

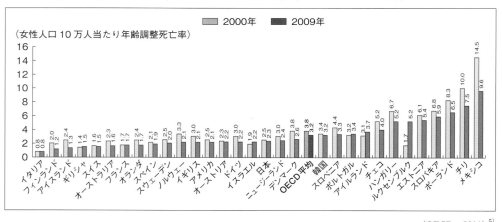

（OECD，2011）[5]

これは人種差による体型の違いが関与する可能性がある．ただし，わが国の乳がん死亡率は他の国々と異なり過去 50 年間漸増を続けており，ここ 20 年もほぼ前年並みか微増をしている．

図 5-16　50 ～ 69 歳女性のマンモグラフィー検診受診率，2000 年および 2009 年（ま たはそれらの至近年）

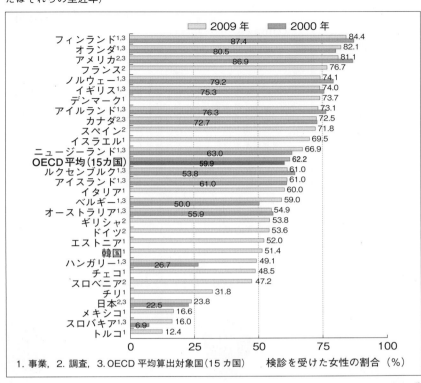

（OECD，2011）[5]

男性のがんはどうだろうか．

　がんによる死亡の原因臓器のうち，肺がんは男性で 1 位，女性では 2 位を 占める．肺がんの最大の危険因子は喫煙である．「健康日本 21・第一次およ び第二次」において禁煙活動は重視されているが（第 7 章参照），近年の国 民の喫煙率は男性 27.1 ％，女性 7.6 ％（令和元（2019）年）である（国民健 康・栄養調査）．先進国のなかで，女性は最低であり，男性は最高に近い． 肺がんの検診にはヘリカル CT を用いた鋭敏な検査があるが，まだ一般には 普及していない．しかし，結核発見のために長年行われてきた胸部 X 線検査 は，現在も企業採用時に実施され，さらに労働者に対して年 1 回行われる労 働安全衛生法に基づく健康診断でも，義務化ははずされたが引き続き実施さ れている．これは，初期がんの検出感度は低いが肺がん検査の役割を果たし ている．

　1990 年以降肺がんの死亡率は増加がおさまっており，国際的比較では， 人口 10 万対男性 46，女性 12（2006）と OECD 平均の男性 55，女性 20 よ り低い値となっている．

　前立腺がんの死亡率は人口 10 万人当たり 8.4 と OECD 平均の 22.4 より著 しく低く，韓国とともに最低である（2009）．ただし前立腺がんの罹患率は，

図 5-17 男女別のがんによる死亡率（2017 年またはその至近年）

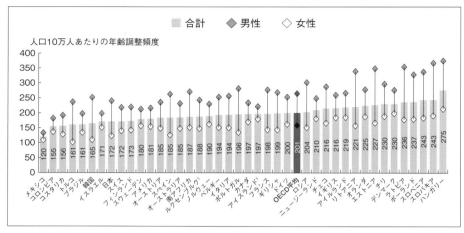

1．3 年間の平均値

(OECD, 2019) [4]

図 5-18 OECD 諸国におけるがんの種類別死因（男女別，2017 年またはその至近年）

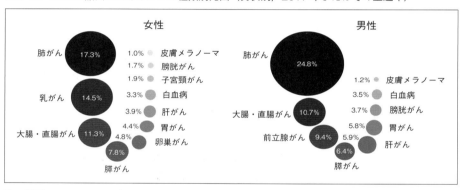

注：性別による OECD 諸国のがん関連死の比率

(OECD, 2019) [4]

わが国では他のがんと異なり，増加しつつある．

　がんは予防可能な生活習慣病と，加齢に伴い増加する成人病の両側面があり，それによる死亡率は，早期発見，高度医療によって変わりうることから，国の医療，公衆衛生のよい指標となる．すべてのがんによる死亡率をみると，わが国は人口 10 万対男性 199，女性 96（2006）と OECD 平均の212，126 に対して少ない．

　さらに，近年の OECD 諸国の男女別のがん全体の死亡率および種類別死因割合を**図 5-17**，**図 5-18** に示す．

　以上，わが国の医療と保健の現状を数値による国際比較をもとに述べた．すべての先進国と同様に，経済成長が鈍化した現在，人口の高齢化に伴う社会保障，医療費の負担は国民と政治が直面する大きな課題である．

図 5-19　国民 1 人当たりの総保健医療支出の GDP 比（2019 年および 2020 年）

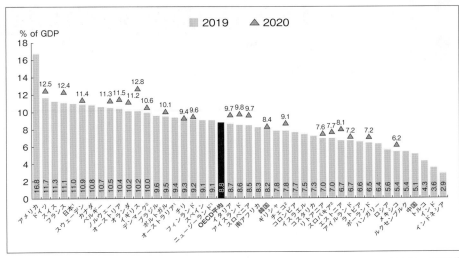

(OECD, 2021) 2)

GDP：Gross Domestic Product

　　国民の経済活動の成果を反映する国内総生産（GDP）は，国としては米国，中国についで第 3 位であるが，国民 1 人当たりの GDP は OECD のほぼ中位にある．そして 1 人当たりの保健医療のための支出も GDP との比較では OECD 加盟国の上位にある（**図 5-19**）．

　　このように，世界一の健康寿命を誇る日本は，医療・保健サービスにおいて種々な特徴をもちながら高いレベルを保ち，対処するべき多くの課題を抱えながら，いっそうの高齢化に向かって進んでいる．

参考文献

1）国民衛生の動向 2021/2022．厚生労働統計協会，2021．
2）OECD 編集：Health at a Glance, OECD Indicators, OECD Publishing, Paris, 2021．
3）図説国民衛生の動向 2021/2022．厚生労働統計協会，2021．
4）OECD 編集：Health at a Glance, OECD Indicators, OECD Publishing, Paris, 2019．
5）OECD 編集，鐘ケ江葉子訳：図表でみる世界の保健医療 OECD インディケータ（2011 年版）．明石書店，2012．
6）OECD 編集，鐘ケ江葉子訳：図表でみる世界の保健医療 OECD インディケータ（2009 年版）．明石書店，2010．

6章 わが国の医療の問題点と対策

20世紀後半の医学の進歩にはめざましいものがあった．各種の画像技術，内視鏡，遺伝子工学を用いた診断・治療法の発達と創薬により，医療水準の向上と医療範囲の拡大がもたらされた．一方，先進国の人口の高齢化は，それだけで医療費を増大させる大きな要因となった．

20世紀末以来の経済発展の停滞と医療費の増大は，すべての先進国に解決困難な課題"経済か福祉か"をつきつけている．わが国も英国に続いて，医療崩壊という言葉が大げさではなく使われる状態になっている．このようななかで，わが国の医療は，他の先進国と比べて，医師不足，病床数の多さ，高額検査機器の多さなどが目立ち，一方健康寿命が世界一と健康の指標は高く，GDPあたりの国民医療費は先進国中最低といえるほど少ない状況にある（第5章参照）．国民への医療を適切に提供できる体制の構築は，現在国とともに医療従事者に課せられている大きな課題である．

GDP：Gross Domestic Product, 国内総生産.

本章では，わが国の医療の問題点と，その解決策として国が定期的な医療法改正によって示してきた改善策について述べる．

I 医師不足の背景と原因

平成22（2010）年6月，厚生労働省は全国すべての病院を対象に「病院等における必要医師数実態調査」を実施した．その結果は，病院勤務医師約17万人に対して，なお約2万4千人の必要医師数が補充されていないというものであった．

OECD Health Dataによれば，1960年代は人口当たりのわが国の医師数はOECD加盟国の平均近くにあったが，近年は人口10万人当たりOECD平均約300人に対してわが国は約200人と2/3の数値が続いている．ただし，絶対数としてわが国の医師数は1960年代前半の10万人台から80年代には20万人に達し，2008年は約29万人，2018年は32万7千人と増えている（**図6-1**）．一方，人口当たりの入院病床数も，患者の平均在院日数も，他の先進国に比べて格段に多い状況が続いている（OECD Health Data, 第5

図 6-1　わが国の医師数の経年変化

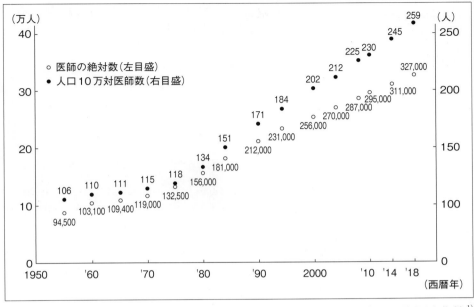

（国民衛生の動向 2021/2022 より作成）[1]

章参照）.

❶ 医師教育制度の変化

　昭和 36（1961）年，国民皆保険制度が発足した.

　そして経済発展に伴う「日本列島改造」政策に伴って，1970 年代に入り既設の医科大学・医学部の入学定員増と「1 県 1 医科大学構想」により地方に国立医科大学が増設され，また私立の医科大学も増えた. その結果，医学部の入学定員は 1960 年以前の約 3 倍の 8,000 人台となった. しかし，この頃すでに将来の医師過剰，医療費高騰を危惧して，直後から医師数抑制政策がとられた. しかし，近年になりふたたび医師数増加政策をとるに至り，国の医師養成の方針はめまぐるしく変わった（**図 6-1**）. 一人前の医師の育成には 10 年かかることを考えると，応急策としての入学定員増は限定的な効果しか期待できないだろう.

❷ 救急・産科・小児科医の減少

　医師数の不足には絶対数の不足に加えて，診療科における偏在と，地域による偏在が存在する. わが国の特殊な状況として，24 時間対応を必要とする部署においても，医師の交代制勤務が存在しないという事情がある. 看護師については，古くから 3 交代あるいは 2 交代制によって 24 時間勤務体制がとられてきた. それに対して医師は，当直体制により夜間，休日の医療体制を組んできたが，この当直は事務当直扱いであり，実働の勤務時間として

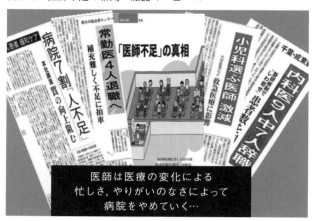

図 6-2　医師不足の新聞・雑誌のニュース

は算定されない制度であった．したがって，日勤として8時半〜17時の勤務ののち，17時から翌日の8時〜8時半まで当直のあと引き続き8時半から17時，場合によって病院の体制として配慮されれば午前中一杯で勤務が解かれる体制のもとで長時間連続勤務をしてきた．これは，同じように人命を預かる国際線のパイロットが，一飛行のあと24時間の勤務オフが与えられる体制に比べて異例である．このような異常な医師の勤務体制は，もちろん他の先進国には存在しない．

　わが国で医師の交代制勤務が実現しないのは，医師不足よりは，健康保険制度における診療報酬が医師の交代制勤務を前提として算定されていないことが大きな理由である．わが国の医療保険制度のもとでは，救急診療を行う一般病院では人件費比率（総支出のうち人件費の占める割合）が50%以下でなければ採算が取れない．他の先進国をみると，公的保険は少ないが高額医療を行う米国のメイヨー・クリニック病院を例にとると，人件費比率が70%以上である．

　24時間体制で対応を求められる診療科は，救急部，ついで小児科，産科である．わが国では過酷な勤務体制から，この3診療科において医師が職場を去り，若手医師の志望者が減少した結果，医師不足に陥った．

　なお，過重労働と医師-患者関係の変化により，その努力が評価されないやりがいのなさで病院を去る医師は，上記の3診療科に限らない（**図6-2**）．

❸ 医師臨床研修の必修化

　20世紀の後期になって，医療の高度化とともに，わが国で卒後の医師教育の大半を担ってきた大学病院において，専門医教育に重点が置かれるようになった．

　その結果，臨床医の基本である一般医療・プライマリケアの教育が不足であるとして，厚生労働省は第四次医療法改正において，平成16（2004）年

度から医師においては2年以上の臨床研修を必修化した．研修場所としてはマッチング制度を導入し，研修医は全国の研修指定病院のどこにでも希望できるようにした．その結果，地方の医科大学・大学医学部においては，卒業生は大都市の総合病院を選ぶようになり，卒業生の一部しか出身大学病院に残らなくなった．その結果，卒後研修の一環として地域病院に医師を派遣することも困難となり，大学が地域医療に責任をもつ立場が保てなくなった．

研修医は初期研修の2年の後も自分の意志で後期研修や研究の進路を選択するようになり，若手医師が各人の意志で将来を決めるという，従来とは異なる医師配置状況が生まれている．

❹ 若手医師の大都会志向

初期臨床研修において，若手医師は大都会の総合病院を志望する．多面的な研修が可能であることに加えて，若者の都会志向があることによる．また，中堅の医師も子供の教育環境から都会の勤務を希望する傾向がある．

Ⅱ 無医地区の問題

国民皆保険（1961年）に伴う全国的な住民の医療需要の増大に対して，人口の過疎地に勤務する医師の高齢化と医療経済上の悪条件が重なって，僻地の医師不足はわが国の大きな問題となった．

それに対して昭和47（1972）年，自治医科大学が設立された．ここに入学する医学生は，全国の都道府県から推薦された奨学生で，卒業後は出身地に戻り，僻地や離島など無医地区への一定期間の勤務が義務付けられた．自治医科大学の基本理念はよく学生に教育され，卒業生は大学の理念通り地域医療に貢献している．

さらに近年の医学部の定員増においては，地方の医科大学では地域枠として，卒業後地元の医療機関に勤務する条件のもとで地元の高校卒業生を優先合格させる制度も発足した．

また近年は，僻地の医療機関に勤務を希望する中高年の医師も増えつつある．

平成13（2001）年3月から施行された第四次医療法改正において，入院病床数の全般的減少を目的として，従来の区分であった精神病床，感染症病床及び結核病床以外のその他の病床を一般病床と療養病床に区分した．一般病床は，病床面積を広くとり，看護師および医師の配置を療養病床より手厚くした．すなわち，一般病床は急性期医療を行うように性格付けられ，平均在院日数は14日以内とするように健康保険の診療報酬上の誘導がなされた．

急性期の医療を主として行う総合病院は一般病床であり，患者の入院日数はそれ以前と比べて約1/2に減少した．その結果，病棟の受け持ち医は入退

マッチング制度：臨床研修は，大学附属病院または厚生労働大臣が指定する病院（臨床研修病院）で実施されるが，研修希望医師は全国のどの臨床研修施設でも希望することができる．研修希望医師は，複数の希望研修施設を順位をつけて提出し，研修施設は定める選考手続きにしたがって希望者に採用順位をつける．研修マッチング（組み合わせ決定）は，それらのデータをもとに一定の規則（アルゴリズム）にしたがってコンピュータにより研修希望医師と研修施設の組み合わせを決定する．現在研修医の採用数は地域ごとに決められている．

院に要する書類の記載および診療内容が増加した結果，過重労働がいっそう増し，一方で患者と医療者との人間関係の緊密さが薄れることになった．この在院日数減少に伴う過重労働の強化と患者との人間関係の希薄化は，医師のやりがいを失わせる結果となった．著者の勤務していた病院でも，定年近い外科系の複数の部長が辞職して，北海道の僻地や九州の離島に職を求め，現在生きがいに満ちた生活を送っている．

　勤務条件，患者とのふれ合いが多様化する方向でわが国の医療は動いており，これは医療社会の成熟の一つの側面と考えることができる．

Ⅲ　救急医療

　わが国の救急医療体制は，傷病の重症度により一次，二次，三次の救急医療機関が対応するように構成されている（**表6-1**）．一次救急は応急処置によって帰宅が可能な患者，二次救急は入院加療を必要とする傷病者，三次救急は生命に危険がある重篤な傷病者に対応するように救急医療機関が設置されている．一次救急医療機関は，当番制の夜間・休日の救急センターであり，ほぼ目的に沿って運営されている．二次および三次の救急医療機関は，それぞれの機能に対応した医師・看護師その他の医療職を配置して，予定のない救急患者に対応するように待機している．とくに二次救急医療機関は，診療報酬が運営の基本的な収入源となることから，十分な体制を整備することが困難で，同時には1人ないし2人しか診療できない体制となっている．

　問題となる救急患者の救急車によるたらい回し，すなわち依頼する救急医療機関が受け入れ不可能であるために5〜10カ所と受け入れ先を探し，診療までに時間を要する状況にはいくつかの理由がある．日本救急医学会，日本救命医療学会など関連医学会の調査では，全国的に共通した傾向がみられる．

　まず第一は，本来救急車の利用に適さない軽症の患者が救急車利用の半数

表6-1　救急医療機関の分類

一次（初期）救急医療機関
休日夜間急患センター：人口5万人以上の市．令和2年4月　551カ所 医師会による在宅当番医制：人口5万人未満の市町村．令和2年4月　607地区 休日等歯科診療所：都道府県の要請により設置の市がある
二次救急医療機関：入院加療を必要とする傷病に対応
広域市町村が区域を設定．病院ごとの輪番制など 令和2年4月　398地区
三次救急医療機関：重篤な傷病者に対応
救命救急センター：二次医療圏に1カ所，令和4年4月　299カ所 高度救命救急センター：広範囲熱傷，切断指趾接着，急性中毒などにも対応 　令和4年　全国46カ所

図6-3　救急車の利用患者の重症度と受け入れ先

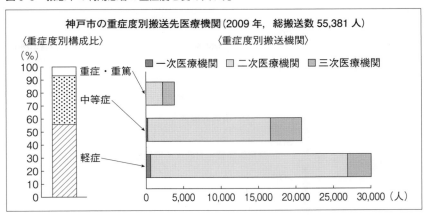

（出典：神戸市消防局活動記録，2009年）

以上を占め，二次救急医療機関を受診し受け入れられている（**図6-3**）．わが国の医師法において，正当な理由なしに診療を拒むことはできないという「応招義務」により，救急の目的に沿わない軽症患者でも診療が義務付けられていることによる．これは欧米の先進国にはない法的内容である．したがって，国民の救急車利用の意識と，救急隊員の教育が肝要となる．後者については地域医療連携の一環として，医療機関と消防隊員合同の研究会により意思の疎通が図られている．第二の問題点は，救急医療機関の体制不十分である．救急医の不足に加えて，不採算部門である救急部門を十分な受け入れ体制の状態で待機させる財政的余裕は一般にない．医療機関の地域医療貢献への努力として救急部門の運営がなされている現状には限界がある．

Ⅳ　国の対策

　医療の高度化と，少子高齢化の進行に伴い，過去40年にわたり国民医療費は増大し，国民の負担は増加し続けた（**図6-4**）．それに対して，診療報酬のマイナス改定，高齢者を含めて被保険者の自己負担の2割から3割への増加，介護保険の導入などにより，国内総生産（GDP）に対する国民医療費の割合は緩やかな増加となった．しかし，2000年から新たに加わった介護保険の費用を加えると，合計額は増え続けている（**図6-4**）．その経過を歴史的にみてみよう．

　戦後国民皆保険（昭和36（1961）年）が実施されたのち，高度経済成長を背景に高齢者に対する種々な施策が実施された．昭和48（1973）年老人福祉法が改正されて老人医療費が無料化され，昭和57（1982）年老人保健法が制定され，老人保健事業，老人医療費を国民全体が負担することとなった．しかし一次，二次のオイルショックによる経済成長停滞後，医療費の自

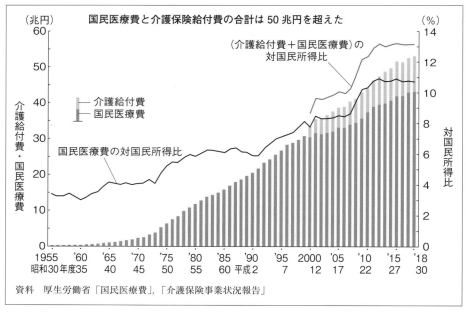

図 6-4　医療費と介護保険の統計

国民医療費と介護保険給付費の合計は 50 兆円を超えた

（兆円）　　　　　　　　　　　　　　　　　　　　　　　　　　（％）

　　　　　　　　　　　　　　　　（介護給付費＋国民医療費）の
　　　　　　　　　　　　　　　　　　　　対国民所得比

■ 介護給付費
■ 国民医療費

国民医療費の対国民所得比

資料　厚生労働省「国民医療費」，「介護保険事業状況報告」

　国民医療費とは，医療機関などにおける傷病の治療に要する費用を推計したものである．わが国の定義では，正常な妊娠や分娩，健康の維持・増進を目的とした健康診断・予防接種，固定した身体障害のために必要な義眼や義肢などの費用は含まれない．また，患者が負担する入院時室料差額分，歯科差額分などの費用は計上されていない．さらに，平成 12 年 4 月から施行された介護保険制度の費用も含まれていない．

　平成 30 年度の国民医療費総額は 43 兆 3949 億円，国民所得に対する比は 10.73％で，国民医療費は推計が開始された昭和 29 年以降増加傾向が続いている．国民医療費の国民所得に対する比率も 30 年代の 3％台から上昇傾向が持続しており，平成 21 年に 10％を超えた．介護保険の給付費（利用者負担除く）は平成 12 年度の 3 兆 2427 億円（高額介護サービス費を含む）から 30 年度の 9 兆 6266 億円と施行後 3 倍増加した．平成 30 年度の国民医療費と介護保険給付費の合計は 53 兆 215 億円であり，国民所得に対する比は 13.1％である．

参照：国民衛生の動向 2021/2022　238 ～ 241 頁（第 4 編第 2 章　6．国民医療費），251 ～ 254 頁（第 5 編　3．介護報酬と費用負担）（図説国民衛生の動向 2021/2022[2]）90 頁より）

国民所得：国の経済活動で，一年間に新たに生産・分配・支出された財・サービスの総額（広辞苑）．

GDP：国内総生産．一年間に国内で新たに生産された財・サービスの価値の合計．国民総生産（GNP）から海外での純所得を差し引いたもの（広辞苑）．

　然増を含む社会保障費の抑制の動きが，種々なかたちの医療政策として，わが国の医療提供体制の変化をもたらした．これは前述の薬価を中心とする診療報酬の抑制，医療費の個人負担増に加えて，数年ごとに実施された医療法の改正によって各種の制度改正として進められた．当然のことながら，これは医療供給体制の整備によって医療サービスの維持向上をはかる目的で行われたものであり，その経過は第 5 章に述べたわが国の医療の実態と問題点への対策として理解できるものである．これらの医療法改正の内容は，保険診療報酬の変更によって誘導されており，わが国の医療の現状を理解するうえで重要である（**図 6-5，図 6-6**）．

❶ 第一次医療法改正──昭和 60（1985）年

　わが国の入院病床数が多いことが医療費の増大につながるとの考えから，

図 6-5　医療制度の改革に応じた医療施設の変化

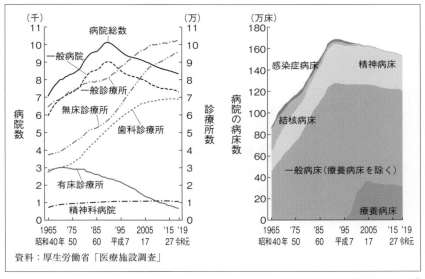

資料：厚生労働省「医療施設調査」

（図説国民衛生の動向 2021/2022）[2]

図 6-6　医療制度改革による年齢別入院・外来患者数の変化

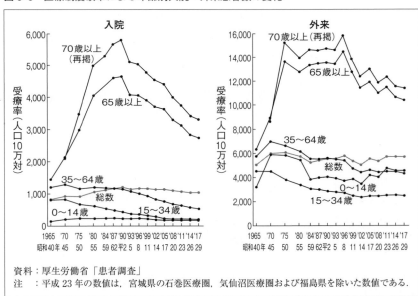

資料：厚生労働省「患者調査」
注　：平成 23 年の数値は，宮城県の石巻医療圏，気仙沼医療圏および福島県を除いた数値である．

（図説国民衛生の動向 2021/2022）[2]

二次医療圏（人口約 20～50 万人）をめやすに，都道府県内を数地域から十数地域に分け，さらにそのうえに三次医療圏（原則として都道府県単位）を置き，それぞれに病床数の上限を設けた．都道府県医療計画制度も導入され，その後種々の医療機関の機能付与がこの医療圏を基本に行われるようになった．

❷ 第二次医療法改正——平成4（1992）年

医療機関の機能分化を進めるために，高度な医療機能をもつ特定機能病院（大学病院および国立がんセンター，国立循環器病センターなどのナショナルセンター病院）を制度化し，一方長期にわたって慢性疾患患者が入院療養する療養型病床群を制度化した．また，在宅医療の推進と，患者サービス向上のために必要な情報提供を行う趣旨から，医療機関の広告規制の緩和が行われた．

❸ 第三次医療法改正——平成10（1998）年

地域の病院と診療所の医療機能の分担と，一人の患者の診療の流れを円滑に行うことを目的に，二次医療圏に1カ所の割合で地域医療支援病院が設置された．一方で国民に対して，かかりつけ医を定め，プライマリケアをかかりつけ医に依頼するよう教育活動が進められた．そして患者に対して医療提供者が医療の内容について適切な説明を行い，患者の理解を得る"インフォームド・コンセント"に努めるように規定された．地域医療支援病院は，かかりつけ医など地域の医療機関を支援する目的で，紹介患者診療の促進（紹介率60%以上），地域医療機関のための病床確保（オープンベッド），高度診療機器の共同利用，地域医療機関の医療スタッフのための講演会・研究会の実施などを行い，医療施設相互の機能分担，業務連携を推進することとした．

❹ 第四次医療法改正——平成13（2001）年

この改正の趣旨としては，「高齢化の進展等に伴う疾病構造の変化などを踏まえ，良質な医療を効率的に提供する体制を確立するため，入院医療を提供する体制の整備，医療における情報提供の推進及び医療従事者の資質の向上を図る」とされている．

"入院医療を提供する体制の整備"としては，従来の病床区分として結核病床，精神病床，感染症病床，その他の病床と分かれていたもののうち，その他の病床を療養病床と一般病床に分けた．療養病床は，人員配置，施設の構造（1病床当たりの広さなど）や設備の基準は，第二次医療法改正で定められた療養型病床群と同じとし，長期にわたり療養を必要とする患者を入院させることを目的としたものである．

一方一般病床は，療養病床よりは医師をはじめ医療職の配置基準を多くして，急性期医療に対応させるものとした．そしてすべての病院は，改正法施行後2年以内にいずれの病床区分とするかを届け出ることとなった．

医療従事者の資質の向上は，全人的な診療能力の取得，すなわちプライマリケアの研修を目的として，医師および歯科医師の臨床研修を必修化することであった．それに伴う医師法・歯科医師法の改正により，医師および歯科医師は，独立して診療を行う場合は，臨床研修を修了していることが条件と

表 6-2　医療制度改革法（平成 18 年）の概要

1. 安心・信頼の医療の確保と予防の重視
　(1)患者の視点に立った安全・安心で質の高い医療
　　・医療情報の提供による適切な選択
　　・在宅医療の充実
　　・医師不足問題への対応
　(2)生活習慣病対策の推進
　　・メタボリックシンドロームの概念の導入と「予防」の重要性
　　・運動，食生活，喫煙などに関する目標設定
2. 医療費適正化の総合的な推進
3. 超高齢社会を展望した新たな医療保険制度
　　・高齢者医療制度

された．臨床研修必修化は医師については平成 16（2004）年 4 月，歯科医師については平成 18（2006）年 4 月から実施された．このいわゆる初期臨床研修は，医師個人が全国の研修病院のいずれかを希望するマッチング制度によって実施され，その結果地方大学から若手医師が離れ，地域の医師不足を促進する結果をもたらす側面もあった．

⑤ 医療制度改革法（平成 18（2006）年 6 月成立）の概要

　わが国の医療供給体制は，都道府県を中心とする地域医療計画に基づいて改正，実施されているが，健康増進，疾病予防を含む保健・医療計画の重点課題が平成 18（2006）年の医療制度改革法にまとめられた．その概要を**表6-2**に示す．

　このうち「(1) 患者の視点に立った安全・安心で質の高い医療」は第五次医療法改正で具体的に示され，「(2) 生活習慣病対策の推進」は平成 20（2008）年から実施された「特定健康診査，特定保健指導」に具体化された．また高齢者医療制度は「後期高齢者医療制度（長寿医療制度）」として平成 20（2008）年 4 月から実施されている．

⑥ 第五次医療法改正——平成 19（2007）年

　概要を**表6-3**に示す．患者に対して医療情報提供を推進する立場から，入・退院時に各々診療計画書の作成が義務付けられた．これは適切な処置であるが，文書作成の時間・費用に関して医療者側への配慮を欠く結果となり，短期入院を強いられる一般病床では担当医の負担を増す結果となった．

　医療安全については，医療施設に医療安全管理委員会と専属の医療安全管理者をおき，医療事故の予防と発生した場合の処置，ヒヤリハットの報告と対応など医療安全対策の推進に大きく寄与している．

　医療計画においては，重点項目として「4 疾病 5 事業」を定め，重点的な疾患と医療事業に重点を置くことが定められた．その内容を**図6-7**に示す．4 疾病のがん，脳卒中，急性心筋梗塞，糖尿病はいずれも生活習慣病であり，わが国において頻度，死亡率ともに多い代表的疾患である．平成 23（2011）

表 6-3　第五次医療法改正（平成 19 年）の概要

1. 有床診療所における規則の見直し
2. 医療に関する情報提供の推進
　(1)都道府県を通じた医療情報の提供制度の創設
　(2)入退院時の文書の提供＝入院診療計画書，退院療養計画書
　(3)医療における広告規制の見直し＝施設，設備，従事者，紹介先病院
3. 医療安全の確保．医療安全支援センター（都道府県），医療安全管理委員会（医療施設）
4. 医療供給体制の確保
　(1)基本方針
　(2)医療計画
　(3)医療従事者の確保
5. 医療法人制度の見直し

図 6-7　4 疾病 5 事業の内容

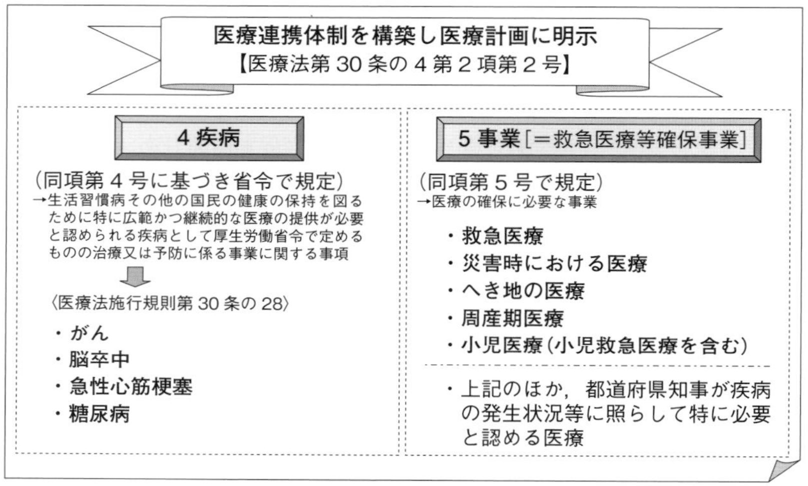

5 疾病 5 事業：社会保障審議会医療部会は平成 23 年 7 月，精神疾患を医療計画に記載すべき疾患に追加することを合意した．精神疾患は患者数が多く，近年は職場におけるうつ病，高齢による認知症の増加に伴い，国民に広く関わる疾患となった．

医療連携体制を構築し医療計画に明示
【医療法第 30 条の 4 第 2 項第 2 号】

4 疾病

（同項第 4 号に基づき省令で規定）
→生活習慣病その他の国民の健康の保持を図るために特に広範かつ継続的な医療の提供が必要と認められる疾病として厚生労働省令で定めるものの治療又は予防に係る事業に関する事項

〈医療法施行規則第 30 条の 28〉
・がん
・脳卒中
・急性心筋梗塞
・糖尿病

5 事業[＝救急医療等確保事業]

（同項第 5 号で規定）
→医療の確保に必要な事業

・救急医療
・災害時における医療
・へき地の医療
・周産期医療
・小児医療（小児救急医療を含む）

・上記のほか，都道府県知事が疾病の発生状況等に照らして特に必要と認める医療

http://www.mhlw.go.jp/shingi/2009/03/dl/s0326-8c_0005.pdf

年には，それに精神疾患が加えられた．5 事業は，災害医療を除いては，いずれも現在のわが国で十分な体制がとられていない領域である．

❼ 第六次医療法改正──平成 26（2014）年

　わが国が少子超高齢社会になって（平成 21 年）5 年，社会保障制度の安定財源確保を目的に平成 26（2014）年 4 月から消費税率が 5％から 8％に引き上げられた．

　そして国はいっそうの高齢化など医療を取り巻く環境の変化に対応した，より効率的で質の高い医療提供体制の構築を目的にこの医療法改正を行った（平成 26 年 6 月成立，10 月施行）．その内容は，①病床の機能分化・連携の推進，②在宅医療・介護の推進，③地域の実情に応じた医師等医療職員の確保，④医療機関における勤務環境の改善，⑤医療事故に係る調査の仕組み等の整備，⑥臨床研究の推進，その他，と広範囲のものであった．

　さらに平成 26 年 6 月，「地域における医療及び介護の総合的な確保を推進

するための関係法律の整備等に関する法律」（医療介護総合確保推進法）が成立し，それに基づき「地域医療構想策定ガイドライン」が提案された（平成27年3月）[4]．

⑧ 第七次医療法改正——平成27（2015）年

本改正の趣旨は，「医療機関相互間の機能の分担及び業務の連携を推進するため，地域医療連携推進法人の認定制度を創設するとともに，医療法人について監査，公告等に係わる規定等を整備する」というものである．これは「地域において良質かつ適切な医療を効率的に提供する医療連携推進業務を行うものとして一般社団法人を都道府県知事が認定する」ものであり，この法人制度の創設は平成29（2017）年4月とされた．

さらに「医療法人制度の見直し」として，経営の透明性の確保およびガバナンスの強化について規定を定め，非営利性の確保を目指した．

⑨ 第八次医療法改正——平成29（2017）年

①ゲノム医療の実用化に向けた体制整備のために，検査検体の精度管理を診療機関・検査機関に求める基準を定めた．さらに，②特定機能病院におけるガバナンス体制の強化，③医療における広告規制の見直しなどを規定した．

⑩ 第九次医療法改正——平成30（2018）年

ゲノム医療：細胞核の染色体上の遺伝子をまとめてゲノムという．ヒトの細胞のゲノムをヒトゲノムといい，病気をゲノムとの関連で解明し，それに基づいて病気の予防・治療を行う（詳しくは第17章参照）．

地域間の医師偏在の解消を目的とする法改正である．そのために，①医師少数区域等で勤務した医師を評価する制度の創設，②都道府県における医師確保対策の実施体制強化，③医師養成課程を通じた医師確保対策の充実：医学部入学の地域枠・地元出身入学者枠の設定・拡充，臨床研修病院の指定・研修医定員枠設定権限の国から都道府県への委譲，④地域の外来医療機能の偏在・不足等への対応：二次医療圏を基本とする区域毎の外来医療関係者による協議，夜間救急体制の連携構築．

これらを通じて都道府県の医療計画における医師の確保や臨床研修における病院や研修医定員の決定権限を都道府県に委譲する．なお本改正においては，医師養成課程の変更のように医師法の枠内の事項も含んでおり，法改正の施行は項目によって2019年4月あるいは2020年4月と定められている．

⑪ 「良質かつ適切な医療を効率的に提供する体制の確保を推進するための医療法等の一部を改正する法律」——令和3（2021）年

長い名称の法律であるが，改正の趣旨は，「良質かつ適切な医療を効率的に提供する体制の確保を推進する観点から，医師の働き方改革，各医療関係職種の専門性の活用，地域の実情に応じた医療提供体制の確保を進めるため，長時間労働の医師に対し医療機関が講ずべき健康確保措置等の整備や地域医療構想の実現に向けた医療機関の取組に対する支援の強化等の措置を講

ずる.」というものである.

　具体的な内容としては, I.「働き方改革関連法」（2018 年制定）の医師への適用として, 医師の長時間労働の抑制および健康確保措置の整備（医療法：令和 6 年 4 月に向けて段階的に施行）, そしてそれを補うための II.「各医療関係職種の専門性の活用」として, 診療放射線技師, 臨床検査技師, 臨床工学技士, 救命救急士の医療行為のタスク・シフト/シェアの推進（各種法律：令和 3 年 10 月施行）, そして III.「地域の実情に応じた医療提供体制の確保」として, 1. 新興感染症等の感染拡大時における医療提供体制の医療計画への位置付け（医療法：令和 6 年 4 月施行）, 2.（省略）, 3. 外来医療の機能の明確化・連携（医療法：令和 4 年 4 月施行）, 等である.

参考文献

1) 国民衛生の動向 2021/2022. 厚生労働統計協会, 2021.
2) 図説国民衛生の動向 2021/2022. 厚生労働統計協会, 2021.
3) 厚生労働省：我が国の医療保険制度について.
　 http://www.mhlw.go.jp/bunya/iryouhoken/iryouhoken01/01.html
4) 地域医療構想策定ガイドライン等に関する検討会：地域医療構想策定ガイドライン（案）. 2015.
5) 国民衛生の動向 2020/2021. 厚生労働統計協会, 2020.

7章 生活習慣病，健康日本21と特定健診

I　成人病から生活習慣病へ

　成人病という言葉は昭和30年代から用いられるようになった．当時の厚生省の見解として，成人病は「主として脳卒中，がん，心臓病などの40歳前後から急に死亡率が高くなり，しかも全死因の中でも高位を占め，40〜60歳くらいの働きざかりに多い疾患」を指した．わが国の平均寿命はその後急速に伸び，経済成長期を経て成熟した社会へ向かう段階になって，成人病の発症には若い頃からの生活習慣が大きく関与することから，生活習慣の改善により成人病を予防する活動の重要性が認識されるようになった．

　平成8（1996）年，当時の厚生省公衆衛生審議会において**生活習慣病**という概念の導入が提唱された．生活習慣病は，「食習慣，運動習慣，休養，喫煙，飲酒などの生活習慣が，その発症・進行に関与する疾病群」と定義される．外国にも同様な病気の概念がある．英国ではライフスタイル関連病（life-style related disease），フランスでは生活習慣病（maladie de comportement），ドイツでは文明病（Zivilisationskrankheit）とよばれる．

　一般に病気の発症は，遺伝される素質，加齢などの遺伝的要因と，外界からの有害原因による外部環境要因と，生活習慣の要因が大きな役割を果たす（**図7-1**）．

　生活習慣が健康の維持に大切なことは，従来から指摘されてきた．その古典ともいえるのがブレスロウ（Breslow）（1972）による健康習慣である．**表7-1**にそれを示すが，ブレスロウの挙げた項目はすべて，そのまま現在も適切であることが各種のコホート研究で確かめられている．わが国では，残念ながら喫煙率やがん検診など，国民の健康保持の努力は他の先進国に比べて乏しい状況にある（第5章参照）．「生活習慣病」という造語そのものも，生活習慣を改善することにより病気の発症や進行を予防できるという認識を国民に普及させ，それを生活態度に反映することを期待したことにあった．

　生活習慣病に費やされる国民医療費の額は多く，総医療費の1/3を占める（**図7-2**）．国家財政上大きな負担となっている医療費の増加の要因のなかで，

図 7-1　病気を発症させる要因

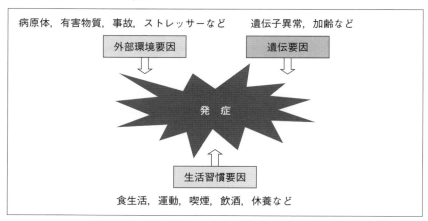

(厚生省保健医療局, 1997)[1]

表 7-1　健康習慣（Breslow, 1972）

1. 適正な睡眠時間
2. 喫煙をしない
3. 適正体重の維持
4. 過度の飲酒を避ける
5. 定期的にかなり激しい運動をする
6. 朝食を毎日食べる
7. 間食をしない

実行している項目が多いほど，病気になる率が低く，寿命が長い

図 7-2　生活習慣病による医療費（2005, 2006 年）

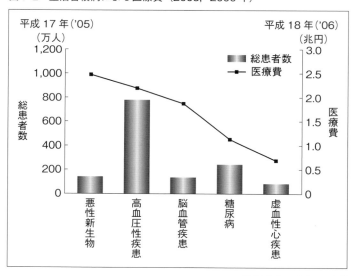

(国民衛生の動向 2009)[2]

　国民の意識と努力により医療費を減らし，健康を増進できる「生活習慣の改善」は，平成 12（2000）年からの「21 世紀における国民健康づくり運動

（健康日本 21）（第一次．第二次）」と平成 20（2008）年からの特定健康診査（特定健診），特定保健指導として，国民全体による国の保健活動として実施されている．

Ⅱ 健康日本 21

　平成 8（1996）年，厚生省公衆衛生審議会の「生活習慣に着目した疾病対策の基本的方向性について」の意見具申を受けて，平成 12（2000）年から**健康日本 21** とよばれる国民健康づくり運動がはじまった（**表 7-2**）．

　これは，がん，心臓病，脳卒中，糖尿病などの生活習慣病やその原因となる生活習慣の改善に関する課題について，具体的な数値目標を設定して適宜，拡充・見直しを行うものであった．その運動期間は平成 22（2010）年度までの 10 年間として，平成 17（2005）年を目途に中間評価を行うこととした．目標の内容は，**表 7-3** に示すように，1. 栄養・食生活，2. 身体活動・運動，3. 休養・こころの健康づくり，4. たばこ，5. アルコール，6. 歯の健康，7. 糖尿病，8. 循環器病，9. がんの 9 分野で，それぞれ具体的に詳細に

表 7-2　21 世紀における国民健康づくり運動（健康日本 21）

わが国の健康政策の流れ	
平成　8（1996）年	「生活習慣に着目した疾病対策の基本的方向性について」 （公衆衛生審議会　意見具申）：生活習慣病
平成 12（2000）年	「21 世紀における国民健康づくり運動（健康日本 21）」 ＊がん，心臓病，脳卒中，糖尿病等の生活習慣病やその原因 　となる生活習慣の改善に関する課題 ＊運動期間は 2010 年度まで．2005 年度を目途に中間評価
平成 15（2003）年	健康増進法成立 ＊国民健康・栄養調査 ＊地方自治体による健康増進計画の策定と実施
平成 17（2005）年	「今後の生活習慣病対策の推進について（中間とりまとめ）」
平成 18（2006）年	医療制度改革関連法成立
平成 20（2008）年	特定健診・保健指導実施

表 7-3　健康日本 21 の目標，内容

1. 栄養・食生活	生活習慣病との関連で
2. 身体活動・運動	生活習慣病予防効果，健康づくり
3. 休養・こころの健康づくり	ストレスの低減，睡眠確保，自殺者減少
4. たばこ	たばこの健康影響についての知識普及，未成年者の喫煙防止
5. アルコール	多量飲酒者の減少，未成年者の飲酒防止
6. 歯の健康	歯の喪失防止
7. 糖尿病	急速な増加に対し，一次予防を推進
8. 循環器病	一次予防の観点から生活習慣の改善，早期発見
9. がん	一次予防の推進のために生活習慣の改善，がん検診の普及

表 7-4　健康日本 21 の中間評価（改善項目）

改善項目	策定値（%）	目標値（%）	実績値（%）
意識的に運動（成人，男）	51.8	63 以上	54.2
睡眠不十分	23.1	21 以下	21.2
地域活動の実施（高齢，男）	48.3	58 以上	66
地域活動の実施（高齢，女）	39.7	50 以上	61
未成年者の飲酒をなくす（男女，中3，高3）	17 ～ 53	0	15 ～ 38
歯の 80/20	11.5	20	25
がん検診の増加（胃，肺，大腸）	100		108 ～ 127
脳卒中死亡率（人口 10 万対）	110		102.3

9 分野 70 項目の指標の中間実績の分析，各分野の評価

表 7-5　健康日本 21 の中間評価（増悪項目）

増悪項目	策定値	目標値	実績値
野菜摂取量増加	292 g/ 日	350 g 以上	267 g/ 日
肥満者の割合（20 ～ 60 歳代，男）	24.3%	15%以下	29%
運動習慣者（高齢，男女）	46.3%	56%以上	38.7%
多量飲酒者の減少（男）	4.1%	3.2%以下	5.4%
高脂血症の減少（男）	10.5%	5.2%以下	12.1%
糖尿病有病者	690 万人		740 万人
がん検診の増加（子宮，乳）	100%		85 ～ 79%
糖尿病性腎症の透析導入	10,729 人		13,920 人

目標が述べられている．なお，循環器病には心臓病のほかに脳の血管障害として脳卒中も含まれている．この目標の前半の 5 項目がブレスロウの健康習慣（**表 7-1**）に合致することは，これらが普遍的に大切なことを示している．

　健康日本 21 の中間評価は，厚生労働科学審議会の担当部会の報告書として平成 19（2007）年 4 月に公表された．これは 9 分野 70 項目についてそれぞれ実績を分析したもので，おもな改善項目を**表 7-4** に示す．**表 7-4** で策定値として示されているものは運動開始 2 ～ 3 年前に得られていた実績の値で，いわば運動のスタート時点の値といえる．また，目標値が空欄となっているものは，目標の改善をできるだけ高くするようにあえて設定されなかったと理解すべきものである．

　高齢者の地域活動，胃・肺・大腸などのがん検診は着実に増加した．歯の 80/20 および脳卒中死亡率の改善は，運動前半の 5 年のみでなく従来からの保健活動も大きく貢献していると考えられる．

　改善項目が少ない一方で，運動の目標でありながら増悪した項目が少なくないことが問題である（**表 7-5**）．しかも肥満，運動習慣，多量飲酒，糖尿病など生活習慣病とくにメタボリックシンドロームにかかわる指標の増悪が目立つ．また，がん検診のうち国際的に低値であった（第 5 章参照）乳がん，子宮がんの検診率がさらに低下したことは問題である．しかし，人間ドックや健康保険による定期健診では近年婦人科のがん検診は増えつつあ

80/20：80 歳時に自分の歯が 20 本残っていること．食生活に大きく関与する歯の健康指標．

表7-6　健康日本21（第二次）の概要

健康の増進に関する基本的な方向
①健康寿命の延伸と健康格差の縮小
・生活習慣の改善や社会環境の整備によって達成すべき最終的な目標.
・国は，生活習慣病対策の総合的な推進を図り，医療や介護など様々な分野における支援等の取組を進める.
②生活習慣病の発症予防と重症化予防の徹底（NCD（非感染性疾患）の予防）
・がん，循環器疾患，糖尿病，COPDに対処するため，一次予防・重症化予防に重点をおいた対策を推進.
・国は，適切な食事，適度な運動，禁煙など健康に有益な行動変容の促進や社会環境の整備のほか，医療連携体制の推進，特定健康診査・特定保健指導の実施等に取り組む.
③社会生活を営むために必要な機能の維持および向上
・自立した日常生活を営むことを目指し，ライフステージに応じ，「こころの健康」「次世代の健康」「高齢者の健康」を推進.
・国は，メンタルヘルス対策の充実，妊婦や子どもの健やかな健康増進に向けた取組，介護予防・支援等を推進.
④健康を支え，守るための社会環境の整備
・時間的・精神的にゆとりある生活の確保が困難な者も含め，社会全体が相互に支え合いながら健康を守る環境を整備.
・国は，健康づくりに自発的に取り組む企業等の活動に対する情報提供や，当該取組の評価等を推進.
⑤栄養・食生活，身体活動・運動，休養，飲酒，喫煙，歯・口腔の健康に関する生活習慣の改善および社会環境の改善
・上記を実現するため，各生活習慣を改善するとともに，国は，対象者ごとの特性，健康課題等を十分に把握.

　平成25年度から平成34（令和4）年度までの国民健康づくり運動を推進するため，健康増進法に基づく「国民の健康の増進の総合的な推進を図るための基本的な方針」（平成15年厚生労働大臣告示）を改正するもの.
　第1次健康日本21（平成12年度〜平成24年度）では，具体的な目標を健康局長通知で示していたが，目標の実効性を高めるため，大臣告示に具体的な目標を明記.

（平成26年度厚生労働白書）

る.
　平成23年10月に厚生労働省は健康日本21の最終評価をとりまとめた．その結果，目標値に達した項目は16.9%（10項目）であった．それをうけて平成24年4月，"健康日本21（第二次）"が策定された．その概要を**表7-6**に示す．健康日本21は，国民個人および企業に健康への取り組みを浸透させ，健康増進の観点から理想の社会を目指す運動である．第二次では個人の努力に加えて相互扶助のための社会環境の整備も目標にとりいれた.

Ⅲ　特定健診と特定保健指導

　「健康日本21」の趣旨と，さらに中間評価にもみられる国民の保健行動の現状もあって，平成18（2006）年医療制度改革法により，平成20（2008）年から特定健康診査（特定健診）と特定保健指導の制度が実施された（**表7-2**）.

特定健診の対象は 40 〜 74 歳までの国民であり，各種健康保険組合が実施の母体である．健診の内容は問診，身体計測（BMI，腹囲），理学的所見，血圧，脂質，血糖，肝機能などの血液検査，検尿であり，医師が必要と認めた場合に心電図，眼底検査，貧血検査などを行う（**表 7-7**）．BMI（body mass index）は体重（kg）／身長（m）2 乗で計算され，日本人は現在 18.5 以上 25 未満を標準値（日本肥満学会）として，25 以上を肥満と定義している．国際的には，OECD Health Data において肥満は BMI 30 以上と定義されて統計がとられている（第 5 章参照）．腹囲は内臓脂肪の反映としてわが国の専門家によって定められ，男性 85 cm 以上，女性 90 cm 以上が特定保健指導の対象と定められた．この腹囲の値は，内臓脂肪による肥満以外に，身長や運動訓練などによって増大するものであり，基準については見直しの論議がある．

特定健診でメタボリックシンドロームと診断（腹囲増加，空腹時血糖 100 mg/dL または HbA1c 5.6%（NGSP 基準）以上，中性脂肪 150 mg/dL 以上あるいは HDL コレステロール 40 mg/dL 未満，血圧 130/85 mmHg 以上，喫煙ありの場合）された受診者を対象に，情報提供（健常者を含めて全員），動機づけ支援，積極的支援の 3 段階の特定保健指導を行う．その具体的な進め方は**表 7-8** に示したとおりである．動機づけ支援，積極的支援も医療保険者が行う．その内容は専門的知識を有する医師，保健師，管理栄養士らによる個別面接またはグループ面接により，自身で「行動目標」を設定し，生活習慣改善を実施するように支援を行うものである．

一方，すでに服薬中の者については，医療保険者による特定保健指導の対象としない．その理由は，継続的に医療機関を受診しており，栄養，運動などを含めた必要な保健指導については，医療機関において継続的な医学的管理の一環として行うことが適当とされるためである．また前期高齢者（65

HbA1c（グリコヘモグロビン A1c）は過去 1 〜 2 カ月間の血糖値を反映することから，糖尿病・糖代謝の診断にきわめて有用である．従来は日本糖尿病学会の基準値（JDS）が用いられていたが，現在は国際基準値（NGSP）が用いられる．NGSP 値は JDS 値に 0.4 を加えた値である．

表 7-7　特定健康診査

対象者	実施年度中に 40 〜 75 歳に達する加入者（被保険者・被扶養者） 実施年度を通じて加入している（年度途中に加入・脱退がない）者 除外規定（妊産婦・刑務所服役中・長期入院・海外在住等）に該当しない者 　※年度途中に 75 歳に達する加入者は，75 歳に達するまでの間が対象
基本的な健診の項目	○質問票（服薬歴，喫煙歴等） ○身体計測（身長，体重，BMI，腹囲） ○理学的検査（身体診察） ○血圧測定 ○血液検査 　・脂質検査（中性脂肪，HDL コレステロール，LDL コレステロール） 　・血糖検査（空腹時血糖又は HbA1c）注）摂食時は HbA1c 　・肝機能検査（AST，ALT，γ-GT） ○検尿（尿糖，尿蛋白）
詳細な健診の項目	○心電図検査 ○眼底検査 ○貧血検査（赤血球数，血色素量，ヘマトクリット値） 　　　　　注）一定の基準の下，医師が必要と認めた場合に実施

表 7-8　特定健康診査の結果に基づく保健指導対象者の選定と階層化

平成 30（'18）年度から

ステップ 1（内臓脂肪蓄積に着目してリスクを判定）
腹囲　男 ≧ 85 cm，女 ≧ 90 cm　　　　　　　　　→（1） 腹囲　男 < 85 cm，女 < 90 cm かつ BMI ≧ 25 →（2）
ステップ 2
①血圧　ⓐ 収縮時血圧 130 mm Hg 以上または ⓑ 拡張期血圧 85 mmHg 以上 ②脂質　ⓐ 中性脂肪 150 mg/d*l* 以上または ⓑ HDL コレステロール 40 mg/d*l* 未満 ③血糖　ⓐ 空腹時血糖（やむを得ない場合は随時血糖）100 mg/d*l* 以上またはⓑ HbA1c 　　　　（NGSP）の場合 5.6%以上 ④質問票　喫煙歴あり（①から③のリスクが 1 つ以上の場合のみカウント） ⑤質問票　①，②または③の治療に係る薬剤を服用している
ステップ 3（ステップ 1，2 から保健指導対象者をグループ分け）
（1）の場合　①〜④のリスクのうち追加リスクが 　　　　2 以上の対象者は……………積極的支援レベル 　　　　1 の対象者は ………………動機づけ支援レベル 　　　　0 の対象者は ………………情報提供レベル　　とする． （2）の場合　①〜④のリスクのうち追加リスクが 　　　　3 以上の対象者は…………積極的支援レベル 　　　　1 または 2 の対象者は………動機づけ支援レベル 　　　　0 の対象者は ………………情報提供レベル　　とする．
ステップ 4
・服薬中の者については，医療保険者による特定保健指導の対象としない． ・前期高齢者（65 歳以上 75 歳未満）については，積極的支援の対象となった場合でも 　動機づけ支援とする．

（国民衛生の動向 2021/2022）[8]

　歳以上 75 歳未満）については，積極的支援の対象となった場合でも動機づけ支援とすると定められた（厚生労働省）．その理由は，予防効果が多く期待できるのは 65 歳までであり，またこの年齢では実際の日常生活動作能力や運動機能をふまえ，QOL の低下に配慮した生活習慣の改善が重要と判断されるからである．

　特定健診，特定保健指導が開始されて 10 年を経過した段階で受診率は 53％であり，課題はあるものの一定の効果がみられていることが種々な調査により示されている．

参考文献

1）厚生省保健医療局：'97 生活習慣病のしおり．社会保険出版，1997．
2）国民衛生の動向 2009．厚生統計協会，2009．
3）健康日本 21 －ホームページ：健康日本 21 をめぐる質問と回答．
　http://www.kenkounippon21.gr.jp/
4）厚生科学審議会地域保健健康増進栄養部会：「健康日本 21」中間評価報告書．2007年 4 月 10 日．
5）厚生科学審議会地域保健健康増進栄養部会：今後の生活習慣病対策の推進について（中間とりまとめ）．2005 年 9 月 15 日．
　http://www.kenkounippon21.gr.jp/
6）国民衛生の動向 2011/2012．厚生労働統計協会，2011．
7）国民衛生の動向 2014/2015．厚生労働統計協会，2014．
8）国民衛生の動向 2021/2022．厚生労働統計協会，2021．

8章 産業保健と勤労者医療

産業保健の目的は，①すべての職業に従事する労働者の身体的，精神的，および社会的健康を最高度に増進し，かつこれを維持させること，②作業環境，作業条件に基づく疾病を防止すること，③労働者の生理的，心理的特性に適応する職場環境に，配置，勤務させることとされている．

これらの産業保健の目的達成のために，**労働安全衛生法**（安衛法）に基づく一般健康診断，有害な物質を扱う職種における作業環境測定と特殊健康診断，事業所への産業医の配置などが，法律・規則によって定められている．

I 労働安全衛生法に基づく一般健康診断

雇用主は，常時仕事に従事する従業員に対して，雇い入れ時健康診断および通常年に1回定期健康診断を実施することが義務づけられている．その内容は**表8-1**に示すものである．さらに深夜業務や，高・低温環境，放射線・粉塵・有機溶剤，鉛などの有害物質，騒音・振動・異常気圧・坑内などの有害環境（安全衛生規則第13条）などの特定業務に従事する労働者に対しては，当該業務への配置替えの際および6カ月ごと，また6カ月以上の海外勤務者は海外派遣時にあらかじめ健康診断を実施しなければならない．

表8-1 労働安全衛生法に基づく定期健康診断

対象者	常時使用する労働者 注）特定業務従事者の健康診断（安衛則第45条）においては，労働安全衛生規則第13条第1項第2号に掲げる業務に常時従事する労働者
健康診断項目	①既往歴及び業務歴の調査 ②自覚症状及び他覚症状の有無の検査 ③身長，体重，腹囲，視力及び聴力の検査 ④胸部エックス線検査及び喀痰検査 ⑤血圧の測定 ⑥貧血検査（血色素量，赤血球数） ⑦肝機能検査（AST，ALT，γ-GT） ⑧血中脂質検査（LDL・HDLコレステロール，血清トリグリセライド） ⑨血糖検査 ⑩尿検査（尿中の糖及び蛋白の有無の検査） ⑪心電図検査 注）④について，雇入れ時健康診断においては，胸部エックス線検査のみとなっている．

　一般健康診断は，従来国民病とよばれた結核の予防が主目的であったが，その目的はほぼ達せられたことから，胸部エックス線検査は平成 22（2010）年 4 月より 40 歳以下の対象者について医師の判断により一部省略できることとなった．

　現在は安衛法による健診はがんの早期発見の目的が大きくなり，胸部エックス線に加えて胃の造影検査が任意の検査として実施されることが多い．

　また，平成 20（2008）年から実施された特定健診の検査項目と安衛法の一般健診の項目に重複が多く，事業主は保険者として前者を，また雇用主として後者を実施する立場から，双方の健診を同時に実施することが多くなっている．

　したがって，従来の結核検診に代わって，現在はがん検診とメタボリックシンドロームの一次予防，二次予防が定期健診のおもな目的になった．

Ⅱ　特殊健康診断

　有害環境や有害物質（前述）を扱う作業現場で働く労働者に対しては，作業環境の管理を行い，**特殊健康診断**によって健康状態を把握し，早期に対応することが重要である．言葉は似ているが，この特殊健康診断（特殊健診）は，平成 20（2008）年から実施されている特定健康診査（特定健診）とはまったく別のものであることに注意する．

　特殊健康診断の対象には，法律によって定められた法定の 9 項目と，通達によるもの 30 項目がある．法定の特殊健診は従来から明らかに人体に有害

表 8-2　法定の特殊健康診断と対象者の業務

1. じん肺健康診断	粉じんを吸入することにより肺に線維性増殖性病変を生ずる疾病（じん肺）にかかるおそれがある，土石・岩石・鉱物の掘削場などでの作業
2. 特定化学物質健康診断	ベンジジン，塩化ビニル，カドミウム，シアン化カリウム，臭化メチル，水銀，ベンゼン，マンガン，硫化水素などの製造もしくは取り扱う業務に常時従事
3. 有機溶剤健康診断	屋内作業場，タンク，船倉などで，第 1 種，第 2 種，第 3 種の有機溶剤を製造，取り扱う業務
4. 鉛健康診断	鉛の精錬，はんだ付など鉛を取り扱う作業場で，定められた鉛業務に常時従事
5. 四アルキル鉛健康診断	四アルキル鉛などの業務に常時従事
6. 電離放射線健康診断	放射線業務に常時従事する労働者で管理区域（マークで表示）に立ち入る者
7. 高気圧作業健康診断	高圧室内業務または潜水業務に常時従事
8. 歯科医師による健康診断	塩酸，硝酸，硫酸，亜硫酸，フッ化水素，黄りん，その他　歯やその支持組織に有害な物質を放散する場所で業務をする者に対する歯科医師による健診
9. 石綿（アスベスト）健康診断	特定石綿などを製造，取り扱う業務に常時従事

な物質（中毒物質）を取り扱ったり，物理的に有害な作業環境で常時働く労働者を対象としたものである（**表 8-2**）.

通達による特殊健康診断の項目は，紫外線，赤外線，騒音，振動，超音波，情報機器（従来の VDT），レーザー機器など，近年になって職業性の障害が確立された物理・感覚刺激や，有機リン，亜硫酸ガス，砒素，有機水銀，1,2-ジクロロプロパンなど新たな職業性中毒が確立された物質を扱う作業が含まれている.

VDT：visual display terminals

特殊健診の項目は，原因物質や環境条件によって各々定められており，スクリーニングのための一次検査と，当該の原因物質や環境によると疑われる自覚症状や他覚所見がある場合の二次検査の２段階がある．これらの健診項目は，専門の検討会により数年に１回定期的な見直し・改定が行われている.

Ⅲ 過重労働による健康障害

過重労働による健康障害として**過労死**という言葉がある．残業による労働時間の増加，睡眠時間の短縮，過労，ストレスの増加などが重なり，動脈硬化が進行し，脳内出血，くも膜下出血などの脳卒中や急性心筋梗塞など，脳・心臓疾患で急死するのがその典型例である（**図 8-1**）．そのような症例が存在することから，とくに時間外労働については厳しく管理され，平成 18（2006）年より，１日８時間，週 40 時間（週休２日）という労働基準法

図 8-1　過重労働による健康障害

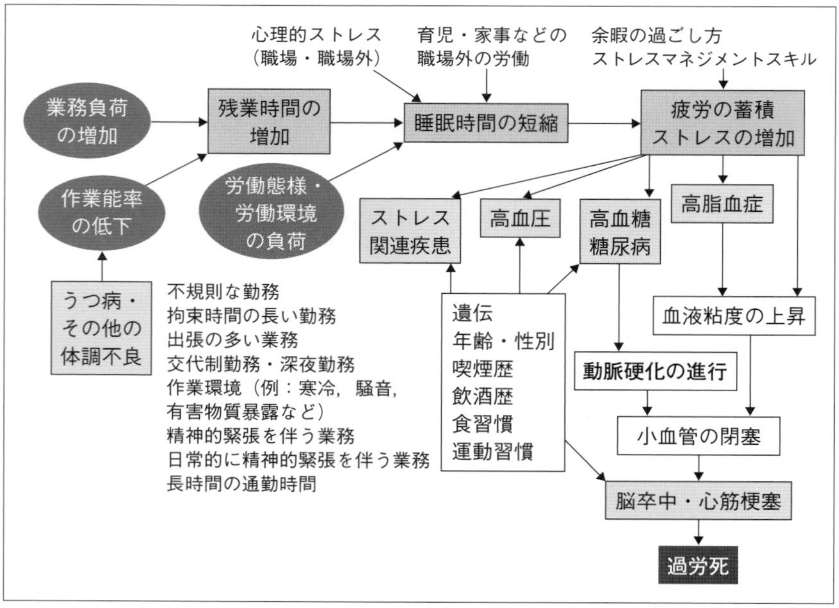

脳，心臓疾患を重視．メンタルヘルス上もきわめて重要！　（金子，2002）[3]

による労働時間を基本として，1カ月の時間外，休日労働による超過勤務が80時間を超える場合は申し出により医師による面接指導に努め，さらに100時間を超える場合は医師による面接指導を確実に実施することが定められている．

　実際には，生活習慣病としての長年にわたる動脈硬化のうえに，一時的な重度の過重労働によって脳卒中，心臓発作が生ずるものが多く，そのリスクのある勤労者は数週間続く著しい物理的，心理的（メンタル）な仕事上の無理が危険なことを理解する必要がある．なお，過重労働は**図8-1**のように多面的な要因が加わって健康障害を生ずるものであり，身体的過労のみではなく，メンタルヘルスのうえからも避けなければならない．

　さらに勤労者の過重労働を抑制するために，「働き方改革関連法」が平成30（2018）年公布された．その主な内容は，①時間外労働の上限規制，②年次有給休暇の消化義務，③勤務間インターバル制度（終業から次の始業まで一定の休息時間を確保する）の促進，④同一労働同一賃金（不合理な待遇差の解消）の促進などである．この法改正は，労働基準法，労働安全衛生法，労働契約法などいくつもの既存の法律の改正を伴うもので，2019年より逐次施行されている．

Ⅳ　メンタルヘルス対策

　労働者の休職理由のなかで，平成12（2000）年以降精神疾患ではうつ病によるものが他と比較して急速に増えている（**図8-2**）．そしてこの頃から，わが国の自殺者数が急速に増加して年間3万人を超え，その状況が10年以上続いた（**図8-3**）．しかし，平成24（2012）年以降は3万人以下とようやく減少し，平成28（2016）年は2万2千人を下回った．

　自殺者の年齢は40～60歳代が多く，自殺原因は健康問題がもっとも多く，ついで経済・生活問題，家庭問題，勤務問題と続く．自殺を病気として考えると，うつ病の最悪の症候といえる．従来は自殺は真性うつ病によるといわれたが，現代では生活苦やストレス，過労などの職場問題による反応性うつ病も原因となる．

　職場における**メンタルヘルス**の問題は近年産業保健の大きな課題としてクローズアップされるようになった．厚生労働省はメンタルヘルス対策として，**表8-3**に示すように，①職場における自己管理，管理監督者によるケア，産業保健スタッフによるケア，②労働者，管理監督者への教育，③職場環境の改善，④メンタルヘルス不調への対応，⑤職場復帰の支援などを挙げている．

　この方針に基づいて「職場におけるメンタルヘルス対策検討会」が設置され，平成22（2010）年9月に報告書が公表された．その概要を**表8-4**に示

図 8-2 精神疾患による休職者の診断名（大阪府データ）

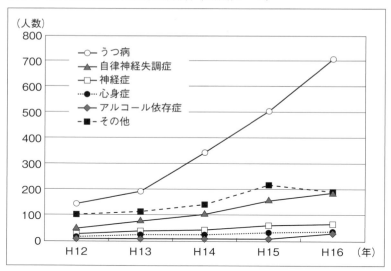

（井上, 2007）[5]

図 8-3 わが国の自殺者の経緯

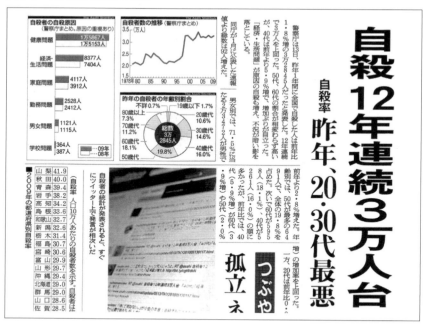

（2010 年 5 月 13 日　朝日新聞夕刊より）

す．現状と課題としては，①年間 3 万人を超える自殺者のうち 28％が被雇用者である，②精神障害などによる労災認定件数は過去 5 年間増加している，③一方でメンタルヘルス対策に取り組んでいる事業所の割合は 34％（平成 19（2007）年），④メンタルヘルス不調には個人情報の保護に慎重な対応

表 8-3　職場におけるメンタルヘルス対策（厚生労働省）

■メンタルヘルスケアの推進
　（1）セルフケア：労働者自身のストレスの理解，対応
　（2）ラインによるケア：管理監督者によるケア
　（3）事業場内産業保健スタッフによるケア：産業医，衛生管理者，保健師など
　（4）事業場外資源によるケア：医療機関，地域産保センター，他
■労働者，管理監督者への教育研修と情報提供
■職場環境などの把握と改善
■メンタルヘルス不調への対応
　（1）労働者自身のセルフチェックと相談
　（2）管理者，産業保健スタッフなどによる対応：保健誘導，医療機関への受診のすすめ
■職場復帰における支援

表 8-4　職場におけるメンタルヘルス対策検討会報告書概要（平成 22（2010）年 9 月）

職場のメンタルヘルスの現状と課題

■年間 3 万人を超える自殺者のうち，28% が「被雇用者・勤め人」となっており，「勤務問題」を自殺の原因の一つとする者は約 2,500 人となっている（平成 21 年）．
■精神障害などによる労災認定件数は，127 件（平成 17 年）から 234 件（平成 21 年）に増加している．
■メンタルヘルス対策に取り組んでいる事業所の割合は 34% に留まっている（平成 19 年）．
■メンタルヘルス不調には，とくに医療関係者以外の者に知られたくないという要素があり，個人情報の保護に慎重な対応が必要とされる．

メンタルヘルス対策の基本的な方向

　メンタルヘルス不調に影響を与える職場におけるストレスなどの要因について，早期に適切な対応を実施するため，労働者の気づきを促すとともに，職場環境の改善につなげる新たな枠組みを導入することが適当．その際，次の方針に基づき対応することが必要．
・労働者のプライバシーが保護されること
・事業者にとって容易に導入でき，また，労働者にとって安心して参加できること
・労働者が，健康の保持に必要な措置を超えて，人事，処遇などで不利益を被らないこと
・必要な場合には専門家につなぐことができること，職場においてメンタルヘルス不調の正しい知識の普及が図られることなど

具体的な枠組み

1　一般定期健康診断にあわせて医師が労働者のストレスに関連する症状・不調を確認，必要と認められるものについて医師による面接を受けられるしくみの導入
　　　一般定期健康診断の実施にあわせて，ストレスに起因する身体的・心理的な症状・不調などについて医師が確認し，医師が必要と認める場合には，労働者が医師の面接を受けられるようにする．

2　医師は労働者のストレスに関連する症状・不調の状況，面接の要否などついて事業者に通知しない
　　　個人情報の保護の観点から，労働者のストレスに関連する症状・不調の状況および面接の要否などについては事業者に伝わらないようにする．

3　医師による面接の結果，必要な場合には労働者の同意を得て事業者に意見を提出
　　　面接を行った医師は，労働者のストレスの状況などから必要と認める場合には，労働者の同意を得たうえで，事業者に対し時間外労働の制限，作業の転換などについて意見を述べるものとする．

4　健康保持に必要な措置を超えて人事・処遇などにおいて不利益な取扱いを行ってはならない
　　　事業者が医師の意見を勘案し，時間外労働の制限などの措置を講じる場合には，①医師の意見の具体的内容によるものとすること，②労働者の了解を得るための話合いを実施すること，③医師の意見の内容を労働者に明示することとする．
　　　また，事業者は健康確保に必要な措置を超えた不利益な取扱いを行ってはならないこととする．

図 8-4　ストレスチェック制度の流れ

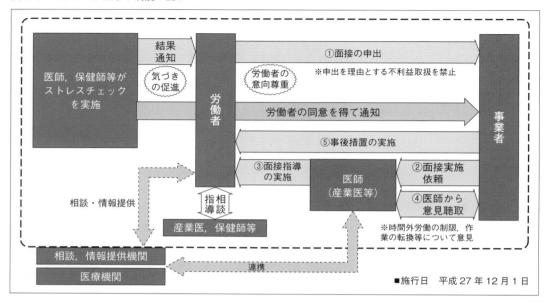

(厚生労働省，2014)[6]

が必要，などが挙げられた．そしてメンタルヘルス対策の基本的な方向と具体的な枠組みを示したうえで，労働安全衛生法において，定期健康診断に並んでストレスチェックを実施することが定められた（平成 26 年 6 月法律改正，平成 27 年 12 月施行）．その手続きは以下のとおりである．

　まず，医師・保健師等がストレスに関する症状・不調を確認して，医師の面談が必要と判断した場合に当該労働者個人のみに通知することとした．そして事業者への通知は労働者の同意を得て行い，事業者は労働者の申し出により医師に面接を依頼し，医師の受診については労働者個人の主体的な判断，あるいは面接指導によって行うこととした（**図 8-4**）．

　このストレスチェックの主目的は職場環境，職業によるメンタルヘルス不調の一次予防である．

　メンタルヘルスの不調を検出するために，感度と特異度の高い問診項目の検討が求められる．

Ⅴ これからの産業（勤労者）保健の目標

　勤労者の健康維持の立場からは，労働安全衛生法に基づく定期健康診断において，生活習慣病の一次予防，二次予防およびがんの早期発見，データの本人および事業主へのフィードバックを通じての健康増進活動が重要である．

　さらに，今後の労働安全衛生研究の重点領域および優先課題としては，産

表 8-5　今後の労働安全衛生研究の重点領域・優先課題

重点領域 1　産業社会の変化により生じる労働安全衛生の課題
1-1 多様化する労働形態と労働安全衛生
　＊交代制勤務，第三次産業，非正規労働者
1-2 情報技術（IT）の進展と労働安全衛生
1-3 メンタルヘルスと産業ストレス
　＊評価法，「健康診断法」，ストレス対策支援ツール，いじめ・ハラスメント
1-4 作業関連疾患の予防
　＊循環器疾患，筋骨格系疾病，産業ストレスと免疫・がん
1-5 高年齢労働者の安全と環境
1-6 就労女性の安全と健康
1-7 建設工事の大規模化によって顕在化する危険要因と安全対策
　＊スカイツリー，大深度トンネル，地盤崩壊モニタリング
1-8 新規物質・工程・生成物
　＊新素材・新材料，超臨界，マイクロバブル

(労働安全衛生重点研究推進協議会，2010)[8]

業社会の変化によって生ずる課題として**表 8-5**のようなものが挙げられる．多様化する労働形態として，交代制勤務，第三次産業，非正規労働者の健康問題がある．さらに少子高齢社会における労働力確保のために，高齢労働者の就労能力と適性に基づく職場の開拓，女性労働者の健康確保と再雇用，スカイツリー建設のような高所作業と大深度トンネルのような新しい作業環境，ナノマテリアルやマイクロバブルなどの新規物質・生成物などの新しい課題がある．新規物質の健康被害としては，石綿（アスベスト）による遅発性の肺疾患（石綿肺，中皮腫，肺がんなど）が世界的に問題となり，全面的な使用禁止（世界的には 2006 年）の後も，既設建物の建材処理や関連作業従事者の長期的な健康診査など大問題が継続している経験がある．

　日本国政府は上記の諸問題，特に「少子高齢化に伴う生産年齢人口の減少」，「働く人々のニーズの多様化」に対応するために，各種労働時間法制を見直す「働き方改革関連法」を令和元（2019）年 4 月から順次施行を開始した．その主なものは，①時間外労働の上限規制，②従業員の年次有給休暇の取得を企業に義務づけ，③「同一労働同一賃金ガイドライン」による同一企業内の正社員と非正規社員の待遇差の解消などである．

Ⅵ　労働衛生研究 ― 世界の動向 ―

　世界の先進国における産業安全のための研究トピックスとしては，**表 8-6**に示すようなものがある．

　筋骨格系障害としては，労働態様による関節症がある．わが国でも長時間同一姿勢で作業をする職種や職業的ドライバーにおける腰痛が問題となり，その要因として心理的ストレスが問題視されている．

表 8-6　世界的な産業安全研究のトピックス

■筋骨格系障害
■心理社会学的問題
■組織における心理的ストレス
　　これらに対して虚弱な労働者集団の存在

■職業性がん
　　アスベストーシス
■ナノテクノロジー

(S.Iavicoli, 2008)

　　職場における心理的ストレスに対しては，労働者個人の訴えや組織に対する提言を重視している．わが国の学童で問題となっている“いじめ”と同様な集団的な疎外やいじめ（モビング）が職場で問題化している．

　　作業関連疾患としては，アスベストによる職業性がんに加えて，新たな有害物質として皮膚から容易に吸収されるナノマテリアルを用いたクリームや日焼止めの他，タイヤや iPod，テニスラケット，防水ジャケットなど多方面で急速に使用されるようになったナノマテリアルの利用の増大と健康への作用に対する研究の遅れが指摘されている．

ナノマテリアル：縦・横・高さ（厚さ）のいずれかが 100 nm（ナノメートル）を下回る物質をいう．この定義から，極小の粒状物質，極薄のシート状物質，極細の線維状物質まで種々の物質が含まれる．その利点は表面積が広く，周辺の物質と広く接して，強く反応することにある．

参考：
1 m の千分の 1＝1 mm
1 mm の千分の 1＝1 μm
1 μm の千分の 1＝1 nm
すなわち 100 nm は 1 m の 1 千万分の 1 の大きさとなる．

参考文献
1）河野公一，川口　毅，松浦尊磨編：研修医・指導医のための地域保健・医療／予防医療　第 2 版．金芳堂，2008.
2）厚生労働省労働衛生課編：産業医のための過重労働による健康障害防止マニュアル—過労死予防の総合対策—．産業医学振興財団，2002.
3）金子多香子：過重労働による健康障害防止のための事業者に対する助言指導，産業医のための過重労働による健康障害防止マニュアル—過労死予防の総合対策—．産業医学振興財団，148 〜 152，2002.
4）行政指導通達「過重労働による健康障害防止のための総合対策について」
基発第 0317008 号，2006 年 3 月 17 日
基発第 0307006 号，2008 年 3 月 7 日により一部改正
5）井上幸紀：メンタルヘルスにおける職場復帰の支援・対応．産業保健21，**50**；16 〜 19，2007.
6）改正労働安全衛生法に基づくストレスチェック制度の概要（PDF）．
http://www.mhlw.go.jp/file/05-Shingikai-11201000-Roudoukijunkyoku-Soumuka/0000050909.pdf
7）荒記俊一監訳：職場における心理的ハラスメント—その認識を高めるために—．シリーズ・働く人々の健康を守る　No.4．労働調査会，2005.
8）労働安全衛生総合研究所：職場におけるナノマテリアル取扱い関連情報．
http://www.jniosh.go.jp/joho/nano/jndex.html

9章 心身の発達，学校保健と障害児教育

合計特殊出生率：1人の女性が生涯に生むと想定される子どもの数．その年の15〜49歳の女性が生んだ子どもの数をもとに算出．人口を維持する水準は2.07．

　わが国における少子化対策は長年の課題である．一人の女性が生涯に生む子どもの数を表す "合計特殊出生率" が単純計算で2を下回れば，長期的には人口が減少する．わが国では，戦争直後の第1次ベビーブーム（昭和22〜24（1947〜1949）年）と，その時に生まれた子が出産期となった第2次ベビーブーム（昭和46〜49（1971〜1974）年）を除いて出産数は漸減し，平成17（2005）年の合計特殊出生率は1.26となった．その後わずかながら上昇傾向となり，平成27（2015）年には1.45まで回復したが，令和3（2021）年には1.30と低下した（**図9-1**）[6]．

　少子化対策としてわが国政府は，平成6（1994）年に "エンゼルプラン" を策定し，"子ども・子育て応援プラン" がそれに続き，また少子化社会対策基本法や次世代育成支援対策推進法など少子化対策の根拠となる法律を制定した．

図9-1 出生数と合計特殊出生率の年次変化

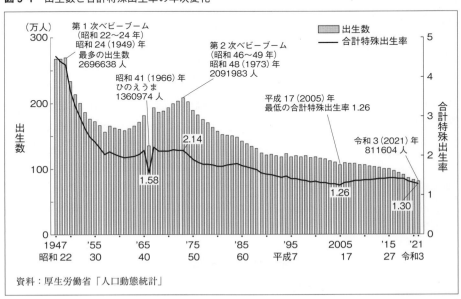

資料：厚生労働省「人口動態統計」

（図説国民衛生の動向 2021/2022）[6]

さらに平成 12（2000）年には，成人の**健康日本 21**（第 7 章参照）と並んで，母子保健の取り組みの方向性を定めた**健やか親子 21** が策定された．その主要課題は，①思春期保健対策の強化と健康教育の推進，②妊娠・出産の安全性と快適さの確保と不妊への支援，③小児保健医療水準の維持・向上のための環境整備，④子どもの心の安らかな発達の促進と育児不安の軽減，である．健康日本 21 が国民一人ひとりの個人的自覚と行動に期待した国民運動であるのに対して，健やか親子 21 は，主要課題から明らかなように，産科，小児科の医療の充実と母子保健にかかわる行政措置，初等・中等教育の整備と改善など，当事者の努力を超えた制度面の整備・充実が基本となる．

さらに子育ての支援は，女性労働者の支援の大きな柱であり，欧米に比べて女性労働者の数，地位ともに低い現状から，少子高齢社会の労働力増加の重要な方策を推進する視点からも重要である．

その立場からみると，わが国の家族政策に対する支出は，欧州先進国に比べてきわめて低い現状にある．家族関係の社会支出の GDP 比（2005 年）をみると，フランス 3.00%，英国 3.19%，スウェーデン 3.21% に対して日本は 0.81% である．また，社会保障給付における家族関係給付の割合は，わが国の 4.2% に対して諸外国は約 10% である（国民衛生の動向 2010/2011）．

I 出生，発達と養育

① 出産期と発達期の障害

合計特殊出生率が低いことから，児の出産にかかわる周産期死亡率，妊産婦死亡率，新生児死亡率は過去 20 年間着実に低下している．とくに新生児・乳児の死亡率は世界的にもっとも低く，これは平均寿命の延伸にも大きく影響している（第 5 章参照）．

従来は，出産時の仮死による低酸素脳症，重症の新生児黄疸などによる脳性麻痺が多かったが現在は減少した．それに代わり精神発達障害としての自閉症，注意欠陥／多動性障害（AD/HD）が増加し，注目されている．これらは早期の発見，治療により改善・治癒が可能であり，専門的診断の機会を得ることが親の責任である．

心臓，呼吸器，内分泌系，代謝系の遺伝性疾患など新生児，乳幼児期の疾患の発見，治療の機会，親が気付くことによる小児科受診のほかに，母子保健法による母子健康手帳の交付，1 歳 6 カ月児健康診査などの健康診査，家庭への訪問指導の制度がある（後述）．

② 脳の形成と発達

ヒトとして社会生活，家庭生活を営み生きていくうえで，脳がすべての身体活動，行動，そしてそれを支える精神活動を司る器官である．脳の発達は

新生児：生後 4 週未満
乳児：生後 1 年未満

AD/HD：attention deficit/
hyperactivity disorder

出生後の親子関係，保育における集団生活，教育，友人関係を通じて20歳までに基本的な構造と機能が確立する．この過程でコミュニケーションによる対人関係は大切である．"オオカミ少女"とよばれる，乳児期に森に拉致され，動物に育てられて8歳で人間社会に連れ戻されたインドの少女が，どのような教育をしても知能が発達しなかった例は，生物学的な脳の発達に応じた教育，経験によってのみ神経回路網が形成され機能することを示している．

ヒトの脳の重さは出生時370〜400gで，身体の発育とともに増加して20歳で1,300〜1,400gに達し，その後は徐々に減っていく（**図9-2**）．

脳を構成する神経細胞は約140億個ある．これらはすべて生後1年までに生まれる．そして細胞と細胞をつなぐ神経線維が発達し，神経回路網ができる（**図9-3**）．この構造的基礎のうえに，幼児期から青年期にかけての学習と経験によって神経回路の性能が確立して，知的活動の基盤ができあがる．

このように，神経系の構造の発達に対応して獲得される脳の機能について，現在までに解明されている内容を**表9-1**に示す．これをみると，乳幼児の母子の身体接触を通じた保育から，初等・中等・高等教育まで種々の工夫によって学習と経験を重ねることが大切であることがよくわかる．たとえば，理解できない乳児期に，社会通念に従って子供を叱責しても，恐怖心を醸成するのみである．一方，3〜4歳の自我の形成時期に自己主張の言動を

図9-2　加齢による脳の重さの変化

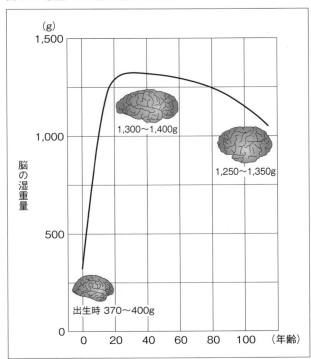

(塚田，1980)[2]

図 9-3　年齢による神経細胞と神経回路の発達

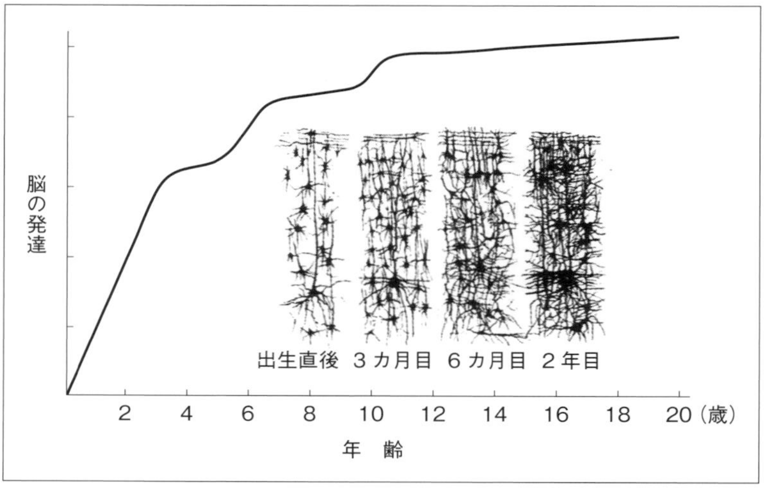

出生直後　3 カ月目　6 カ月目　2 年目

（時実，1974）[3]

表 9-1　脳の発達と機能

歴年齢	神経系の発達	脳機能
胎生期〜1 歳	全神経細胞の生成 神経結合・髄鞘形成	
出生〜3 歳	樹状突起の発達 シナプス形成 神経回路の形成	反射，模倣（運動，言語），歩行 感覚（視覚，聴覚，体性感覚） 短期記憶
4〜7 歳	神経回路の形成 大脳の機能局在（言語中枢，他）	自我の形成，自主的行動 創造性の芽生え 時間の観念（短期的）
10〜20 歳	神経回路網の完成（左右大脳・皮質間連絡） 特定回路の強化	抽象的概念，三次元の理解 創造的行為，訓練，記憶
20 歳〜	特定回路の強化 神経細胞の減少開始	技術，創造的活動の進展 記銘力低下

（柳澤，2000）[4]

MCQ：multiple choice question

放置すると，その後の精神発達のゆがみを生ずる．また，学習内容も脳の発達に対応したものでなければならない．たとえば，長期的な時間の概念は小学校高学年にならなければ獲得されないために，歴史の教育はそれ以降に行われる．また入学試験のための勉強として，丸暗記や多肢選択問題（MCQ）などに過度に集中すると，高等教育や実社会で必要とされる基礎学力，抽象化の能力，応用力，想像力が養成されない結果となる．高等学校・大学においては，将来の目標に沿った基礎的な学習，そしてヒトを対象とする医療職を目指す立場では，哲学，倫理学，社会学，人間学などのリベラルアーツの学習の必要性が高い．

　20 歳を過ぎると，自然の加齢変化として神経細胞の数は徐々に減少し，脳の血流量，ぶどう糖の摂取率からみた脳細胞の代謝も徐々に減少する．20

歳以降では，個人の専門性を活かした技術や創造的活動を進展させる結果，脳全般ではなく，脳の特定領域の活動の活性化が著しくなる．

Ⅱ　母子保健対策

わが国の母子保健は，**母子保健法**（昭和40（1965）年制定）に基づき，母性，父性ならびに乳幼児を中心とする児童を対象に，健康診査や保健指導が行われてきた．平成9（1997）年の母子保健法改正に基づき，①母子健康手帳の交付，②健康診査，③訪問指導などの基本サービスは都道府県から市町村に委譲され，都道府県は未熟児訪問指導や養育医療などの専門サービスを担当することとなった．サービス内容は市町村の諸事情や医療機関などの充足度により全国一律ではない．

❶ 乳幼児健康診査

目的としては，①身体的，精神的，社会的な成長・発達のチェック，②疾病・障害児の早期発見，③疾病の予防（予防接種の勧奨），④保健指導，⑤育児支援などである．診査の時期と内容は以下のとおりである．

1）3カ月児健診

出産後初めての集団健診である．疾病の発見，育児上の問題点の早期発見と保護者への適切な指導，育児相談などを行う．

2）1歳6カ月児健診

精神面の発達や，歩行，言語の発達を診断できる．運動機能，視覚・聴覚，精神発達の状況を調べ，問題があれば専門医の受診その他の指導を行う．

3）3歳児健診

身体および精神の発達を詳細に調べる．軽度または境界領域の発育の遅れや障害を発見する．歯科健診も行う．

Ⅲ　学校保健

学校保健は，就学前年の幼児，小学校の児童，中・高等学校の生徒，大学生，およびこれらの学校の教職員を対象とした保健活動である．学校の保健管理は文部科学省が教育委員会などを通じて行っており，学校保健安全法によって必要な事項が定められている．

学校保健活動は常勤の養護教諭，学校保健師，栄養士，一般教員，校長に加えて非常勤の学校医，学校歯科医，学校薬剤師などが互いに連携して実施する．その拠点は一般に保健室であり，大規模大学では保健管理センターで

行う.

❶ 学校保健活動の内容

　学校保健活動の内容は，①「健康管理」として健康診断，健康観察，健康相談，感染予防，②「環境管理」として安全点検，環境衛生，清掃・美化など，③「生活管理」として通学，時間割，精神保健など，そして保健体育を含む各教科での「保健教育」，生徒活動，ホームルームや学校行事における「保健指導」，児童・生徒，教職員，PTA，地域社会における「保健組織活動」などから成り立っている.

❷ 学校医の職務

　学校医の職務は，学校保健安全法施行規則の第22条学校医の職務執行の準則として一から十まで定められており，その要約は以下のとおりである.
　　一　学校保健計画および学校安全計画の立案に参与する
　　二　学校環境衛生の維持，改善に関し，必要な指導・助言を行う
　　三　児童，生徒，学生等の心身の健康に関し健康相談を行う
　　四　養護教諭その他の職員と連携して，児童生徒等に健康上の問題があると認めたときには必要な指導を行い，保護者に助言を行う
　　五　毎学年定期に児童生徒等の健康診断を行う
　　六　健康診断の結果に基づき，疾病の予防処置を行い，または治療を指示し，運動・作業を軽減する等の措置をとる
　　七　感染症の予防に関し必要な指導と助言を行い，学校における感染症および食中毒の予防処置に従事する
　　八　校長の求めにより，救急処置に従事する
　　九　教育委員会または学校の設置者の求めにより，就学児の健康診断または学校職員の健康診断を行う
　　十　上記のほか，必要に応じ，学校における保健管理に関する専門的事項に関する指導に従事する

　学校医は基本的に非常勤なので，養護教諭，看護師と連携して活動し，緊急時には養護教諭，看護師が保健室で応急処置を行う．近年は保健室にAED（自動体外式除細動器）を備える学校が増えている.

AED：automated external defibrillator

❸ 就学時健康診断，定期健康診断

　就学時健康診断は，次年度から小学校または特別支援学校に入学すべき満6歳に達した子供に対して市町村の教育委員会が行う．健康診断の結果，必要な治療を勧告あるいは保健上必要な助言を行い，また特別支援学校への就学に関する指導を行う.
　定期健康診断は，学校保健安全法により，児童，生徒，学生に対して毎学

年定期的に実施される．この定期健康診断は，毎学年6月30日までに行われる．定期健康診断の項目は，①身長，体重などの身体発育の指標，②栄養状態（やせ，肥満，貧血など），③脊柱，胸郭，四肢，関節などの異常の有無，④視力，聴力および眼科，耳鼻咽喉科，皮膚科，歯科口腔外科，結核・呼吸器，心臓，消化器，腎臓，ヘルニア，言語・運動・精神発達など広範な内容を含んでいる．

④ 教職員に対する健康診断

教職員の定期健康診断は学校保健安全法において定められ，また労働安全衛生法に基づいても実施される．健康診断の項目は労働安全衛生規則によるものと同じである（第8章参照）．

Ⅳ 障害児施設と障害児教育

わが国の障害児施設は，第二次世界大戦前の整肢療護園に始まる．戦後児童福祉法（昭和22（1947）年），児童憲章（昭和26（1951）年）が制定され，児童の保護・育成についての国としての体制が確立した．時代の流れにより，肢体不自由児協会，重症心身障害児を守る会，自閉症児親の会などが結成され，障害児の施設が整備されていった．各施設の内容や事業の骨子を表9-2に示す．

障害児施設は，療養と生活の場として hospital and home の機能をもつも

表9-2　障害児施設の概要

歴史
1947　「児童福祉法」公布
1948　「日本肢体不自由児協会」結成
1951　「児童憲章」制定
1960　「精神薄弱者福祉法」公布（1999 知的障害者福祉法に改正）
1962　サリドマイド薬禍
1964　「全国重症心身障害児（者）を守る会」結成
1967　「自閉症児親の会」結成
障害児施設：障害児のための施設は10種以上あり，主なものを以下に示す
肢体不自由施設，肢体不自由児通園施設：
全国63カ所（2002）にある医療法と児童福祉法による hospital and home.   　脊椎カリエス，ポリオ，サリドマイド児などの時期を経て現在は脳性麻痺児が主.   　外来も有.
重症心身障害児施設：
身体および知能の重度重複障害．原因疾患は出生前要因（染色体異常，先天性代謝   　異常），周産期障害（分娩障害，低体重出生，新生児けいれんなど），周生期疾患   　（髄膜炎，脳炎，脳血管障害など）が各々約1/3.
重症心身障害児（者）通園事業：
養護学校卒業後在宅で生活する重症心身障害児（者）に対し，リハビリテーション   　や療育を提供し，日中の活動の場を確保している.
知的障害児施設，知的障害児通園施設

表 9-3 障害児教育とリハビリテーション

障害児教育の定義

「盲学校，聾学校または養護学校は，それぞれ盲者（強度の弱視者を含む），聾者（強度の難聴者を含む）または知的障害者，肢体不自由者もしくは病弱者（身体虚弱者を含む）に対して，幼稚園，小学校，中学校，または高等学校に準ずる教育を施し，あわせてその欠陥を補うために，必要な知識・技能を授けることを目的とする」（学校教育法第 71 条）

近年は高度の自閉症児，注意欠陥／多動性障害（AD/HD）児も対象に含まれる.

特別支援教育の施設

1. 特別支援学校：盲学校，聾学校，養護学校（肢体不自由，知的発達障害，病弱虚弱）
2. 特別支援学級：障害の比較的軽い児童のために通常の小・中学校に設置される学級

統合教育

1994 年国連教育科学文化機関（UNESCO）が通常教育と障害児教育を統合した学校システム構想を提案. 障害者の社会参加（social inclusion）の一型

教育的リハビリテーションの定義

発達障害を有する児童（障害児）に対する特殊教育（障害児教育）において，医学的治療とともに行われる心身のリハビリテーション

図 9-4 特別支援教育の実情（義務教育段階）

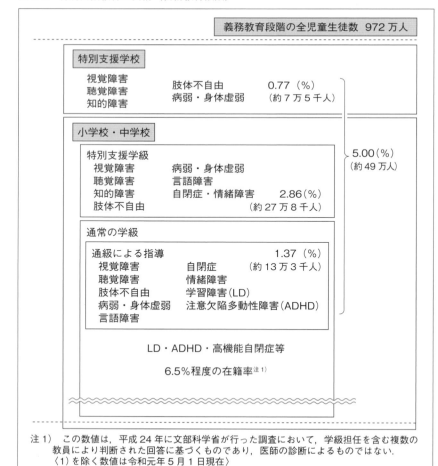

LD：learning disabilities

注 1） この数値は，平成 24 年に文部科学省が行った調査において，学級担任を含む複数の教員により判断された回答に基づくものであり，医師の診断によるものではない.
〈1〉を除く数値は令和元年 5 月 1 日現在〉

（国民衛生の動向 2021/2022）[6]

98

のと，通園施設の双方がある．

　学齢期に達した障害児には，学校教育とリハビリテーション（教育的リハビリテーション）を受ける場が用意されている．その具体的な内容を**表9-3**に示す．学校としては盲学校，聾学校，養護学校があり，各々盲者あるいは強度の弱視者，聾者または強度の難聴者，知的障害者あるいは肢体不自由者に対して幼稚園，小学校，中学校または高等学校に準ずる教育を行い，あわせてその欠陥を補うための教育，技能訓練を行う（学校教育法第71条）．

　独立した特別支援学校と，障害の比較的軽い児童のために一般の小・中学校に設置される特別支援学級でこれらの教育が行われる．特別支援教育の現状は**図9-4**に示すとおりである．

　現在の基本的課題は，自閉症・情緒障害児の増加およびこれらの障害児が成長してどのように社会生活に参加するかという問題と，現実に年長になっても施設を出て生活する場に乏しいという社会的基盤のなさである．義務教育を受ける児童生徒数は減少しているのに，障害児の数は増加している（平成24（2012）年，2.9％：約28万5千人，令和元（2019）年，5.0％：約49万人）（**図9-4**）．

　世界的にみると，1994年国連教育科学文化機関（UNESCO）が，通常教育と障害児教育を統合した学校システム構想を提案した．障害者が持てる能力で社会活動に参加し，それを健常者がサポートする地域社会，職場を作る活動は「社会参加（social inclusion）」として1980年代以降世界的に進められている．特殊教育の場を別に設けるのではなく，通常児と障害児をあわせ含む学校教育体制は，児童に将来の障害者の社会参加についてのインセンティブを与える大切な提案である．通常児・障害児の保護者，教師，保健師，学校医，教育委員会などの当事者と行政の発案によって，「社会参加」のための教育の場を実現する活動が強く望まれる．

参考文献

1）国民衛生の動向 2010/2011．特集　少子化対策・健やか親子21．厚生統計協会，2010．
2）塚田裕三：脳のエイジング．医薬広告社，1980．
3）時実利彦：脳と保育．雷鳥社，1974．
4）山中　學，中村桂子，柳澤信夫，立川昭二，アルフォンス・デーケン：パネルディスカッション　いのちとは何か．亀田治男，山中　學，河合忠，松下正明編．生命の科学—21世紀の医学が目指すもの—．協和企画，10～53，2000．
5）河野公一，川口毅，松浦尊麿編：地域保健・医療/予防医療　第2版．金芳堂，2008．
6）図説国民衛生の動向 2021/2022．厚生労働統計協会，2021．

10章 高齢者医療，健康長寿と介護保険

I 健康長寿

　わが国は統計上世界一の長寿国である（第5章参照）．**高齢者**は国際的に65歳以上と定義されている．高齢化率（65歳以上の人口が総人口に占める割合）が7％以上14％未満を**高齢化社会**，14％以上21％未満を**高齢社会**，21％以上を**超高齢社会**という．わが国では高齢化率が昭和45（1970）年に7％を超え，平成6（1994）年に14％を超えた．そして平成19（2007）年に21％以上となり，令和2（2020）年の高齢者割合は28.8％で世界最高である．高齢化の速度をみる際は，高齢化率が7％を超えて14％に達する期間が一般に用いられ，フランス115年，スウェーデン85年，ドイツ40年に対して日本は24年と，高齢化がもっとも早く進んでいる．

　現在の高齢者の世界的な状況を知るために，65歳時の平均余命とその増加を示す獲得年数を**図10-1**に示す．

　高齢化率は総人口に対する高齢者の比率であり，わが国は少子化の影響も大きく，かならずしも高齢化率の高さが健康長寿の指標とはならない．現に高齢者の医療費は高く，年齢とともに自立度は低下する．

　しかし一方，健康な高齢者も多数存在する．平成12（2000）年に開始された介護保険制度における年齢別の要介護認定率は**図10-2**に示したとおりである．80歳未満では健康者がきわめて多く，総計でも高齢者全体に対する認定率は15.07％である．ただし，平均寿命を越えた85歳以上では要介護状態が増える．

　そこで，高齢者の健康を保つ生活習慣や環境がどのようなものかを理解し，介護予防（介護状態になることを予防すること）の努力を行うことが一般の人々にとって肝要であるとともに，この点に関する医療従事者の理解と努力が今後いっそう求められることになる．

❶ 健康長寿と地域保健

　わが国の長寿の地域性をみると，以前は沖縄県，近年は長野県が長寿として知られている．1人当たりの老人医療費をみると，長野県は入院，外来，

図 10-1　65 歳時の平均余命，2009 年および 1960-2009 年の獲得年数

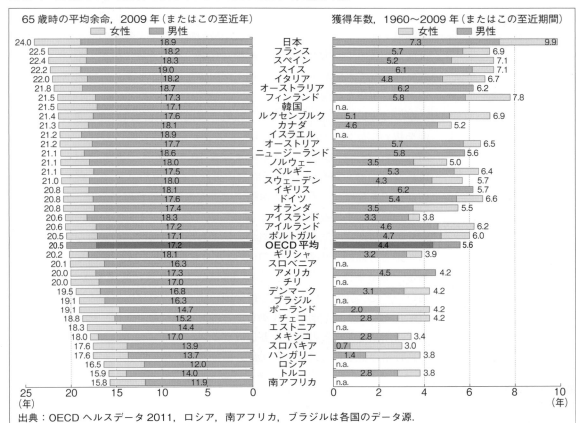

65歳時の平均余命，2009年（またはこの至近年）			獲得年数，1960〜2009年（またはこの至近期間）	
女性	男性		女性	男性
24.0	18.9	日本	7.3	9.9
22.5	18.2	フランス	5.7	6.9
22.4	18.3	スペイン	5.2	7.1
22.2	19.0	スイス	6.1	7.1
22.0	18.2	イタリア	4.8	6.7
21.8	18.7	オーストラリア	6.2	6.2
21.5	17.3	フィンランド	5.8	7.8
21.5	17.1	韓国	n.a.	
21.4	17.6	ルクセンブルク	5.1	6.9
21.3	18.1	カナダ	4.6	5.2
21.2	18.9	イスラエル		
21.2	17.7	オーストリア	5.7	6.5
21.1	18.6	ニュージーランド	5.8	5.6
21.1	18.0	ノルウェー	3.5	5.0
21.1	17.5	ベルギー	5.3	6.4
21.0	18.0	スウェーデン	4.3	5.7
20.8	18.1	イギリス	6.2	5.7
20.8	17.6	ドイツ	5.4	6.6
20.8	17.4	オランダ	3.5	5.5
20.6	18.3	アイスランド	3.3	3.8
20.6	17.2	アイルランド	4.6	6.2
20.5	17.1	ポルトガル	4.7	6.0
20.5	17.2	**OECD平均**	4.4	5.6
20.2	18.1	ギリシャ	3.2	3.9
20.1	16.3	スロベニア	n.a.	
20.0	17.3	アメリカ	4.5	4.2
20.0	17.0	チリ	n.a.	
19.5	16.8	デンマーク	3.1	4.2
19.1	16.3	ブラジル	n.a.	
19.1	14.7	ポーランド	2.0	4.2
18.8	15.2	チェコ	2.8	4.2
18.3	14.4	エストニア	n.a.	
18.0	17.0	メキシコ	2.8	3.4
17.6	13.9	スロバキア	0.7	3.0
17.6	13.7	ハンガリー	1.4	3.8
16.5	12.0	ロシア	n.a.	
15.9	14.0	トルコ	2.8	3.8
15.8	11.9	南アフリカ	n.a.	

出典：OECD ヘルスデータ 2011，ロシア，南アフリカ，ブラジルは各国のデータ源.

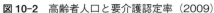

図 10-2　高齢者人口と要介護認定率（2009）

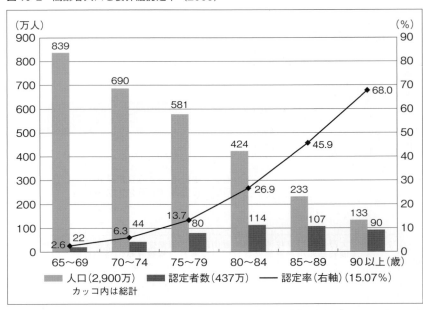

年齢階層別に認定率をみると，80 歳以上から認定率約 3 割と急上昇する

（介護給付費実態調査）

歯科全体を合わせて全国一低い（**図10-3**）．全国の傾向をみると，福岡県をはじめ西日本の府県で老人医療費は高く，とくに入院医療費が高い．例外は北海道であるが，これは地域の医療環境の特異性によるものである．北海道は面積が広く，一方医療機関，医師は札幌，旭川地域に偏在する．いったん病気になって入院しても，外来通院が困難な地域が多く，医療連携による早期退院が困難な状況がある．

　かつて国民健康保険中央会が，地域の国民健康保険における老人医療費が群を抜いて低い（全国平均の70％）ことから，長野県における生活状況の調査を行った（1996年）．その結果は**表10-1**に示すとおりである．長野県は当時平均寿命が全国47都道府県中男性1位，女性4位で，高齢化率も全国9位であった．一方，老人医療では1人当たりの費用が全国一少なく，入院した場合の平均在院日数は全国一短い．ただし，1日当たりの医療費は全国9位と高かった．これは本当の病気でしか医療機関にかからないことを示している．高齢者の就業率，70歳以上の有配偶者率はいずれも全国1位である．離婚率は全国42位と低く，65歳以上の3世代同居率は全国11位と高い．また，自宅での死亡割合は全国一高く，これは医療費の低減に大きく貢献した．さらに，明治時代から教育県といわれたように，社会学講座，教育学級，美術館などの文化教養施設が多い．

　長野県の健康長寿には，佐久総合病院（若月俊一院長）が近隣の八千穂村

図10-3 1人当たり老人医療費の都道府県別比較（平成15年度）

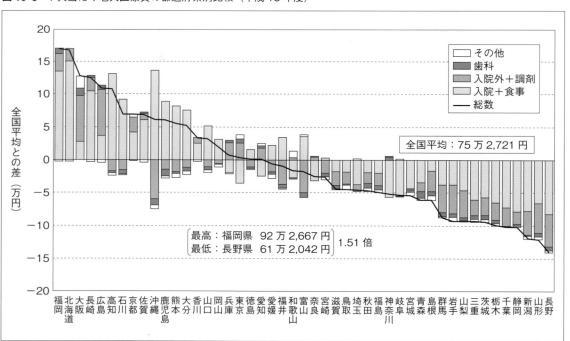

　1人当たり老人医療費は，最大（福岡県）と最小（長野県）で約30万円（約1.5倍）の格差が存在しており，都道府県格差の約7割は入院医療費の相違による．

表 10-1　長野県の健康長寿の要因

＊平均寿命が長い：男性 1 位，女性 4 位，高齢化率 9 位
　　　　　（1995）
＊老人医療：1 人当たり費用 47 位，平均在院日数 47 位
　　　　　1 日当たり医療費 9 位
　　＜老人で病人は少ない．本当の病気しか受診しない＞
＊高齢者就業率 1 位
＊70 歳以上の有配偶者率 1 位
＊65 歳以上の 3 世代同居率 11 位
＊自宅死亡割合 1 位
＊離婚率 42 位
＊社会・教育学級講座数 6 位

国民健康保険中央会の調査による（1996）

で 1959（昭和 34）年からはじめた全村健康管理のための地域健診が大きく貢献している．これは後に，WHO（世界保健機関）や国の補助も受けて地域を拡大し，健診結果の住民へのフィードバックと健康教育が広く行われるようになった．

　一方，百寿者（100 歳以上の高齢者）の数も健康長寿の指標である．わが国では 1990 年以降百寿者は急速に増え，1998 年に全国で 1 万人を越え，2011 年には 4 万 7 千人に達し，2012 年には 5 万人，2015 年には 6 万 1 千人を超え，2021 年には 8 万 6,510 人となった（ヨーロッパは人口比では日本より少なくなっている）．

　わが国の都道府県別の百寿者率の調査から，沖縄，九州および中・四国の西部に百寿者は圧倒的に多く，温暖な気候が重要な要因であることは明らかである．そのほかでは，60 ～ 69 歳における総摂取エネルギー量と百寿者率が明らかな負の相関を示す（1995 年国民栄養調査と 1999 年百寿者率．r ＝ 0.542（$p <$ 0.001），渡辺，柴田，2000）[2]．動物実験でも，低カロリーの食餌が寿命を延長することは確立されたデータである．この調査における沖縄県の総摂取エネルギー量の平均は約 1,400kcal ときわめて低く，その後の食生活の変化が沖縄県の平均寿命を短縮させたという推論に合致するデータである．

　そのほかの要因としては，百寿者では遺伝子多型でアポリポタンパク E4 が少ないことが，フランスおよびわが国のデータで示されている．アポ E4 はアルツハイマー病患者に多いことがよく知られており，認知症は寿命を短縮させることから，それに関連した要因と考えられる．また，百寿者には動脈硬化が少ないなど，老化による身体病変が少ないことが統計的に示されている．

❷ 老化防止（アンチエイジング）

1）運動習慣

　運動習慣および運動能力が長寿のために有用なことは，世界的に多数の

サルコペニア（加齢性筋肉
減少症）：加齢に伴う骨格
筋の筋肉量の減少と筋力の
低下をいう．進行すると高
齢者の虚弱や歩行障害をも
たらし，身体的自立を妨げ
る．

データで示されている．種類を問わない有酸素運動の習慣が，サルコペニア
の予防，転倒予防，栄養バランスなどの点から有用である．一方，喫煙，多
量飲酒などは長寿のリスクファクターである．健康日本21（第7章参照）
における生活改善は，生活習慣病とともに老化防止による健康長寿をめざし
た運動でもある．

2）認知症の予防

　身体的健康とともに，認知症の予防も健康長寿の大きな要因である．認知
症は75歳を過ぎると急速に増加し，85歳では25％が認知症となる（横浜
市，東京都調査）．疫学調査からは，若い頃からの生活における危険因子と
予防因子が知られている（**表10-2**）．

　認知症を予防する生活習慣としては，意識的な運動と趣味が有用である
が，興味深いデータを**表10-3**に示す．この研究（Lyketsos 他，2005）で
は，65歳以上のボランティアに8年間にわたり15種類の運動のどれをどの
くらい（回数，時間）行ったかにより認知症の発生頻度をみた．結果は，多
種類の活動参加者に認知症は少なく，2種類，1種類，ゼロは等しく無効で
あったというものである．なお，この種の研究で指標とする歩行は，意識し
た早足歩行であり，散歩は運動に含めない．

表10-2　認知症と生活習慣

危険因子	予防因子
運動不活発（20～60歳代） ストレス ・戦闘参加，PTSD ・虐待（16歳以下） 孤独 ・配偶者なし ・地域社会活動不参加	運動（週3回以上） 趣味 ・旅行 ・編み物 ・園芸 ・飲酒（赤ワイン） ・喫煙（脳血管性認知症には危険因子） ・活発な性生活

表10-3　高齢者の多様な運動と認知症予防

■ 1992～2000年のコホート，65歳以上3,375名のボランティア

■ ウォーキング，家事，芝刈り，庭掃除，園芸，ハイキング，ジョギン
グ，オートバイ，自転車，ダンス，エアロビクス，ボーリング，ゴル
フ，体操，水泳の15種類の回数と持続時間

■ 5.4年のフォローアップで480例に認知症発症

■ 多種類の活動参加者に認知症は少ない

　　　　4種類以上＜3種類＜2種類≒1～0

■ 理由は不明，可能性は
　　・活動が多いために，脳の多くの部分の活動が保たれる
　　・多様性は本来の身体的・社会的活動への積極性の反映？

（Podewils, Lyketsos, et al., 2005）[8]

運動や趣味は，いずれも脳の広い範囲の活動を賦活し，それが脳の老化による認知症を予防すると考えられる．なお，老人性認知症の約10％は遺伝子異常によるものであるが，異常遺伝子を有していても高学歴や運動，知的活動に従事する人では脳萎縮の程度に比して発症が遅れ，発症後は急速に進行する経過をとる．この事実は，認知障害は脳の形態変化によく対応するものではなく，脳の意識的な活性化によって，脳機能低下を遅らせることができることを示している．認知症の発症後も初期から中期にかけては，運動，スポーツ，回想法，絵画療法など脳を働かせる活動が治療効果をもつ．

認知症と食事についても多くの研究がある．要点を以下に示す．

①栄養素（ビタミン群）の欠乏やコレステロール・脂質の多い偏食は危険因子である．

②野菜とくに緑黄野菜，果物，魚は認知症の予防効果がある．

③アルツハイマー病患者は極端な偏食や食行動異常を示し，魚より肉好き，甘いもの好きが多い．糖尿病は認知症の大きな危険因子である．

④栄養素は食品でとるようにする．ヒトの疫学研究では，サプリメントとしてのビタミンE，Cは無効というデータがある．他のサプリメントが有効というデータはない．

認知症の危険因子としては，戦闘参加，PTSDなどの精神的ストレスが指摘されており，最近16歳以下の虐待経験がリスクとなるデータが示された．高齢者の生活条件として，独身や地域活動の不活発など，孤独が認知症の大きな危険因子となる（**表10-2**）．

PTSD : posttraumatic stress disorder，心的外傷後ストレス障害．

3）百寿者の生活習慣

アンケートに答えうる知的・身体的能力を有する百寿者の70～80歳における趣味を**表10-4**に示す．男性は園芸・庭いじり，読書，囲碁・将棋などが多く，女性は和裁・洋裁・編物・手芸などの物作り，園芸・庭いじり，邦楽・民謡などが多かった．いずれも目的をもった作業による脳の賦活，読書・音楽などによる脳の賦活がなされる趣味であり，前述した認知症の予防効果を有する趣味に共通する．

表10-4　百寿者の生活習慣―趣味（70～80歳頃）

男性（N = 383）	%	女性（N = 1,367）	%
1. 園芸・庭いじり	26.4	1. 和裁・編物・手芸・洋裁	44.3
2. 読書	13.8	2. 園芸・庭いじり	16.2
3. 囲碁・将棋・花札	12.3	3. 邦楽・民謡	10.0
4. 邦楽・民謡	8.4	4. 読書	9.3
5. 書道	7.8	5. 旅行	5.9
6. 詩・和歌・俳句	7.8	6. 茶道・華道	4.6
7. テレビ鑑賞	6.3	7. 舞踊・演劇・園芸	4.5
8. 釣り	6.0	8. テレビ鑑賞	4.2
9. 旅行	6.0	9. 宗教	4.1
		10. 詩・和歌・俳句	4.0

（太田，阿部，2005）[7]

図 10-4　百寿者の生活習慣─生きがい（70 〜 80 歳頃）

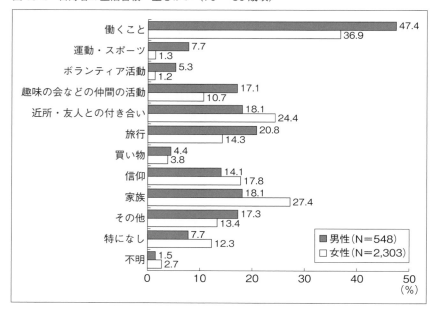

（太田，阿部，2005）[7]

　一方，百寿者の 70 〜 80 歳頃の生きがいは**図 10-4** のようである．男女ともに働くことがもっとも多く，ついで家族，隣人・友人とのつきあい，旅行・趣味などであり，長寿の長野県人の生活習慣や認知症の予防など前述した老化防止全般に共通の行動や関心事であることがわかる．

　ただ，百寿者の生きがいにおいて，信仰が男女ともに比較的高い頻度を占めていることが注目される．わが国の長寿研究では従来あまり注目されなかった領域であるが，WHO の健康の定義に spiritual well-being が問題とされた（第 2 章参照）ように，イスラム圏の健康意識でも重視され，また欧米でも高齢者の健康と宗教・信仰との関係は注目されている．

Ⅱ　介護保険

❶ 介護保険以前の老人福祉・医療制度

　老人福祉制度としては，**老人福祉法**（昭和 38（1963）年制定，平成 23 年改正）による①ホームヘルプサービス，②デイサービス，③特別養護老人ホームなどがあった．これらは保険ではなく，行政機関が措置義務を負い，サービス内容・提供機関を決めて実施された．市町村が直接または委託によりサービスを提供するために，サービス内容が画一的になりがちであった．また「措置」ではあるが，費用は租税でまかなう公費のみでなく受益者の所得に応じた費用の徴収によりまかない，そのための受益者の所得調査への心

理的抵抗と中・高所得者の費用負担が過重との批判があった．

　一方，**老人医療制度**としては**老人保健法**（昭和57（1982）年施行，平成6年改正）があり，それに基づいて①訪問看護，②デイケア，③老人保健施設などが運用された．これは医療制度の一環であるが，①従来の健康保険による病院入院の方が患者負担が少ない，②自宅の介護体制不備，介護施設の不足により入院期間が長びくいわゆる**社会的入院**が多い，などの問題があった．そして①身体・精神活動の**脆弱性**，②多くの臓器に障害がある**多臓器障害**，③それらが慢性化する**慢性疾患**が高齢者の特徴であるのに対して，福祉と医療両制度の適切な関連によって高齢者に対応することが十分にできない状況があった．

❷ 高齢者介護の社会的ニーズの高まり

　世界一早い速度で高齢者が増加し，世界一の長寿国となったが，一方で少子化が進み，わが国の伝統であった家族介護すなわち"親の面倒は子がみる"という風習は十分に機能しなくなった．

　本章Ⅰで述べた高齢者の健康に寄与する三世帯住宅は減り，これは認知症のリスクともなり，また家族介護者のいない単独世帯が増え，老人夫婦のみの世帯が増えるという世帯構成の変化（**図10-5**）も，家族介護の困難を増加させる要因となった．

　介護保険は平成12（2000）年から実施されたが，その前後から最近までの，介護問題の現状と社会的影響を**表10-5**に示す．高齢者の介護問題は単に当事者および医療・保健従事者の課題であるのみならず，わが国の大きな社会問題であることを理解する必要がある．

図10-5　高齢者の家族構成の変化

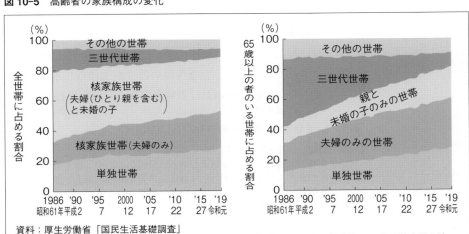

資料：厚生労働省「国民生活基礎調査」
注　：平成7年は兵庫県，23年は岩手県，宮城県および福島県，24年は福島県，28年は熊本県を除いたものである．

（図説国民衛生の動向 2021/2022）[9]

表 10-5　家族・社会問題としての高齢者介護

■ 家族にとっての介護問題
　　＊老老介護：介護者の 5 割以上が 60 歳以上，3 割近くが 70 歳以上
　　　　　　　　（平成 19 年）
　　＊在宅介護の家族の悩み：・精神的負担
　　　　　　　　　　　　　　・肉体的負担
　　　　　　　　　　　　　　・要介護者への憎しみに至る場合がある

■ 社会にとっての介護問題
　　＊女性問題：介護者の 72％が女性（平成 19 年国民生活基礎調査）
　　＊国民経済への影響：社会保障費に加えて，家族，企業への負担
　　＊国民の老後生活への不安

❸ 介護保険制度の概要

　前述した高齢者介護の社会問題化および老人福祉と老人医療の連携の必要から，新しい社会保険制度として，福祉および保健サービスを利用者の選択により提供するために，**介護保険制度**が平成 12（2000）年 4 月から施行された（**表 10-6**）．

　この制度のモデルとしては，まずドイツの制度を基本的に取り入れた．ただしドイツでは，介護サービスとして現物給付と金銭給付のいずれかを利用者が選ぶことができるのに対して，わが国では現物給付のみとした．家族介護から社会的介護への転換の必要性から生まれた制度であり，家族が現金給付を受けて，自分の仕事を辞めて介護に従事するという選択はない．

　また，介護保険は医療保険と異なり，要介護度を第三者の機関によって認定されてはじめてサービスが受けられる．

　保険料は，被保険者，国，都道府県，市町村が負担する．保険者は市町村または広域連合である．

　被保険者は，市町村に住所をもつ 65 歳以上の住民を第 1 号被保険者，同じく市町村に住所をもつ 40 〜 65 歳未満で医療保険に加入している者を第 2 号被保険者として 2 つに区分する．第 2 号被保険者は保険料を納め，もし老化に起因する病気（特定疾病）にかかり要介護または要支援状態にあると認定された場合には，介護保険の給付が受けられる．特定疾病を**表 10-7** に示す．なお介護保険における**特定疾病**は，いわゆる難病とよばれる特定疾患治

表 10-6　介護保険制度の概要（平成 12（2000）年）

■ 介護保険制度創設のねらい
　高齢者介護の問題が深刻化している状況のなかで，従来の分立した老人福祉制度と老人医療制度を再編し，新たな社会保険方式の制度を導入することにより，福祉サービスも保健サービスも同様の利用手続き・利用者負担で，利用者の選択により総合的に利用できる仕組みを構築することにあった．

■ 日本の介護保険制度の特徴
　・直近の目標はドイツの制度，将来はスカンジナビア（スウェーデン，デンマーク）
　・サービスは現物給付であり金銭給付はしない
　・施行 5 年を目途に全般的な検討をし，必要な見直しを行う

療研究事業の対象である**特定疾患**とは異なることに注意する.

　介護サービスの利用に際しては，要介護認定が必要である．被保険者の申請に対して，保険者である市町村は主治医の意見書を得て，心身の調査（基本調査）を行い，介護認定審査会に審査を依頼する（**図10-6**）．介護認定審査会は審査の結果，要支援1，2，要介護1〜5の7段階のいずれに該当す

表 10-7　介護保険における特定疾病

■ 40歳以上65歳未満の第2号被保険者でも，老化に起因する病気（特定疾病）に罹患し，要介護または要支援状態にあると判断された場合は，介護保険の給付が受けられる

■ 特定疾病（平成18年度以降）
　・がん（回復の見込みがない段階）
　・脳血管疾患
　・初老期における認知症（アルツハイマー病，脳血管性認知症，他）
　・骨折を伴う骨粗鬆症
　・パーキンソン病，進行性核上性麻痺，大脳皮質基底核変性症（パーキンソン病関連疾患）
　・脊髄小脳変性症
　・多系統萎縮症（シャイ−ドレーガー症候群，線条体黒質変性症，オリーブ橋小脳萎縮症）
　・筋萎縮性側索硬化症（ALS）
　・早老症（ウェルナー症候群）
　・後縦靱帯骨化症
　・脊柱管狭窄症
　・両側の膝関節または股関節に著しく変形を伴う変形性関節症
　・関節リウマチ
　・糖尿病性神経障害，糖尿病性腎症，糖尿病性網膜症
　・慢性閉塞性肺疾患
　・閉塞性動脈硬化症

図 10-6　要介護・要支援の申請から認定まで

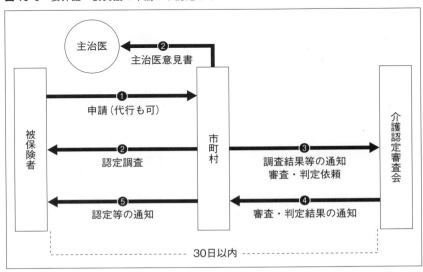

（介護支援専門員テキスト編集委員会，2009）[10]

るか，あるいは非該当かを判定して，その結果を市町村に通知し，申請被保険者に伝えられる．

　該当者に対しては状態把握，課題分析を行い，サービス提供者・利用者・家族による意見交換，サービス担当者会議などを経て，ケアプランが作成される．そのケアプランに応じて利用者はサービスを受ける．

❹ 介護サービスの種類と事業者

　介護保険による介護サービスは図10-7のような内容である．図10-7の上段の介護給付サービスは，平成12（2000）年に介護保険が開始された時に定められた基本的なサービスである．居宅での各種訪問サービス，通所介護（デイサービス）や通所リハビリテーションなどの通所サービス，ショートステイとよばれる短期入所サービス，さらに施設サービスとして利用者の医療サービスの必要度に応じて，介護老人福祉施設，介護老人保健施設，介護療養型医療施設がある．これらは都道府県が指定・監督を行うサービスである．

　市町村が指定・監督を行うサービスとしては，地域密着型サービスとして，認知症に対する通所介護，グループホーム，そして夜間訪問介護や施設入居者に対する生活介護などがある．

　図10-7の下段に記した予防給付サービスは，5年後の見直しにより平成

図10-7　介護サービスの種類

	都道府県が指定・監督を行うサービス	市町村が指定・監督を行うサービス
介護給付におけるサービス	◎居宅サービス 【訪問サービス】 ○訪問介護 ○訪問入浴介護 ○訪問看護 ○訪問リハビリテーション ○居宅療養管理指導 【通所サービス】 ○通所介護 ○通所リハビリテーション 【短期入所サービス】 ○短期入所生活介護 ○短期入所療養介護 ○特定施設入居者生活介護 ○福祉用具貸与 ○特定福祉用具販売 ◎居宅介護支援 ◎施設サービス ○介護老人福祉施設 ○介護老人保健施設 ○介護療養型医療施設	◎地域密着型サービス ○夜間対応型訪問介護 ○認知症対応型通所介護 ○小規模多機能型居宅介護 ○認知症対応型共同生活介護 　（グループホーム） ○地域密着型特定施設入居者生活介護 ○地域密着型介護老人福祉施設入所者生活介護
予防給付におけるサービス	◎介護予防サービス 【訪問サービス】 ○介護予防訪問介護 ○介護予防訪問入浴介護 ○介護予防訪問看護 ○介護予防訪問リハビリテーション ○介護予防居宅療養管理指導 【通所サービス】 ○介護予防通所介護 ○介護予防通所リハビリテーション 【短期入所サービス】 ○介護予防短期入所生活介護 ○介護予防短期入所療養介護 ○介護予防特定施設入居者生活介護 ○介護予防福祉用具貸与 ○特定介護予防福祉用具販売	◎地域密着型介護予防サービス ○介護予防認知症対応型通所介護 ○介護予防小規模多機能型居宅介護 ○介護予防認知症対応型共同生活介護 　（グループホーム） ◎介護予防支援

（国民衛生の動向 2011/2012）[11]

表 10-8　介護保険の居宅サービスなど

訪問介護事業所	訪問介護員（ホームヘルパー）が居宅を訪問し，入浴，排泄，食事などの介護，日常生活の世話，掃除，洗濯を行う
訪問看護事業所	医師の指示に基づき看護職が在宅の患者を訪問し，健康チェック，療養の世話，助言を行う
通所介護事業所（デイサービス）	被介護者が施設に通い，健康チェック，入浴，食事，リハビリなどを提供される
短期入所生活介護（ショートステイ）	老人短期入所施設に入所して日常生活の世話，訓練を受ける 介護老人保健施設，療養型病床群に入所して，看護，介護，訓練を受ける
認知症対応型共同生活介護（グループホーム）	認知症の要介護者が共同住宅に入居し，入浴，排泄，食事などの介護，訓練，療養上の世話を受ける

表 10-9　介護保険の施設サービス

指定介護老人福祉施設（老人福祉法から介護保険法で引き続き）
内容：居宅生活への復帰のために，介護，相談，援助，日常生活の訓練，健康管理を行う 施設：特別養護老人ホーム（特養） 　　　老人福祉法による"措置"入所が可能．入所期限はない
介護老人保健施設（老健）（介護保険法で規定）
内容：居宅生活への復帰のために介護，相談，援助，リハビリテーション，医療を行う 施設：特養よりリハビリテーションスタッフ，看護師，医師の配置が多く，料金は高い
指定介護療養型医療施設（療養型病床群の一部）
介護療養施設サービスを提供するために知事の認可を受けた病院・診療所と，老人性認知症疾患療養病棟を有する病院

18（2006）年度から改革された予防重視型システムによるサービスであり，改革の概要は後に述べる（⑤，**表 10-10**）．

　現在実施されている上記の介護サービスを行う事業者のおもなものを，**表10-8** に居宅サービスの施設，**表 10-9** に入所・入院施設サービスについて述べる．ケアプランと利用者および家族の希望により，これらの施設が利用される．

❺ 介護保険 5 年後（平成 18（2006）年）の改定

　介護保険の開始（平成 12（2000）年）にあたり，5 年後に全般的な検討と見直しを行うことが決められていた．**図 10-8** は，平成 12（2000）年からの要介護度別認定者数の経年変化を示す．開始後 5 年で，全体に増加しているが，とくに要支援と要介護の軽症の利用者が 2 倍以上と増加が著しかった．

　そこで，**介護予防**すなわち介護状態に陥らないための予防給付サービス（**図 10-7**）を実施し，介護の方向として施設サービスから居宅サービスの重視へとシフトする方針が出された．介護予防に対する取り組みが自主的，継続的に行われるためには，地域における環境の整備や活動支援が重要であり，高齢者が生き生きと活動できる「地域づくり，まちづくり」が重要であるとして，地域支援事業の創設，地域包括支援センターの創設などの方向性が示された（**表 10-10**）．

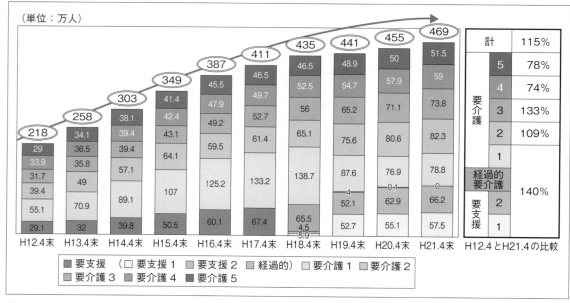

図 10-8　要介護度別認定患者数 10 年の推移

厚生労働省データ　www.mhlw.go.jp/shingi/2010/05/dl/s0531-13d_03pdf　　　（介護保険事業状況報告，他）

表 10-10　平成 18（2006）年度施行の介護保険制度改革の概要

1. 予防重視型システムへの転換	
（1）新予防給付の創設	
○軽度者を対象とする新たな予防給付を創設する．	
○マネジメントは市町村が責任主体となり，地域包括支援センター等において実施．	
○新予防給付のサービス内容については，	
・既存サービスを評価・検証し，有効なものをメニューに位置付け．	
・運動器の機能向上や栄養改善など効果の明らかなサービスについては，市町村モデル事業の評価等を踏まえ位置付けを決定．	
（2）地域支援事業（仮称）の創設	
○要支援，要介護になるおそれのある高齢者（高齢者人口の 5％ 程度）を対象とした効果的な介護予防事業を介護保険制度に位置付ける．	
○事業実施の責任主体は市町村とする．	
2. 施設給付の見直し（省略）	
3. 新たなサービス体系の確立	
（1）地域密着型サービス（仮称）の創設	
身近な地域で，地域の特性に応じた多様で柔軟なサービス提供が可能となるよう，「地域密着型サービス（仮称）」を創設する．	
（地域密着型サービスの例）	
小規模多機能型居宅介護，夜間対応型訪問介護，認知症高齢者グループホーム，認知症高齢者専用デイサービス，小規模介護老人福祉施設，小規模介護専用型特定施設	
（2）地域包括支援センター（仮称）の創設	
地域における総合的なマネジメントを担う中核機関として，ⅰ）総合的な相談窓口機能，ⅱ）介護予防マネジメント，ⅲ）包括的・継続的マネジメントの支援の機能を持つ「地域包括支援センター（仮称）」を創設する．	
（3）医療と介護の連携の強化	
医療と介護の連携を強化する観点から，介護予防における医療との連携，介護施設やグループホームにおける医療機能の強化を図る．	
4. サービスの質の向上（省略）	
5. 負担の在り方・制度運営の見直し（省略）	

（平成 16 年 12 月 22 日発表厚生労働省資料）

112

　これらの新しい方向性により，介護保険サービスにおいて居宅サービスが大きく増加した（**図10-9**）．

　また，年齢とともに要介護度は急上昇する現状がある（**図10-10**）．

　超高齢社会になり，今後は高齢者の介護予防すなわち自立した生活の継続が大きな課題である．

図10-9　介護保険改革によるサービスの変化

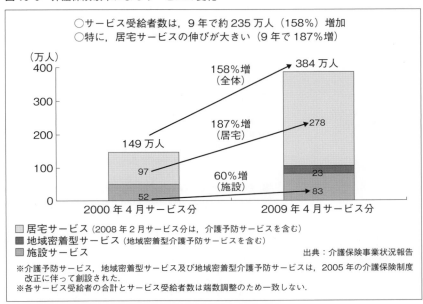

厚生労働省データ　www.mhlw.go.jp/shingi/2010/05/dl/s0531-13d_03pdf

図10-10　介護を必要とする者の割合

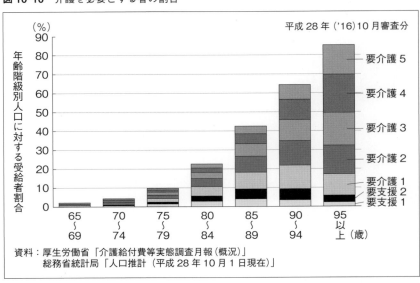

（図説国民衛生の動向 2017/2018）[12]

わが国における人間の死生学の発展を実現するためには，一人ひとりが自立した生活を送り，高齢となった段階で自己の生き方の評価，死に方のかまえをもつことが大切となる．保険は相互扶助であることを自覚して，自己の責任を全うするための生き方をサポートすることも，医療従事者の大切な仕事である．

参考文献

1）OECD 編著，鐘ケ江葉子訳：図表でみる世界の保健医療 OECD インディケータ（2011 年版）．明石書店，2012．
2）渡辺修一朗，柴田　博：百寿者の地域分布．Geriatric Medicine，**38**：1269 ～ 1283，2000．
3）水野　肇，青山英康編著：PPK（ピンピンコロリ）のすすめ―元気に生き抜き，病まずに死ぬ―．紀伊国屋書店，1998．
4）Krause, N.: Religion, aging, and health : current status and future prospects. J. Gerontol., **52** : S291 ～ S293, 1997.
5）南木佳士：信州に上医あり―若月俊一と佐久病院―．岩波新書，1994．
6）昭和史再訪．村ぐるみ予防で健康．朝日新聞，2011 年 4 月 16 日 be-evening．
7）太田壽城，阿部裕士：百寿者のライフスタイル．のばそう健康寿命―老化と老年病を防ぎ，介護状態を予防する―Advances in Aging and Health Research，2004．長寿科学振興財団，2005．
8）Podewils, U., Guallar, E., Kuller, L.H., et al. : Physical activity, APOE genotype and dementia risk : findings from the Cardiovascular Health Cognition Study. Am. J. Epidemiol., 161 : 639 ～ 651, 2005.
9）図説国民衛生の動向 2021/2022．厚生労働統計協会．2021．
10）介護支援専門員テキスト編集委員会編：五訂　介護支援専門員基本テキスト．第 1 巻．69，長寿社会開発センター，2009．
11）国民衛生の動向 2011/2012．厚生労働統計協会．2011．
12）図説国民衛生の動向 2017/2018．厚生労働統計協会．2017．
13）国民衛生の動向 2020/2021．厚生労働統計協会，2020．

11章 リハビリテーション

人が健康，すなわち「完全に身体的，精神的，社会的に幸福な状態」（WHO健康の定義）であるためには，健康維持のための「病気の一次予防」（第2章 p.22参照）に努めるとともに，傷病による後遺症に対しては，障害の進行を予防し，ADL（日常生活動作）やQOL（生活の質）を向上させて，個人・家族・社会生活を自立させなければならない（病気の三次予防）．この傷病からの自立のための医療および関連した活動がリハビリテーション（rehabilitation）である．

WHO：World Health Organization, 世界保健機関.

なお本章では，障害という言葉が用いられる．これは従来からの用語で，法律も基本的にこの言葉を用いている．しかし近年，「害」という言葉が不適切という意見から障碍（がい）という言葉に変える動きがあり，さらにその漢字が難しすぎることから「障がい」という言葉を用いている場合がある．いずれも同じ意味の言葉である．

I 定義

リハビリテーションの定義としては，「身体あるいは精神に障害のある人を，身体的，精神的，社会的に，できるだけ早く，十分に回復させる処置のすべて」というのが適切である．リハビリテーションの概念は過去30年間，急速に広くなりつつあるが，従来用いられてきた基本的な定義を**表11-1**に年代順に示す．

すでに米国においては1942年，身体的，精神的のみならず社会的，職業的，経済的な自立を目標としており，医療の範囲を越えた概念として定義された．さらにWHOの定義（1968）では，医学的，社会的，教育的，職業的手段の組み合わせ，調整を訓練の内容として定義したことから，それらの各手段を用いたリハビリテーションの内容がカテゴリー化された（後述）．

1981年，わが国の厚生白書では**人間的復権**を目的としており，これは障害者の社会参加についてヨーロッパで提起された**ノーマライゼーション**の考えに対応するものである．ノーマライゼーションは，近年のリハビリテーション医学・医療でしばしば用いられる言葉であり，その歴史と概念を**表11-2**に示す．

表 11-1　リハビリテーションの定義

リハビリテーションとは，身体あるいは精神に障害のある人を，身体的，精神的，社会的にできるだけ早く，十分に回復させる処置のすべてをいう．

リハビリテーションの概念は広くなりつつあるが，基本的な定義を以下に示す．

＊障害者を，最大の身体的，精神的，社会的，職業的，経済的な能力を有するまでに回復させること（全米リハビリテーション評議会，1942）
＊障害がある場合に，機能的能力が可能なかぎりの最高水準に達するように訓練するために，医学的，社会的，教育的，職業的手段を組み合わせ，調整して用いること（WHO，1968）
＊障害者が一人の人間として，障害にもかかわらず人間らしく生きることができるようにするための技術および社会的，政策的対応の総合的体系であり，単に運動障害の機能回復訓練の部分だけをいうのではない（厚生白書，1981）

表 11-2　ノーマライゼーションの歴史と概念

歴史：北欧で知的障害者への援助方法の反省から生まれた社会理念
＊障害を軽減して正常に近いものにすること，あるいは施設内の生活環境条件を一般社会に近いものにすることではない． ＊障害者が，地域で健常者とともにあるがままに社会生活を送ることがノーマルであると考え，そのための条件整備を行う．
概念
＊障害者が各自の精神的・身体的能力の範囲内で，多様な価値を生かし，健常者にまじり，お互いに助け合いながら社会を形成し，その進歩に寄与する． ＊障害者を取り巻く環境を変えて，可能なかぎり健常者の生活と同じにして，ともに生きる社会を実現する． ＊障害者の住居，教育，労働，余暇などの生活条件を，健常人のものと可能なかぎり同じにする． ＊すべての人々が一緒に，家庭や地域のなかで支えあって暮らす社会が健全な社会である．
国際障害者年（1983～1992，国連）のテーマ「完全参加と平等」がノーマライゼーションの基本理念

　　　　ノーマライゼーションは，北欧で知的障害者への対応の反省から生まれた考えである．従来知的障害者は，特定の施設で教育を受け生活してきた経過があった．その施設環境をできるだけ一般社会に近いものにすることを目指

column

こころみ学園のワイン作り

　障害児学級の先生と生徒が栃木県足利市の山林を開墾し，急斜面に素晴らしいブドウ畑を作った．こころみ学園のワイン醸造所，ココ・ファーム・ワイナリーはアメリカから醸造技師を招聘し，除草剤を使わず，自然酵母によりワインを作っている．九州沖縄サミットの首脳晩餐会に供せられ評判をよんだ．「雨の日も，風の日も，こつこつと葡萄畑で働き──1年中空の下，ぶどうを育てワインを醸します」（ホームページより）というこころで手塩にかけた素晴らしいワインを作っている．（http://www.cocowine.com/）

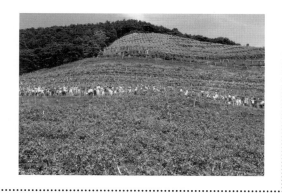

す考えから，むしろ一般社会で健常者とともにあるがままの生活を送ることがノーマルと考え，そのための条件整備を行うべきであるとするものである．

それを可能にするうえで必要な障害者の見方，障害者を取り巻く環境，障害者の生活条件などは**表11-2**のとおりである．「すべての人々が一緒に，家庭や地域のなかで支え合って暮らす社会が健全な社会である」というのが基本的な考えである．国連はこの考えの流れに沿って，1983〜1992年を国際障害者年とし，そのテーマを「完全参加と平等」とした．

Ⅱ 歴史と関係法規

リハビリテーションという語の意味は"ふたたび適応する"である．中世は宗教的な破門の取り消し，近代は犯罪者の服役後または政治的な復権を意味する言葉から，現在の障害者の社会復帰へとおもな意味は変わってきた．

現在のリハビリテーションに関係した法律の制定の経過を，日本と国連について**表11-3**に示す．わが国の法律としては，身体障害者福祉法（昭和24（1949）年制定）（**表11-4**）が戦後から現在に至るまで，障害者の医療・福祉の基本として機能してきた．数年ごとに医療の進歩や新しい疾患について検討し，疾患や病態の追加や整理を行っている．直近の改正は平成22（2010）年の肝炎重症者の法への適応である．

本法の対象疾患と重症度による等級は，施行規則別表に定められている．等級は1級が最重症で，障害により6級または7級が最軽症である．援助の内容は重症度によって異なる．障害は，視覚障害，聴覚または平衡機能の障害，音声・言語またはそしゃく機能の障害，肢体不自由，内部機能障害に分かれる（**表11-5**）．対象者は肢体不自由がもっとも多く，広義の内科的疾患

表11-3 リハビリテーションと関係法規の歴史

語源
re（ふたたび）– habilitas（適応または能力）– ation（動詞につけて名詞を作る接尾語）

歴史的経過
中世：破門の取り消し（宗教的復権） 近代（16〜19世紀）：名誉の回復，権利回復，犯罪者の服役後の社会復帰 現在：障害者の社会復帰（医療と福祉の両面で）

関係法規の制定	
1949年　日本"身体障害者福祉法"	1987年　日本"精神保健法"
1950年　日本"精神衛生法"	1995年　日本"精神保健及び精神障害者福
1950年　国連経済社会理事会	祉に関する法律"
"身体障害者の社会リハビリテー	2000年　日本"バリアフリー法"
ション決議"	2006年　日本"障害者自立支援法"
1970年　日本"身体障害者対策基本法"	2008年　国連"障害者権利条約"
1975年　国連"障害者の権利宣言"	（2014年1月　日本は批准）
1981年　国連"国際障害者年"完全参加と	2013年　障害者総合支援法
平等	2016年　障害者差別解消法

表 11-4　身体障害者福祉法の概念

第1条　法の目的
　身体障害者の自立と社会経済活動への参加を促進するために，身体障害者を援助し，及び必要に応じて保護し，もって身体障害者の福祉の増進を図ることを目的とする．
第2条　自立への努力及び機会の確保
　すべての身体障害者は自ら進んでその障害を克服し，その有する能力を活用することにより，社会経済活動に参加することができるように努めなければならない．
第3条　国，地方公共団体及び国民の責務
　1．国および地方公共団体は，身体障害者の自立と社会経済活動への参加を促進するための援助と必要な保護（更生援護）を総合的に実施するように努めなければならない．
　2．国民は，社会連帯の理念に基づき，身体障害者がその障害を克服し，社会経済活動に参加しようとする努力に対し，協力するように努めなければならない．
第一節　定義
　この法律において「身体障害者」とは，別表に掲げる身体上の障害がある18歳以上の者であって，都道府県知事から身体障害者手帳の交付を受けたものをいう．

（昭和24（1949）年制定）

表 11-5　身体障害者福祉法の対象疾患（身体障害者福祉法施行規則　別表　（身体障害者障害程度等級表））

視覚障害（1級〜6級）
聴覚又は平衡機能の障害（2級〜6級）
音声機能，言語機能又はそしゃく機能の障害（3級，4級）
肢体不自由（1級〜7級）
　上肢機能障害（1級：両上肢の機能を全廃，あるいは両上肢を手関節以上で欠くもの
　　　　　　　　〜7級：一上肢の機能の軽度障害等）
　下肢機能障害（1級：両下肢の機能全廃，あるいは両下肢を大腿の1/2以上で欠くもの
　　　　　　　　〜7級：一下肢の機能の軽度障害等）
　体幹機能障害（1級：体幹機能障害で座位を保てない
　　　　　　　　〜3級：体幹機能障害で歩行困難）
内部機能障害
　心臓機能障害（ペースメーカー装着，他）
　じん臓機能障害（透析，他）
　呼吸器機能障害（呼吸困難のため歩行がほとんどできない，他）
　ぼうこう又は直腸機能障害
　小腸機能障害（小腸切除により，中心静脈栄養が常時必要，他）
　ヒト免疫不全ウイルスによる免疫機能障害（エイズ合併症で日常生活のほとんどに介助を要する，他）
　肝臓機能障害（平成22年4月施行）（肝移植後免疫療法実施，他）
　＜内部機能障害の等級＞
　　1級：自己の身辺の日常生活活動が極度に制限
　　3級：家庭内での日常生活活動が著しく制限
　　4級：社会での日常生活活動が著しく制限
　　（2級はなし）

は内部機能障害に含まれる．腎機能障害による透析や，心臓機能障害によるペースメーカー装着は1級であり，医療費は全額公費負担となる．
　身体障害者福祉法に次いで精神衛生法（昭和25（1950）年）が制定，さらに身体障害者対策基本法（昭和45（1970）年），精神保健法（昭和62（1987）年）などが制定，平成18（2006）年には身体障害と精神障害の双方を対象とした障害者自立支援法が制定された．
　障害者自立支援法は，「障害者の地域生活と就労を進め，自立を支援する」

表11-6 障害者総合支援法の概要

経緯	「障害者自立支援法」を「障害者の日常生活及び社会生活を総合的に支援するための法律（障害者総合支援法）」とする（平成24年6月公布）
趣旨	地域社会における共生の実現に向けて，障害者の日常・社会生活を総合的に支援
要旨	*「自立」の代わりに，新たに「基本的人権を享有する個人としての尊厳」を明記 *障害者の定義に新たに難病等を追加 *「障害程度区分」を，障害の多様な特性に応じて必要な標準的な支援の度合を示す「障害支援区分」に改める
支援の拡大	*重度訪問介護の対象拡大 *地域生活への移行支援の対象拡大 *ケアホーム（共同生活介護）をグループホーム（共同生活援助）へ一元化

（平成25（2013）年4月施行）

表11-7 障害者権利条約の理念

経過	障害者団体の世界的ネットワークが集結して国際障害同盟（IDA）を創り，ロビー活動を行った
条約の基本的な考え	国際人権法に基づいて人権の視点から創られた
前文	「全ての人権と基本的自由が普遍的であり，不可分であり，相互に依存し，相互に関連している」というウィーン宣言および行動計画の基本原則が再確認され，障害のある人の多くが差別，乱用，貧困にさらされていて，とくに女性や女の子が家庭内外での暴力，ネグレクト，搾取等にさらされやすい現状にあることを指摘し，個人は他の個人とその個人の属する社会に対して義務を負い，国際人権法に定められた人権を促進する責任がある
障害者の視点から作られた条約	当事者の自尊心，自己決定権の重視
リハビリテーションの位置付け	障害克服の訓練が人権侵害となる可能性

（2006年12月国連で採択，2007年9月日本政府署名，2008年5月発効）

観点から，これまで障害の種類別に異なる法律により提供されてきた福祉サービス，公費負担医療などについて，一元的に提供する仕組みを創設する趣旨に基づいて制定された．元となる対象と法律は，身体および精神の障害，児童から成人まで幅広いものを一元化したことに意義があった．さらに，従来福祉として一方的な扶助の対象であったものを，ノーマライゼーション，障害者の自立を目標に，リハビリテーションを中心とする自立訓練，就労支援の訓練をおもな目的とした．しかし，責任をもった自立努力を期待して，一定以上の収入がある対象者に訓練費用の一部負担を導入したことに障害者団体が反対し，相ついで訴訟を起こし，政府はこの法律を平成24（2012）年"障害者総合支援法"と改定することを決め，これは平成25年4月に施行された（**表11-6**）．

その内容は，"自立"を除き"支援"を前面に打ち出したものである．また，障害者の範囲に難病を追加し，さらに地域における障害者支援のあり方を重視するものとなった．

表 11-8 国際障害分類（ICIDH）（WHO, 1980）

・1980 年 WHO が国際疾病分類（ICD）の補助分類として制定
・障害は機能障害（impairment），能力低下（disability），および社会的不利
（handicap）に分類
・障害の階層性レベル
　＊機能障害（impairment）：臓器レベルや精神機能の障害
　＊能力低下（disability）：個体としての活動レベル（ADL）の低下
　＊社会的不利（handicap）：社会的活動レベルの障害による不利益

ICIDH : International Classification of Impairments, Disabilities and Handicaps

表 11-9 国際生活機能分類（ICF）（WHO, 2001）

背景
障害者の障害が生涯にわたり存在すると考え，その人の特性としてとらえて，そのうえで社会参加を支援するという考えに基づく． 　地域社会の環境を，すべての人を対象として考える． これらの理念と社会の変遷に伴い，WHO は ICIDH を改定し ICF を制定した．

内容
(1) 生活機能と障害 　a. 心身機能と身体構造（body functions and structures）：身体の生理的機能（精神機能も含む）と身体構造の状態を評価．障害は機能障害（impairment）であり医療の対象となる． 　b. 活動（activity）：個人による課題遂行行動．障害は個人が活動を行うことを困難にし，行動を制限する．治療は残存機能による代償訓練，装具など． 　c. 参加（participation）：個人，家庭，社会生活への参加．障害は各種生活活動への参加の制限．治療は環境改善，機会均等，障害者スポーツなど (2) 背景因子：環境因子（environmental factors）と個人因子（personal factors）

ICF : International Classification of Functioning, Disability and Health

　ノーマライゼーションは，周囲のサポートとともに障害者の自立努力が重視されるが，新しい総合支援法では，障害者への純粋な支援を重視するとともに，障害者が地域で生活することをきめこまかくサポートする内容となった．

　さらに平成 28（2016）年には，障害者への不当な差別的取り扱いの禁止や社会生活におけるバリアを取り除くための対応を求める障害者差別解消法が施行された．

　一方，国際的な障害者団体の行動は障害者権利条約（2008 年発効）に結実した（**表 11-7**）．この条約は障害者が抑圧されている現状を指摘し，「個人は他の個人とその個人の属する社会に対して義務を負い，国際人権法に定められた人権を促進する責任がある」（条約前文）として，障害者個人の自尊心，自己決定権とともにその責任も明確にした画期的なものとなった．

　そのような障害者の自立，社会参加の視点から，WHO の障害者の分類も変わった．リハビリテーション医療で用いられる障害の階層性レベルとしての機能障害（impairment），能力低下（disability），社会的不利（handicap）は 1980 年に制定された**国際障害分類（ICIDH）**（**表 11-8**）によるが，2001 年**国際生活機能分類（ICF）**が新たに制定された．その背景は，障害者の障害をその個人の特性ととらえて，そのままの状態での社会参加を支援するという考えである．そのうえで生活機能分類として，①生活機能と障害，およ

び②背景因子を各々の観点から分類した（**表 11-9**）.

Ⅲ 医療におけるリハビリテーション

　リハビリテーションは，児童から高齢者まで各年齢層で実施されるが，急性期医療に引き続いて行われるリハビリテーションは，病院における医療の一環として実施される．とくに成人・高齢者では各種疾患の回復のためのリハビリテーションおよび病勢進行阻止のためのリハビリテーションが患者の自立，社会復帰のためにきわめて有意義である.

　表 11-10 に成人・高齢者のおもなリハビリテーション対象疾患を示す.神経・骨関節疾患による運動障害，心臓疾患，呼吸器疾患，摂食・嚥下障害，膀胱・直腸障害などであり，これらはすべて身体障害者福祉法の対象疾患である.

　上記の疾患以外でも，急性期疾患で入院した患者は，とくに高齢者においては急性期の治療に引き続いてリハビリテーションが必要となる場合が多い．高齢者は，第 10 章に述べたように老化による身体・精神のぜい弱性が増し，身体疾患によるベッド上生活のみで急速に筋力が低下して歩行困難になり，また認知機能も低下して「寝たきり」となる危険性が高い.

　病院におけるリハビリテーションの手続き，内容，そして関与するスタッフを**表 11-11** に示す．リハビリテーションを主目的とする病床区分に回復期リハビリテーション病棟が保険診療で規定されている．脳卒中や大腿骨・脊椎の骨折などによる運動障害は，障害の評価，目標を定めて**表 11-11** に示すような診療の流れに沿って訓練を行う．認知症などの慢性疾患でもリハビリテーションやその他の生活療法評価を目的に入院評価を行う場合があ

表 11-10　成人・高齢者のおもなリハビリテーション対象疾患

疾患	病態	リハビリテーションの内容／目標
神経疾患（脳卒中，変性疾患，他）	筋力低下，筋萎縮	筋力増強，生活動作，補助具，歩行訓練
	運動失調	抵抗負荷，歩行訓練
認知症	認知機能低下，BPSD	進行予防，行動訓練，精神安定
整形外科疾患	骨折，骨・関節手術	筋力増強，関節可動域，生活動作，職場復帰
心臓疾患（心筋梗塞，心筋症）	心筋虚血	冠動脈機能改善，運動耐容能，生活動作
	心不全	食事（塩分制限），運動耐容能，予後改善
呼吸器疾患（COPD，喘息，ALS）	閉塞性呼吸障害	呼吸訓練，排痰法，全身運動療法，在宅酸素・人工呼吸
神経・口腔外科疾患	摂食・嚥下障害	嚥下訓練，食事体位，食物内容
尿路変更術，腸瘻造設術後	膀胱・直腸機能障害	ストマ管理，合併症（WOC 認定看護師）

BPSD：behavioral and psychological symptoms of dementia，認知症の行動および心理的症状.
COPD：chronic obstructive pulmonary disease，慢性閉塞性肺疾患.
ALS：amyotrophic lateral sclerosis，筋萎縮性側索硬化症.

表11-11　入院リハビリテーションの手順と内容，スタッフ

場所	手続き	項目	スタッフ
医療機関 回復期リハビリテーション病棟他	治療方針決定 ↓ 障害評価	薬物，手術，リハビリテーション，他	医師，看護師，技師，セラピスト，他
	訓練計画 ゴール設定 ↓ 訓練 ↓ 中間評価 ↓ 訓練	ADL，移動手段，他 国際障害分類（ICIDH） 国際生活機能分類（ICF） バーセル・インデックス，FIM，他	リハビリテーション医，セラピスト，看護師，臨床心理士，義肢装具士，他
自宅・施設	退院時評価 ↓ 退院	在宅・生活指導，通院計画	退院計画チーム 医師，セラピスト，外来看護師，MSW，施設関係者，他

FIM：functional independence measure，機能的自立度評価表.
MSW：medical social worker，医療ソーシャルワーカー.

る．第12章チーム医療の項にその例を示す（**図12-2，3**）.

Ⅳ　リハビリテーションの諸段階

　傷病からの回復のために医学的見地から行われるリハビリテーションを**医学的リハビリテーション**という．さらに，障害をもちながら自立し，社会参加をするために，**職業的リハビリテーション**，**社会的リハビリテーション**，そして**地域リハビリテーション**がある．また，発達障害の児童に対する**教育的リハビリテーション**があり，これは第9章で述べた（p.99）.

❶ 医学的リハビリテーション（medical rehabilitation）

　医学的リハビリテーションとは，疾病，外傷による身体的・精神的障害に対する医療において，機能回復および障害進行阻止を目的として行われる機能訓練および生活適応力改善のための諸処置をいう．

　リハビリテーションが有効な人体機能の特徴としては，①体も心も使わなければ衰える（例：筋萎縮，骨粗鬆，関節拘縮，認知症），および②脳の可塑性（plasticity）がある．大脳には機能局在があり，各部位がそれぞれ異なる機能を果たすが，一部が障害されてその機能を失っても，訓練によって他の部位が代わって機能を果たすようになって全体として機能が回復する．そのような代償機能をもつ脳の性質を**可塑性**という．ただし，代償によって獲得された機能は，訓練（リハビリテーション）を続けないと失われる．

　リハビリテーションは障害出現の時期からみて，急性期リハビリテーション，亜急性期リハビリテーション，慢性期（回復期，維持期）リハビリテー

表11-12　急性期の医学的リハビリテーション

急性期リハビリテーション（発症後2～3週間）

1. 急性の疾病，外傷に対しては急性期医療が行われるが，障害によっては早期からリハビリテーションを必要とする場合がある．
　　　例：脳卒中，高齢者の骨折，手術後状態など
2. 急性期リハの目的とリハの内容
　1）脳卒中後の運動麻痺の回復：四肢の受動運動，随意運動，関節可動域の維持（理学療法士）
　2）廃用性筋萎縮の予防：高齢者の長期ベッド臥床は急速に筋萎縮，筋力低下を生ずる．四肢の随意運動，関節運動をベッド上で実施する（理学療法士，看護師）
　3）深部静脈血栓症（エコノミークラス症候群）の予防：長期臥床，無動は危険因子．定期的な体位変換，四肢関節運動を行う（看護師）

急性期は医師，看護師，理学療法士による病態の評価，目標設定，治療計画，実施（リハ），効果の評価，反省の過程を繰り返すチーム医療を行う．

ションに分けられる．

　急性期リハビリテーションは発症後2～3週間のものをいい，**表11-12**に示すように，運動麻痺の回復，廃用性筋萎縮の予防，深部静脈血栓症の予防など，急性期医療の一環としてリハビリテーションを開始する．発症後1カ月からは亜急性期リハビリテーション，さらに3カ月からは慢性期リハビリテーションとして，回復期および維持期リハビリテーションを行う．この時期のリハビリテーションを必要とするのは，脳卒中後遺症，急性心筋梗塞，大腿骨頸部骨折および青壮年のスポーツ外傷の関節手術後などである．この時期のリハビリテーションは機能訓練，職場復帰のための訓練，回復期リハビリテーション病棟や，療養型病院のリハビリテーション病棟への転院，外来通所リハビリテーション，在宅リハビリテーションなど，療養の場の設定と自立，社会生活の復帰などが目標となる（**表11-13**）．

　医学的リハビリテーションの段階では，ADL（日常生活動作）の評価が重要である．ADLの定義は「ひとりの人間が独立して生活を行う基本的な，しかも各人ともに共通に毎日繰り返される一連の基本的な動作群」（日本リハビリテーション医学会，1976）である．この定義は原則として身体の運動機能についてであり，生活関連の動作や職業的動作能力は含めない（**表11-14**）．したがって，実質的な生活に関連した能力，たとえば交通手段，買い物，金銭管理，食事の支度・洗濯などの家事，対人関係など地域社会および家庭生活を考慮した生活関連動作能力を**手段的ADL**（instrumental ADL）（Lawton他，1969）として評価する尺度がADLとは別に作られた．

　また，DW Barthelは，セラピストの立場で医師と協力して，基本的ADL 10項目を自立と介助に大別して評価するバーセル・インデックス（Barthel Index，1965）を考案し，これは脳卒中後の機能評価に便利で簡単な評価法となった（**表11-15**）．

表11-13 亜急性期（発症後1カ月〜）および慢性期（3カ月〜）リハビリテーション

1. 亜急性期リハビリテーション
目的：原疾患で障害された機能の回復，廃用性筋萎縮・認知症などの二次的合併症の予防
リハの内容，ゴールの設定：リハビリテーション科の医師，療法士，看護師（可能ならば医療連携担当者，外部の療養施設の職員，外来看護師を含む）による評価会議で決めて実施する．
リハの内容：機能訓練（関節可動域，筋力，歩行など），物理療法，生活動作（作業療法士による），職業復帰への準備，メンタルヘルス（臨床心理士による評価，精神科医師）など患者の日常生活，職場生活を考慮して多面的に行う．

2. 慢性期：回復期および維持期リハビリテーション
回復期リハビリテーション
目的：心身機能の回復・維持と職場復帰のための訓練
場所：リハビリテーション専門医療施設への入所，療養型病院のリハビリテーション病棟への入院，外来リハビリテーション施設など
関与するスタッフ：リハビリテーション専門医，原疾患の担当医，理学療法士，作業療法士，言語聴覚士，看護師，義肢装具士，社会福祉士，MSW（medical social workers），臨床工学技士など
維持期リハビリテーション
症状が固定し，機能回復レベルも定常状態になってからのリハビリテーション
おもな内容：機能訓練と職業訓練
場所：通院・通所リハビリテーション施設，在宅リハビリテーションなど

対象は脳卒中後遺症，急性心筋梗塞，大腿骨頸部骨折など高齢者の急性脳・運動器・心疾患および青壮年のスポーツ外傷の関節手術後など．

表11-14 リハビリテーションにおけるADL（日常生活動作）

歴史	1940年代，DeaverとBrown（Institute for the Crippled and Disabled）が，日常生活動作の評価を考案（1940年出版）．リハビリテーション医学の重要な評価法となった．この日常生活動作は，①患者や障害者の介助量や自立度，②障害の特徴や程度を示し，治療計画の設定や治療効果の判定に利用できる．
定義	「Activities of daily living（ADL：日常生活動作）とはひとりの人間が独立して生活を行う基本的な，しかも各人ともに共通に毎日繰り返される一連の基本的な動作群をいう」（日本リハビリテーション医学会，1976） 注釈： ・一定の環境において発揮しうる残された能力（ability） ・「生物学的レベル，社会的レベル」の障害を含めない ・「原則として身体運動機能」であり，応用的動作（生活関連動作）は日常生活動作には含めない ・「職業的動作能力」は含めない
問題点	1)「能力」か「実践」か．ADLは基本的に能力評価（重症度判定や治療計画策定において）．しかし，Barthel IndexやFIMは日常生活の実践状況を評価 2)「精神活動」が含まれない 3)「生活関連動作」の位置づけ → 手段的（instrumental）ADL，他

　　さらに，バーセル・インデックスよりいっそう細分化された生活機能評価法として，フィム（FIM：functional independence measure）が開発された．FIMは，セルフケア，排泄コントロール，移乗，移動，コミュニケーション，社会的認知の6分類18項目からなり，スコアにより完全自立（7）から完全介助（最大介助2，全介助1）まで7段階に分類する評価法である．バーセル・インデックスとよく相関し，コミュニケーション，社会的認知が加えられたことから近年よく用いられるようになった．

表 11-15　バーセル・インデックス（Barthel Index）

■歴史：
DW Barthel（セラピスト）が医師と協力して作成（1965）

■概要：
基本的 ADL を 10 項目について自立，介助に大別．5 点刻み，満点は 100 点．評価法は簡単で迷わず，短時間で評価できる．

1	食事	10：自立．自助具などの使用可，標準的時間内に食べ終える 5：部分介助（たとえば，おかずを切って細かくしてもらう） 0：全介助
2	車椅子からベッドへの移動	15：自立．ブレーキ，フットレストの操作も含む 10：軽度の部分介助または監視を要する 5：座ることは可能であるがほぼ全介助 0：全介助または不可能
3	整容	5：自立（洗面，整髪，歯磨き，ひげ剃り） 0：部分介助または不可能
4	トイレ動作	10：自立．衣服の着脱，後始末を含む，ポータブル便器などを使用している場合はその洗浄も含む 5：部分介助．バランスの保持，衣服の着脱，後始末に介助を要する 0：全介助または不可能
5	入浴	5：自立．浴槽，シャワーのいずれかで 0：部分介助または不可能
6	歩行	15：45 m 以上の自立歩行．補装具（車椅子，歩行器は除く）の使用の有無は問わない 10：45 m 以上の介助歩行．歩行器の使用を含む 5：歩行不能の場合，車椅子にて 45 m 以上歩行およびベッド，トイレの操作可能 0：上記以外
7	階段昇降	10：自立．手すりなどの使用の有無は問わない 5：介助または監視を要する 0：不能
8	着替え	10：自立．衣類，靴，装具の着脱 5：部分介助．標準的な時間内，半分以上は自分で行える 0：上記以外
9	排便コントロール	10：失禁なし．浣腸，坐薬の取り扱いも可能 5：ときに失禁あり．浣腸，坐薬の取り扱いに介助を要する 0：上記以外
10	排尿コントロール	10：昼夜ともに失禁なし．集尿器，集尿バッグの取り扱いも可能 5：ときに失禁あり．集尿器の取り扱いに介助を要する 0：上記以外

（Mahoney. F.L., Barthel. D.W.：Functional evaluation：The Barthel Index. Maryland State Med. . J. 14（2）：61 〜 65，1965 より）

❷ 職業的リハビリテーション（vocational rehabilitation）

　これは，「障害者が職業に就き，それを通して向上することができ，それによって社会参加を促進する」（国際労働機関，ILO）ことを目的として，施設，スタッフを用意して職業訓練を行うものである．その施設，訓練および職業あっせんに参加する職種，問題点などを整理して**表 11-16** に示す．

ILO：International Labour
Organization

表11-16 職業的リハビリテーションの概要

定義	障害をもつ人々すべてが適当な職に就き，それを継続し，かつそれを通して向上することができるようにすること，ならびにそれによって障害をもつ人々の社会参加を促進すること（国際労働機関，ILO）
施設	障害者が訓練を受けて職業生活に就くまでの利用施設として多くの福祉施設がある． ・生活の場：自宅のほかに，身体障害者療護施設，身体障害者福祉ホームなど ・職業訓練および職場紹介の施設：障害者職業能力開発校，職業紹介所（ハローワーク），地域障害者職業センター，精神保健福祉センター，障害者雇用支援センターなど． ・関与する職種：障害者職業カウンセラー，就労支援コーディネイター，ソーシャルワーカー（社会福祉士），職場適応援助者（ジョブコーチ）など
問題点	・専門的技能を有する者は職場復帰ができやすい（労働者健康福祉機構労災疾病等研究） ・患者の自立意欲，訓練施設，職業紹介施設，企業の連携が課題

　障害者の雇用に関しては障害者雇用促進法があり，企業は従業員の2％以上障害者を雇うように義務づけられている．身体障害者，知的障害者に加えて近年は精神障害者の雇用が増えている．平成26（2014）年には，従業員1千人以上の企業の平均雇用率は2.05％とはじめて2％を超えた．

❸ 社会的リハビリテーション（social rehabilitation）

　社会的リハビリテーションの概念は広い．障害者が社会的に不利益を被らないよう，施設の確保，適正な賃金，教育機会，環境-街造り，関連した法整備などの社会的資源を整える．一方，障害者はこれらの社会的資源を十分に活用して，地域社会での役割を果たせるように自らの社会的生活能力を向上させる努力をする．このように，障害者の社会参加は環境整備とともに障害者の自立努力によって可能となる理念が大切である．社会的リハビリテーションの理念と，関連法規制定の経過を**表11-17**に示す．

表11-17 社会的リハビリテーションの概要

■社会的リハビリテーションの概念は広い

・障害者が社会的に不利益を被らないよう，施設の確保，就労への適正な賃金，教育機会，環境―街造り，障害者関連の法整備などの社会的資源を整える．
・障害者がこれらの社会的資源を十分に活用し，地域社会での役割を果たせる能力を身につけることを支援する．
・障害者はこれらの社会的資源，人的支援に応えて，自らの社会的生活能力を向上させるように努力する．

■障害者に対する社会的対応の歴史

1949 年	身体障害者福祉法
1950 年	精神衛生法
1960 年代	地域社会での自立．IL（Independent Living），ノーマライゼーションの概念
1975 年	"障害者の権利宣言"（国連）
1981 年	国際障害者年，「国連障害者の10年」1983～1992年
1995 年	精神保健及び精神障害者福祉に関する法律
2000 年	バリアフリー法
2006 年	障害者自立支援法
2008 年	"障害者権利条約"（国連）発効
2013 年	障害者総合支援法

④ 地域リハビリテーション

障害者の地域生活を継続的に支えるリハビリテーションをいう．病前と同様に，住み慣れた地域で旧知の人々とともにいきいきと生活できる医療・福祉，行政の各面のサービスを含む．

地域リハビリテーションの内容としては，①**医学的（維持期）リハビリテーション**，②デイケア，訪問介護，移送などの**福祉サービス**，③図書館，教養施設，文化活動参加などの**文化的サービス**，④職場確保，産業医による職場における健康管理などの**職業支援**，などがある．

V リハビリテーションの新しい技術

理学療法士及び作業療法士法（昭和40（1965）年制定，最新改正 令和4（2022）年）においては，理学療法は身体に障害のある者に対し，主としてその身体的動作能力の回復を図るため，治療体操その他の運動を行わせ，及び電気刺激，マッサージ，温熱その他の物理療法を加えること，と定義されている．

近年の大脳機能の研究および科学技術の進歩は，脳卒中による運動障害に対し，脳の可塑性と運動発現の神経機序に基づく多くの新しい治療法の開発をもたらした．感覚と運動の連関および左右の大脳半球間の神経連絡に注目した運動機能回復促進法をとりあげても，**表11-18**のようにいくつかのユニークな方法がある．これは，①運動の発現には感覚入力に対する反応という過程が重要であることと，②左右の大脳半球は相互に抑制する回路が運動に際して働くことを利用したものである．

一般に随意運動は，運動によって生ずる身体の部位の動きや筋の収縮など

表11-18 脳卒中後の運動機能回復のための新しい治療

1. 健側の感覚神経ブロック
   ＊健側の大脳が活動して麻痺側の大脳を抑制するのを防ぐ

2. 健側の運動の抑制
   ＊健側を活動させる脳の働きが麻痺側の大脳を抑制するのを防ぐ
   （constraint-induced movement therapy）

3. 麻痺側の感覚神経の電気刺激
   ＊大脳の運動皮質は感覚の情報により賦活される

4. 麻痺側の脳（病変のある脳）の刺激
   ＊経頭蓋磁気刺激（TMS）による

麻痺側の脳とは，麻痺している筋を支配している脳，すなわち麻痺している手足とは反対側の脳をいう（右麻痺は左脳）．

TMS：transcranial magnetic stimulation

表 11-19 リハビリテーション領域のロボット

食事支援	Handy1, マイスプーン
多目的	Microbot, Cobra
多目的車いす用	MANUS, Raptor
介護支援	レジーナ
多目的	HAL, マッスルスーツ
就労支援	DeVAR
上肢機能評価・訓練	MIT-MANUS, Arm Trainer
下肢機能評価・訓練	TEM, Rehabot, Gait Trainer, Lokomat, 歩行支援ロボット

(蜂須賀, 2010)[4]

の感覚（深部感覚）が，平衡感覚や視覚の情報とともに大脳で処理をされて次の運動へ進む過程をとる．すなわち，運動が行われるためには感覚情報が重要な役割を果たす．そのために，麻痺した手足を動かす訓練に加えて，麻痺側の感覚神経を刺激したり，健側の神経をブロックする方法も補助療法として試みられる．また，麻痺した四肢を支配する大脳を刺激して興奮させたり，健側の大脳の働きを抑制（手足を動かさないように固定する）することで訓練効果を増強する試みも行われている．

また訓練は，脳卒中の病変で働かなくなった運動皮質の代わりに，周囲の前運動皮質，補足運動野などを賦活させて運動の神経機能を改善させる働きがある．これは脳の可塑性により，脳の一部の機能が変化することによる．

宮井らは，リハビリテーションによる運動回復に伴って病変周囲の大脳皮質が活動するようになる過程を，近赤外線を用いた大脳皮質の血流変化で明らかにし，訓練の成果の評価や訓練法の開発に利用している．

また，運動のリハビリテーションには種々の支援機器が開発されている．**表 11-19** にリハビリテーション領域で開発されている，目的別のロボットを列挙した．そのうち HAL は，下肢装着型補助ロボットとして，神経・筋難病患者の歩行改善が実証されている[5]．また，上肢機能の評価，訓練のための arm trainer，食事支援のためのマイスプーンなどがある．すべて完全に実用化されているものではないが，多くの企業が多彩な目的でロボットを開発している．

以上述べたのは，脳卒中に対する新しい治療技術の進歩であり，50 年以上前に制定された法に規定された表現を越えて，学問，技術の進歩は着実にリハビリテーション医学に活かされている．このような進歩は運動機能回復にとどまらない．作業療法の領域でも発達障害や高齢者の認知機能訓練，そして脳局所損傷による高次脳機能障害のリハビリテーションにおいて新しい技術や訓練法，大脳機能維持法の研究が進められている．

HAL（hybrid assistive limb®）：人の意志通りに，機器と身体を動かすことを目的に作成した，四肢に装着する外装型のロボット．下肢装着型による歩行改善効果が実証されている．サイバーダイン社の作成による．

高次脳機能障害：脳卒中や外傷などで脳の一部に損傷を受けた後遺症として，高次の脳機能の一部が障害された状態をいう．記憶障害，注意障害，失語症，遂行機能障害（日常の作業の手順が間違ってしまう），行動や感情の障害などがあり，全般的な認知機能は保たれるために患者は苦しむ．症状をカバーして生活する工夫と訓練が大切である．

参考文献

1）リハビリテーション医学白書．日本リハビリテーション医学会監修，医学書院，2003.
2）世界保健機関（WHO）：ICF 国際生活機能分類—国際障害者分類改訂版—．厚生労働省社会・援護局　障害保健福祉部編，2002.
3）Miyai, I., Yagura, H., Hatakenaka, M., et al.: Longitudinal optical imaging study for locomotor recovery after stroke. Stroke, **34** : 2866 ～ 2870, 2003.
4）蜂須賀研二：リハビリテーション医療におけるロボット訓練．Brain and Nerve, **62** : 133 ～ 140, 2010.
5）中島　孝，他：装着型ロボット応用の現状と展望．治療, **95** : 2088 ～ 2093, 2013.

12章 医療職の役割とチーム医療

　医療施設には，医師および多くの専門医療職が勤務して仕事を行っている．そして人命をあずかる仕事であることから，どのような医療行為を行うことができるかがすべて法律で定められている．おもな職種とその仕事の根拠となる法令を**表12-1**に示す．

　各職種の医療従事者数は，過去30年以上にわたり，医療の進歩や普及に伴って増加しているが，その割合は職種によって異なる．そのなかで医師，薬剤師および看護師数の増加が著しい（**図12-1**）．なおこの数値の出典は，医師・歯科医師・薬剤師調査，衛生行政報告例などによるもので，実際に仕事をしている就業者数を示している．

　本章のＩでは，各医療職について現在の法律で定められている実施可能な医療行為について述べる．さらにⅡにおいて，平成22（2010）年3月に発表された「チーム医療の推進に関する検討会」の報告書"チーム医療の推進について"を参考に，現在の関係法令によって，医師以外の医療スタッフが現実に実施できる業務内容とされたものについても述べる．これには新しい医師の働き方改革に関連した「良質かつ適切な医療を効率的に提供する体制

表12-1　医療施設に従事しているおもな医療職種

職種	根拠法令
看護師	保健師助産師看護師法
助産師	保健師助産師看護師法
薬剤師	薬剤師法
診療放射線技師	診療放射線技師法
臨床検査技師	臨床検査技師等に関する法律
理学療法士	理学療法士及び作業療法士法
作業療法士	理学療法士及び作業療法士法
視能訓練士	視能訓練士法
臨床工学技士	臨床工学技士法
義肢装具士	義肢装具士法
言語聴覚士	言語聴覚士法

注：歯科関係職種は除く

図 12-1　医療関係者数の推移

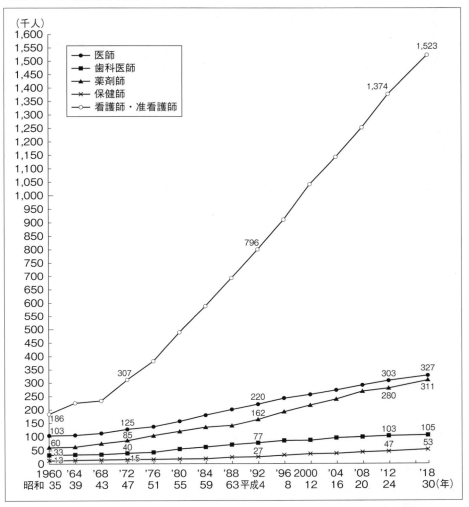

（国民衛生の動向 2021/2022[4]）より作成）

の確保推進」の法律改正（令和3年度より施行）に基づく各種医療職の業務範囲の見直し（タスク・シフト/シェア）（第6章参照）も含まれる.

I　現行の法律による医療職の業務内容と現況

❶ 医師

　医師は医療行為の責任者であり，各種の医療・介護施設でチーム医療の中核として活動している. 現在のわが国における活動分野について**表 12-2**に示す. 令和2（2020）年の医師数は 33 万 9,623 人である.

表 12-2　施設・業務の種別にみた医師数

	令和2年 (2020)		平成30年 (2018)	対前回	
	医師数 (人)	構成割合 (%)	医師数 (人)	増減数 (人)	増減率 (%)
総　　　数	339,623	100.0	327,210	12,413	3.8
男	262,077	77.2	255,452	6,625	2.6
女	77,546	22.8	71,758	5,788	8.1
医療施設の従事者	323,700	95.3	311,963	11,737	3.8
病院の従事者	216,474	63.7	208,127	8,347	4.0
病院（医育機関附属の病院を除く）の開設者又は 　　法人の代表者	5,142	1.5	5,183	△ 41	△ 0.8
病院（医育機関附属の病院を除く）の勤務者	153,851	45.3	146,508	7,343	5.0
医育機関附属の病院の勤務者	57,481	16.9	56,436	1,045	1.9
臨床系の教官又は教員	30,384	8.9	28,688	1,696	5.9
臨床系の大学院生	5,576	1.6	5,849	△ 273	△ 4.7
臨床系の勤務医	21,521	6.3	21,899	△ 378	△ 1.7
診療所の従事者	107,226	31.6	103,836	3,390	3.3
診療所の開設者又は法人の代表者	72,586	21.4	71,709	877	1.2
診療所の勤務者	34,640	10.2	32,127	2,513	7.8
介護老人保健施設の従事者	3,405	1.0	3,388	17	0.5
介護老人保健施設の開設者又は法人の代表者	373	0.1	349	24	6.9
介護老人保健施設の勤務者	3,032	0.9	3,039	△ 7	△ 0.2
介護医療院の従事者	298	0.1	55	243	441.8
介護医療院の開設者又は法人の代表者	31	0.0	4	27	675.0
介護医療院の勤務者	267	0.1	51	216	423.5
医療施設・介護老人保健施設・介護医療院以外の従事者	9,419	2.8	9,331	88	0.9
医育機関の臨床系以外の大学院生	738	0.2	730	8	1.1
医育機関の臨床系以外の勤務者	3,011	0.9	3,019	△ 8	△ 0.3
医育機関以外の教育機関又は研究機関の勤務者	1,474	0.4	1,476	△ 2	△ 0.1
行政機関・産業医・保健衛生業務の従事者	4,196	1.2	4,106	90	2.2
行政機関の従事者	1,805	0.5	1,835	△ 30	△ 1.6
産業医	1,308	0.4	1,231	77	6.3
保健衛生業務の従事者	1,083	0.3	1,040	43	4.1
その他の者	2,775	0.8	2,448	327	13.4
その他の業務の従事者	777	0.2	723	54	7.5
無職の者	1,998	0.6	1,725	273	15.8

（厚生労働省．2020 年医師・歯科医師・薬剤師統計，2022.）

❷ 看護師，保健師，助産師

1）看護師

　　看護師の職務は，**表 12-3** に示すように，傷病者もしくはじょく婦に対する，①療養上の世話すなわち看護と，②診療の補助の2つに大きく分けられる．また，わが国固有の制度として，第二次世界大戦後の看護師不足に対応する暫定措置として定められた准看護師が今なお存続している．准看護師は

表12-3　看護師，准看護師の資格と法定業務

看護師	「厚生労働大臣の免許を受けて，傷病者若しくはじょく婦（出産後の女性）に対する療養上の世話，又は診療の補助を行うことを業とする者」（保健師助産師看護師法第5条）
准看護師	日本固有の制度（戦後の看護師不足に対応する暫定措置） 都道府県知事の試験による知事資格で，看護師より下位 看護業務を医師，歯科医師または看護師の指示を受けて行う（保助看法第6条）

表12-4　看護師の業務内容

療養上の世話	・看護師の主体的な判断と技術をもって行う看護師の本来的な業務 ・患者の症状等の観察，環境整備，食事の世話，清拭及び排泄の介助，生活指導など
診療の補助	・身体的侵襲の比較的軽微な医療行為の一部について補助するもの ・採血，静脈注射，点滴，医療機器の操作，処置など

（上智大学；石川ふみよ教授提供）

おもに診療所の医師のもとで働き，その資格は国家試験によらず，都道府県知事の試験によって免許を受け，医師・歯科医師・看護師の指示を受けて看護業務を行う．正規の看護師の業務が診療行為にまで拡がる現在，准看護師の位置付けには問題があり，その人数も減少傾向にある．今後のチーム医療においては，准看護師は看護師の指示のもとに働く職種として，欧米のように看護助手としての位置付けが適切となろう．

看護師の具体的な業務を**表12-4**に示す．さらに認定看護師，専門看護師が，専門性をもった医療職として大きな役割を果たしつつある（後述）．

チーム医療推進検討会の提言においては，看護師は①あらゆる医療現場において「チーム医療のキーパーソン」として患者や医師その他の医療スタッフから寄せられる期待は大きい，②近年の看護教育は大学における看護師養成の急増，専門看護師・認定看護師の増加などにより専門的能力を備えた看護師が急速に養成されつつある，③このような状況をふまえ，看護師が自律的に判断できる機会の拡大および看護師が実施しうる行為の範囲を拡大する，という基本方針を示した．

今後，看護業務の実態調査や教育課程の実態・実績により，さらに専門的な検討が進められるであろう．米国においてはすでにナースプラクティショナー（NP）あるいはフィジシアンアシスタント（PA）とよばれる職種が，プライマリケアにおいて医師と同等の医療行為を実施している．現状の医師不足への対策と，チーム医療においてもっとも患者の近くで働く立場での業務を拡大することの妥当性の両面から，今後のこの領域での研究と実践の進展が期待される．令和元（2019）年の看護師・准看護師数は，157万7,844人である．

2) 保健師

保健師の業務は，保健師助産師看護師法（保助看法と省略される）により「保健指導」に従事することとされている．これは業務独占資格ではなく，

表 12-5 保健師の業務と種類

・「厚生労働大臣の免許を受けて，保健師の名称を用いて，保健指導に従事することを業とする者」（保助看法）
・名称独占の資格：保健師でないものは保健師を名乗れない
・業務独占資格ではない：医師，歯科医師，養護教諭，栄養士などは保健指導を行える
・保健師の種類
　＊行政保健師：都道府県・市町村の保健所，保健センター等で保健行政に従事
　　乳幼児，妊婦，高齢者，障害者らに保健・福祉サービスを実施
　＊産業保健師：産業医，衛生管理者らとチームを組み，産業の労働者の健康管理
　＊学校保健師（養護教諭）：学生，生徒，教職員の健康維持，増進
・得られる資格：養護教諭2種免許，第一種衛生管理者（都道府県への申請）

医師，歯科医師，養護教諭，栄養士なども保健指導を行うことができる（**表12-5**）．

　保健師は，保健所・保健センターなどにおける地域の保健行政，企業における産業保健，そして学校保健などにかかわり，広い領域で保健・予防活動の中心として働いている．「自分の健康は自分で守る」という，本来の国民の保健活動をサポートする職種としてはいっそうのニーズの拡大が期待される．令和元（2019）年の保健師数は，6万4,819人である．

　近年の看護師，保健師の数を**表12-6**に示す．

3) 助産師

　助産師は，「助産又は妊婦，じょく婦若しくは新生児の保健指導を行うことを業とする女子をいう」と定められている（保助看法第3条）．保健師，看護師は性別を問わないが，助産師は女子と規定されている．業務としては①助産と，②妊婦，じょく婦，新生児の保健指導の2つがある．

　歴史的に，出産の介助をする専門の女性は職業として存在し，戦前は「産婆」とよばれ，通常の分娩は自宅で，出張する「お産婆さん」の介助で行われた（明治32（1899）年，産婆規則と産婆の名簿登録規則が発布）．戦後は「助産婦」（昭和23（1948）年）に改称，さらに平成14（2002）年「助産師」に改称された．歴史的な経過から，現在も正常な経過の分娩介助と臍帯の切断は助産師が単独で実施できる医療行為である．正常な経過でなく，また分娩も正常でない場合は，医師の関与が必要となる．

　妊婦，じょく婦，新生児の保健指導は，家庭，地域社会におけるカウンセリング，教育活動を含み，助産師は病院，診療所，保健所などに勤務し，さらに「助産所（助産院）」を独立して開業することができる．

　また，助産師は看護師の業務を行うことができるが，看護師の資格のみでは，保助看法第3条に規定される助産師の行為を業とすることはできない．

　助産師の数は50年前から減少傾向がみられたが，近年の産科医の減少に伴い微増しつつあり，令和元（2019）年の就業者数は4万632人である．

❸ 薬剤師

　薬剤師は，「処方せん」という医師の指示書に基づいて調剤を行う（薬剤

表 12-6　就業先別にみた保健師・助産師・看護師・准看護師数　　　　令和 2（2020）年 12 月 31 日現在

	保健師		助産師		看護師		准看護師	
	実数（人）	構成割合（%）	実数（人）	構成割合（%）	実数（人）	構成割合（%）	実数（人）	構成割合（%）
総数	55,595	100.0	37,940	100.0	1,280,911	100.0	284,589	100.0
病院	3,559	6.4	23,321	61.5	883,715	69.0	101,628	35.7
診療所	2,301	4.1	8.562	22.6	169,343	13.2	92,389	32.5
助産所	4	0.0	2,369	6.2	267	0.0	68	0.0
訪問看護ステーション	307	0.6	37	0.1	62,157	4.9	5,347	1.9
介護保険施設等	1,603	2.9	—	—	100,701	7.9	70,477	24.8
社会福祉施設	519	0.9	23	0.1	22,021	1.7	10,555	3.7
保健所	8,523	15.3	354	0.9	1,543	0.1	43	0.0
都道府県	1,429	2.6	65	0.2	2,099	0.2	39	0.0
市区町村	30,450	54.8	1,474	3.9	7,544	0.6	903	0.3
事業所	3,789	6.8	29	0.1	5,176	0.4	1,063	0.4
看護師等学校養成所又は研究機関	1,194	2.1	1,562	4.1	17,519	1.4	46	0.0
その他	1,917	3.4	144	0.4	8,826	0.7	2,031	0.7

資料　厚生労働省「衛生行政報告例」　　　　　　　　　　　　　　（国民衛生の動向 2022/2023）[8]

師法第 23 条 1 項）のがおもな業務である．「医薬分業」の原則のもとでは，おもに薬局を開設し，またはそこに勤務して自らの責任で調剤を行う独立した職種と位置付けられる．

　一方，病院に勤める薬剤師は，調剤の他に入院・外来患者に服薬指導を行い，また医師の求めに応じて独自に薬の調合（軟膏などの作製）を行うなど，チーム医療の一員としての役割も果たす．令和 2（2020）年末の薬剤師届出者数は 32 万 1,982 人である．

❹ 診療放射線技師

　医師または歯科医師の指示のもとに，放射線を用いた検査および体外照射による治療を行う（**表 12-7**）．照射機器やアイソトープを体内に挿入して行う検査または治療は，医師または歯科医師が直接実施する．ただし，新しい法律（73 頁参照）により，RI 検査のために静脈路を確保し，検査終了に伴う処置ができるようになった．近年の画像技術の進歩により，CT，MRI（磁気共鳴画像），SPECT などの検査件数は増加している．とくに第 5 章で述べたように，わが国の人口あたりの CT および MRI の機器台数は突出して世界一多く，その分診療放射線技師の需要は多い．

　また，超音波診断装置を用いた検査を行うこともできるが，これはむしろ臨床検査技師が実施する医療機関が多い．

　現在，診療放射線技師の免許取得者数は 8 万 8,728 名（令和元（2019）年末）である．

SPECT：Single Photon Emission Computed Tomography. 体内に投与した放射性同位体から放出されるガンマ線を検出しその分布を断層画像化するもの．局所の血流量を測定できるので，心臓や脳の局所の機能，代謝を測定できる．PET に類似した診断力をもち，PET よりも簡単な装置で廉価である．

表 12-7　診療放射線技師の業務の概要

1. 根拠法令
   診療放射線技師法（昭和 26（1951）年法律第 226 号）

2. 業務等
   厚生労働大臣の免許を受けて，医師又は歯科医師の指示の下に，放射線を人体に対して照射（撮影を含み，照射機器又は放射性同位元素（その化合物及び放射性同位元素又はその化合物の含有物を含む.）を人体内にそう入して行うものを除く.）することを業とする者をいう.
   「放射線」とは，次に掲げる電磁波又は粒子線をいう.
   1　アルファ線及びベータ線
   2　ガンマ線
   3　百万電子ボルト以上のエネルギーを有する電子線
   4　エックス線
   5　その他政令で定める電磁波又は粒子線（陽子線，中性子線及び重イオン線）
   保健師助産師看護師法の規定にかかわらず，診療の補助として，磁気共鳴画像診断装置その他の画像による診断を行うための装置であって政令で定めるものを用いた検査（医師又は歯科医師の指示の下に行うものに限る.）を行うことを業とすることができる.
   （政令で定める画像診断装置）
   1　磁気共鳴画像診断装置
   2　超音波診断装置
   3　眼底写真撮影装置（散瞳薬を投与した者の眼底を撮影するためのものを除く.）

❺ 臨床検査技師，衛生検査技師

　　臨床検査技師の業務は，**表 12-8** に示すようにきわめて多岐にわたる．初期には，血液・血清・生化学などのいわゆる検体検査，細菌や寄生虫などの病原体検査，死体あるいは生検検体の病理学的検査などがおもな業務であった．近年は検査法の発達に伴い，生理学的検査の種類や件数が増加している．その内容は心機能（心電図，心音図），神経機能（脳波，神経伝導速度，各種感覚の脳誘発電位，重心動揺），呼吸機能，血液ガス，超音波，聴力，眼底写真，嗅覚・味覚検査などである．これらの検査は，技師が実施して医師が判定する．そして超音波検査のように検査技術そのものに訓練を要する検査では，技師の実力が所見に反映されるので，技師の独立した専門能力が評価される職種である．なお，新しい法律（73 頁参照）による医療行為のタスク・シフト/シェアにより，超音波検査において，静脈路を確保して造影剤を注入する行為，検査後に抜針・止血する行為が可能となった.

　　衛生検査技師は**表 12-8** の下段に示すような検体検査の業務を行う．なお，かつては医療系の大学課程（医学，歯学，獣医学，薬学，保健衛生学）を修めて卒業したり，外国のこれらの学校卒業者あるいは免許保持者は申請により無試験で衛生検査技師の免許が与えられた．しかし医療および検査技術の高度化に伴い，検査技師の質を担保するために平成 18（2006）年の法改正により，平成 23（2011）年 4 月以降は新たに衛生検査技師の免許を与えることは廃止された.

　　現況の免許取得者数は，臨床検査技師 20 万 2,225 名（令和元（2019）年末），衛生検査技師 13 万 5,862 名（平成 21（2009）年 12 月末）である．現

表 12-8　臨床検査技師，衛生検査技師の概要

1. 根拠法令
   臨床検査技師等に関する法律施行規則（昭和 33（1958）年法律施行規則）

2. 業務等
（1）臨床検査技師
　　　厚生労働大臣の免許を受けて，臨床検査技師の名称を用いて，医師又は歯科医師の指示の下に，微生物学的検査，血清学的検査，血液学的検査，病理学的検査，寄生虫学的検査，生化学的検査及び省令で定める生理学的検査を行うことを業とする者をいう．
　　　診療の補助として，保健師助産師看護師法の規定にかかわらず，採血及び検体採取（医師又は歯科医師の具体的な指示を受けて行うものに限る．）並びに省令で定める生理学的検査を行うことを業とすることができる．
（省令で定める生理学的検査）
　　① 心電図検査（体表誘導によるものに限る．）
　　② 心音図検査
　　③ 脳波検査（頭皮誘導によるものに限る．）
　　④ 筋電図検査（針電極による場合の穿刺を除く．）
　　⑤ 基礎代謝検査
　　⑥ 呼吸機能検査（マウスピース及びノーズクリップ以外の装着器具によるものを除く．）
　　⑦ 脈波検査
　　⑧ 熱画像検査
　　⑨ 眼振電図検査（冷水若しくは温水，電気又は圧迫による刺激を加えて行うものを除く．）
　　⑩ 重心動揺計検査
　　⑪ 超音波検査
　　⑫ 磁気共鳴画像検査
　　⑬ 眼底写真検査（散瞳薬を投与して行うものを除く．）
　　⑭ 毛細血管抵抗検査
　　⑮ 経皮的血液ガス分圧検査
　　⑯ 聴力検査（機器を用いるもので厚生労働省令で定めるもの＊に限る．）
　　　＊気導により行われる定性的な検査であって，次に掲げる周波数及び聴力レベルによるものを除いたもの
　　　　1　周波数 1,000 ヘルツ及び聴力レベル 30 デシベルのもの
　　　　2　周波数 4,000 ヘルツ及び聴力レベル 25 デシベルのもの
　　　　3　周波数 4,000 ヘルツ及び聴力レベル 30 デシベルのもの
　　　　4　周波数 4,000 ヘルツ及び聴力レベル 40 デシベルのもの
　　⑰ 基準嗅覚検査及び静脈性嗅覚検査（静脈に注射する行為を除く．）
　　⑱ 電気味覚検査及びろ紙ディスク法による味覚定量検査

　　試験実施状況（令和 4 年 2 月第 68 回臨床検査技師国家試験）

受験者数	合格者数	合格率
4,948 名	3,729 名	75.4%

（2）衛生検査技師
　　　厚生労働大臣の免許を受けて，衛生検査技師の名称を用いて，医師又は歯科医師の指示の下に，微生物学的検査，血清学的検査，血液学的検査，病理学的検査，寄生虫学的検査，生化学的検査を行うことを業とする者をいう．

在，検体検査は病院，診療所ともに大規模な検査機関に依頼するのが大勢であり，個々の医療機関での検体検査勤務者は減少している．

❻ 理学療法士，作業療法士

1）法的根拠

　理学療法士及び作業療法士法（昭和40（1965）年）における業務は古典的なものであり，この法律で定める業務は現状とは大きく乖離している（**表12-9**）.

　法律では，理学療法士は，"身体に障害のある者に対し，主としてその基本的動作能力の回復を図るため，治療体操その他の運動，電気刺激，マッサージ，温熱その他の物理的手段を加える"ことを行うとされている．また作業療法士は，"身体または精神に障害のある者に対し，主としてその応用的動作能力又は社会適応能力の回復を図るため，手芸，工作その他の作業を行わせる"ことを業とするとされている.

　最近の免許取得者数は，理学療法士17万2,252人，作業療法士9万4,420人（令和元（2019）年末）である.

2）新たな領域

　現実に理学療法は，①麻痺した神経の電気刺激や筋緊張の亢進に対する神経ブロック，②脳に対する経頭蓋的磁気刺激と訓練の組み合わせ，③パワー

表12-9 理学療法士及び作業療法士の業務と現況

1. 根拠法令
　理学療法士及び作業療法士法（昭和40（1965）年法律第137号）

2. 業務
　理学療法士とは，厚生労働大臣の免許を受けて，理学療法士の名称を用い医師の指示の下に，身体に障害のある者に対し，主としてその基本的動作能力の回復を図るため，治療体操その他の運動を行わせ，及び電気刺激，マッサージ，温熱その他の物理的手段を加えることを行うことを業とする者をいう.

　作業療法士とは，厚生労働大臣の免許を受けて，作業療法士の名称を用い医師の指示の下に，身体又は精神に障害のある者に対し，主としてその応用的動作能力又は社会適応能力の回復を図るため，手芸，工作その他の作業を行わせることを業とする者をいう.

3. 現況
（1）免許取得者数（令和元年12月）
　理学療法士172,252名，作業療法士94,420名
（2）従事者数（常勤換算）

	病院・診療所 （平成26年10月1日現在）	介護保険施設等 （平成26年10月1日現在）
理学療法士	77,139名	27,789名
作業療法士	42,136名	15,364名

（3）養成施設・学校数
　理学療法士279施設（定員14,574名）（令和4年3月）
　作業療法士190施設（定員7,660名）（平成30年4月）
（4）試験実施状況（令和4年第57回国家試験）

	受験者数	合格者数	合格率
理学療法士	12,685名	10,096名	79.6%
作業療法士	5,723名	4,608名	80.5%

パワーアシストスーツ：麻痺した手足や体を支持し，動かす装置を組み込んだスーツ．上下肢の動作や歩行を介助する訓練用，介護用の製品として開発されている．（http://robo-labo.jp/modules/d3blog2/details.php?bid=48）

アシストスーツによる身体のサポート下での移動訓練，④運動訓練に伴う脳活動の賦活状況の脳画像による観測など，種々の新しい技術や理論を組み合わせて，とくに脳卒中や脊髄障害の運動麻痺に対して有効な訓練法の開発が進んでいる．

また，法で定められた四肢や体幹の運動機能の回復のみでなく，嚥下訓練も重要な領域となり，さらに呼吸機能や心機能に対する訓練の有効性も確立して，保険診療の適応となっている．

一方作業療法は，精神および身体機能の発達に対するリハビリテーション，高齢社会における認知機能の訓練，また脳の局所障害による大脳高次機能障害の訓練など，"手芸，工作その他の作業"と定義されている法的業務をはるかに超えた，大脳機能の解明に基づく新しい治療が薬物では得られない効果をもたらし，これからの職域の大きな拡がりが期待される．これらについては第11章で述べている．

3）あん摩師，はり師，きゅう師，柔道整復師

理学療法士の行う業務にまぎらわしい行為として，はり・あん摩・きゅうなどの伝統的医療が存在する．

現在の医師法は，医師のみが「医療行為」を「業」として行うことができ（業務独占という），理学療法士は医師の指示のもとにその補助行為を行うと規定されている．ここでいう医療行為は，現代医学（西洋医学）に基づくものと理解されている．

一方「あん摩マッサージ指圧師，はり師，きゅう師等に関する法律」（昭和22（1947）年制定）により，学校教育法に基づき，解剖学，生理学，病理学，衛生学などの西洋医学の基礎分野および各職種に必要な知識と技能を修得し，各々の国家試験に合格した者に対してあん摩マッサージ指圧師，はり師，きゅう師の免許を厚生労働大臣が与える制度がある．

これらの業種では，医師とは関係ない"医術"を独立して行うことが認められている．これは，江戸時代以前から存在した伝統医学を国として承認したものである．

現在，あん摩マッサージ指圧師は19万6,768人，はり師は18万697人，きゅう師は17万9,507人（令和元（2019）年末）が免許を有している．

さらに，柔道整復師も，昭和45（1970）年に制定された「柔道整復師法」に基づき，3年以上の規定された基礎・専門科目を学び厚生労働大臣の行う試験に合格して免許を得て，柔道整復の業を行うことができる．

最近の柔道整復師の免許所有者数は8万2,048人（令和元（2019）年末）である．

はり師，あん摩師，きゅう師，柔道整復師は，医師が指示する理学療法と同様の医業を独立して実施することから，医療の二元化が現実に存在することとなる．これは，一人の患者に対する医療行為の一貫性を欠くこととなり，問題が生じうる．

❼ 臨床工学技士

生命維持管理装置：基本的な生命活動である呼吸，循環，代謝を代行する装置．人工呼吸器，人工心肺装置，血液浄化（人工透析）装置がその代表的なものである．

昭和 62（1987）年に法律が制定された比較的新しい職種である．業務としては「生命維持管理装置の操作および保守点検を行う」ものである．具体的には，①人工呼吸器の装着または取りはずし，②血液浄化装置の身体のシャントへの接続または除去，③生命維持管理装置の電極の皮膚への接続または除去などを行う（**表 12-10**）．なお，新しい法律（73 頁参照）では，手術室等で静脈路を確保して薬剤を投与する行為等が可能となった．

人工透析の現場管理，手術場における医療機器の管理などがおもな仕事であるが，近年は点滴機器の精度管理など病院内の電子機器全般を管理する"臨床工学センター"が大病院には設置され，臨床工学技士が管理する体制ができつつある．

最近の臨床工学技士免許取得者数は 4 万 5,631 人（令和元（2019）年末）である．

表 12-10 臨床工学技士の概要

1. 根拠法令
   臨床工学技士法（昭和 62（1987）年法律第 60 号）

2. 業務等
   厚生労働大臣の免許を受けて，臨床工学技士の名称を用いて，医師の指示の下に，生命維持管理装置の操作（生命維持管理装置の先端部の身体への接続又は身体からの除去であって政令で定めるものを含む．）及び保守点検を行うことを業とする者をいう．
   （政令で定める生命維持管理装置の先端部の身体への接続又は身体からの除去）
   ① 人工呼吸装置のマウスピース，鼻カニューレその他の先端部の身体への接続又は身体からの除去（気管への接続又は気管からの除去にあっては，あらかじめ接続用に形成された気管の部分への接続又は当該部分からの除去に限る．）
   ② 血液浄化装置の穿刺針その他の先端部のシャントへの接続又はシャントからの除去
   ③ 生命維持管理装置の導出電極の皮膚への接続又は皮膚からの除去
   保健師助産師看護師法の規定にかかわらず，診療の補助として生命維持管理装置の操作を行うことを業とすることができる．
   医師の具体的な指示がなければ，厚生労働省令で定める生命維持管理装置の操作を行ってはならない．
   （厚生労働省令で定める生命維持管理装置の操作）
   ① 身体への血液，気体又は薬剤の注入
   ② 身体からの血液又は気体の抜き取り（採血を含む．）
   ③ 身体への電気的刺激の負荷

3. 現況
   （1）免許取得者数（令和元（2019）年末現在）
       45,631 名
   （2）医療従事者数（令和 2 年 10 月 1 日現在，医療施設調査・病院報告）
       22,653.7 名（常勤換算数）
   （3）学校養成所数（令和 2 年 4 月 1 日現在）
       83 校，定員 3,876 名（うち厚生労働省指定 32 校，定員 1,877 名）

4. 試験実施状況（令和 4 年第 35 回国家試験）

受験者数	合格者数	合格率
2,603 名	2,096 名	80.5%

❽ 言語聴覚士

　音声・言語機能または聴覚に障害のある患者について，その機能維持向上を図るために言語訓練，その他の訓練，これに必要な検査，指導その他の援助を行う職種である．さらに嚥下訓練，人工内耳の調整などを行うことができる（**表 12-11**）．

　この職種の法制化は平成 9（1997）年と新しいが，業務内容から理解できるように，そのニーズは従来から求められており，関連学会の調整に手間どった経緯があった．

　最近の言語聴覚士数は 3 万 2,833 人（令和元（2019）年末）である．

❾ 視能訓練士，義肢装具士

　視能訓練士は眼科検査，視機能矯正訓練など，医師の指示のもとに眼科診療の補助業務を行う（視能訓練士法，昭和 46（1971）年制定）．

表 12-11　言語聴覚士の概要

1. 根拠法令
　　言語聴覚士法（平成 9（1997）年法律第 132 号）

2. 業務等
　　厚生労働大臣の免許を受けて，言語聴覚士の名称を用いて，音声機能，言語機能又は聴覚に障害のある者についてその機能の維持向上を図るため，言語訓練その他の訓練，これに必要な検査及び助言，指導その他の援助を行うことを業とする者をいう．
　　保健師助産師看護師法の規定にかかわらず，診療の補助として，医師又は歯科医師の指示の下に，嚥下訓練，人工内耳の調整その他厚生労働省令で定める行為を行うことを業とすることができる．
　（厚生労働省令で定める行為）
　　① 機器を用いる聴力検査
　　② 聴性脳幹反応検査
　　③ 音声機能に係る検査及び訓練（他動運動若しくは抵抗運動を伴うもの又は薬剤若しくは器具を使用するものに限る.）
　　④ 言語機能に係る検査及び訓練（他動運動若しくは抵抗運動を伴うもの又は薬剤若しくは器具を使用するものに限る.）
　　⑤ 耳型の採型
　　⑥ 補聴器装用訓練

3. 現況
　（1）免許取得者数（令和元年 12 月 31 日現在）
　　　32,833 名
　（2）医療従事者数（令和 2（2020）年 10 月 1 日現在，医療施設調査・病院報告）
　　　16,799.0 名（常勤換算数）
　　　介護保健施設等従事者数（平成 19 年 10 月 1 日現在，介護サービス施設・事業所調査）
　　　1,824.0 名（常勤換算）
　（3）学校養成所数（平成 21 年 4 月 1 日現在）
　　　63 校，定員 2,656 名（うち厚生労働省指定 43 校，定員 1,918 名）
4. 試験実施状況（令和 4 年第 24 回国家試験）

受験者数	合格者数	合格率
2,593 名	1,945 名	75.0%

最近の視能訓練士数は 1 万 6,166 人（令和元（2019）年末）である．

義肢装具士は，医師の指示のもとに義肢，装具の制作，身体部位への適合を行うことを業とする（義肢装具士法，昭和 46（1971）年制定）．

最近の義肢装具士数は 5,516 人（令和元（2019）年末）である．

以上の医療職の業務の多くは，基本的に医師の業務の補助として位置付けられているが，近年の医療内容の拡大と高度化に伴って，独立した技術と医療行為の標準化がなされつつある．

Ⅱ チーム医療−歴史，現状，将来

❶ 歴史

現在の医療においては，多くの医療職が連携，協働するチーム医療が医療供給体制の基本である．歴史的にみるチーム医療のスタートは，高齢者の在宅医療，在宅介護にあった．ヨーロッパにおける在宅介護，介護付き老人ホームにおける医師と介護要員との連携は，チーム医療・介護のはじまりといえる．

わが国での急速な高齢化に対する，高齢者医療・研究のナショナルセンターとして，平成 16（2004）年国立長寿医療センター（愛知県大府市）が開設した．その母体となった国立療養所中部病院では，ナショナルセンターの準備段階において，多臓器障害をもつ高齢者に対して高齢者総合機能評価（CGA）を行い，全人的・包括的医療を行うことを目的に，平成 10（1998）年に包括医療病棟を開設した．この病棟における患者評価・退院計画システムを**図 12-2**に示す．1 カ月の入院期間に，患者評価には**図 12-2**に示すようにほぼ全医療職が参加し，退院へ向けての調整には患者のみではなく家族への支援，退院前評価には**図 12-2**の右に示す外部組織からもスタッフが参加した．さらに病院における医療には，**図 12-3**のリハビリテーションに例示するように各職種が協働して従事した．

一方米国においては，手術や集中治療において医師をサポートするフィジシアンアシスタント（PA）が自立した医療職として機能し，さらに独立して一般診療も行うナースプラクティショナー（NP）の職業が確立し，医療の担い手として医師と看護師は二つの柱になった．わが国においても，日本看護協会の研修，試験による認定看護師は，多くの領域でチーム医療の中核として働いている．

❷ チーム医療の実績

総合病院では，多くの職種が協働することによって，高度かつ包括的な医療が行われている．

CGA : comprehensive geriatric assesment

図 12-2　高齢者の包括的評価の例

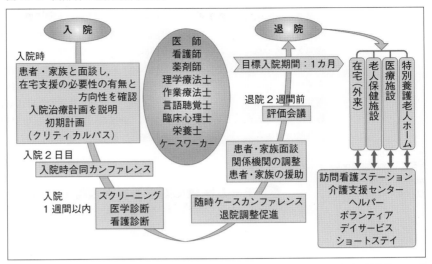

（国立療養所中部病院, 1999）

図 12-3　入院リハビリテーションにおける各医療職の参加例

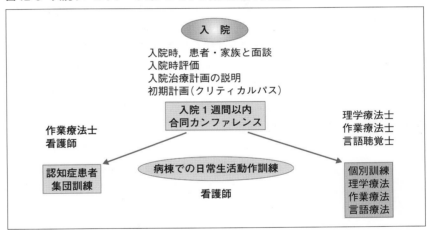

　各職種の専門職としてのレベル向上に伴い，チームとしての活動が有効な医療分野が実績により確立したものがいくつかある．それらを厚生労働省の検討会報告では**表 12-12**のように列挙している．これらは入院診療における患者の病態（病気の状態）に応じたチーム医療の例である．その他にも，糖尿病など特定の病気に対する医療チームや，**図 12-2**に示すように多面的な問題を有する患者の包括的評価や在宅医療・介護における医師・看護師・介護福祉士の協同作業など，現実の医療場面におけるチーム活動は日常化している．

表 12-12　チーム医療の具体例

栄養サポートチーム	医師，歯科医師，薬剤師，看護師，管理栄養士など
感染制御チーム	医師，薬剤師，看護師，管理栄養士，臨床検査技師など
緩和ケアチーム	医師，薬剤師，看護師，理学療法士，MSW など
口腔ケアチーム	医師，歯科医師，薬剤師，看護師，歯科衛生士など
呼吸サポートチーム	医師，薬剤師，看護師，理学療法士，臨床工学技士など
摂食嚥下チーム	医師，歯科医師，薬剤師，看護師，管理栄養士，言語聴覚士など
褥瘡対策チーム	医師，薬剤師，看護師，管理栄養士，理学療法士など
周術期管理チーム	医師，歯科医師，薬剤師，看護師，臨床工学技士，理学療法士など

MSW：medical social worker, 医療ソーシャルワーカー.

（チーム医療の推進に関する検討会報告書，2010）[2]

❸ チーム医療に対する各医療職の対応

1）医師

　医療方針を決定し，患者の生命にかかわる検査，治療を実施する立場から，医師は常にチーム医療の中心にある．しかし，従来のパターナリズムに慣れた医師は，医療の主導的立場を意識して有効なチーム活動になじみにくい場合がある．そのような状況から，平成16（2004）年に開始された新医師臨床研修制度に先立って，厚生労働省は，臨床研修で獲得すべき「医療人としての基本的姿勢・態度（行動目標）」として，「医療チーム構成員としての役割を理解し異職種の他のメンバーと協調する」，「QOL を考慮に入れた総合的な管理計画への参加」などをあげている．医療の効率，安全，サービスのためにチーム医療の果たす役割は，実績が積み重ねられ，その意義は医師にも十分理解されるようになった．

2）看護師

　従来から病院医療においては，患者と接触する機会が多い看護師は医師に比べてはるかに多くの患者情報を得る立場にあった．そして，すべての医療行為にインフォームドコンセントが求められるようになって，個々の患者の履歴，人生観に基づく患者の自己の病気に対する考え，それらに基づく治療の選択を考慮する必要が大きくなった現在，看護師のチーム医療における役割はいっそう増大している．さらに，高齢社会における慢性疾患の増加，医

column

職場間連携・チーム医療がめざすもの

　チーム医療の利点は多くある．
　医療が高度化し，一人ひとりの治療が長期化し療養の場が拡がることから，専門性をもった各種の医療職が，自立して互いに協働する必要が自然に生まれてきた．
　そこで意識すべきチーム医療の目的は，

①医療を効率的に行う
②多くの専門スタッフによる高度な医療の提供
③専門的立場から安全性への配慮
そして何よりも，孤独な患者に笑顔で心のこもったサービスを提供することである．これを意識することで，チーム医療をいっそう充実させることができる．

表12-13　看護師の業務拡大が求められる背景

医療内容の変化から
・高齢社会における慢性疾患，多臓器障害の増加
・医療の高度化と患者・家族の期待の増大
・医療内容の増加に対応する医師数の不足（欧米の 2/3）
医療供給体制の変化
・入院から在宅，施設への療養環境の変化に応じてシームレスな医療の提供
・医療安全の重視
・チーム医療：役割分担，医療法上の医療行為の分散

師不足，入院から在宅・施設への療養環境の変化に対して，シームレスな（切れ目のない）医療提供，医療安全など，看護師の業務の拡大が求められる状況が多面的に存在する（**表12-13**）．

このような看護師の役割の増大に伴い，専門性をもった認定看護師，専門看護師の制度が発足して，実績を重ねている．

(1)認定看護師

　資格：日本看護協会の認定審査に合格し，特定の看護分野において，熟練した看護技術と知識を有し，水準の高い看護実践ができると認められたもの．

　役割：①水準の高い看護の実践

　　　　　②看護職の指導とコンサルテーション

　認定看護の分野としては，救急看護，皮膚・排泄ケア，集中ケア，緩和ケア，がん化学療法看護，がん性疼痛看護，訪問看護，感染管理，糖尿病看護，不妊症看護，新生児集中ケア，透析看護，手術看護，乳がん看護，摂食・嚥下障害看護，小児救急看護，認知症看護，脳卒中リハビリテーション看護，がん放射線療法看護，慢性呼吸器疾患看護，慢性心不全看護の21分野（2016年1月現在）がある．ただし，この21分野は2026年度をもって教育が終了し，新たな認定看護19分野が2020年度から教育を開始している．

(2)専門看護師

　資格：看護系大学院修士課程修了者で，日本看護系大学協議会が定める専門看護師教育課程の所定の単位を取得．実務研修が通算5年以上．上記の条件を満たして認定審査（書類審査，筆記試験）に合格．

　役割：特定の看護分野で，複雑で解決困難な看護問題をもつ個人，家族および集団に対して，水準の高い看護ケアを効率よく提供する．「実践」，「相談」，「調整」，「倫理調整」，「教育」，「研究」の6つの役割を果たすことにより，保健医療福祉や看護学の発展に貢献する．

　専門看護師の働く領域とその数は**表12-14**に示すとおりである．看護領域は，認定看護師がニーズの高い特殊専門領域が指定されているのに対して，専門看護師ではより一般的な看護分類にしたがったものとなっている．なお，分野数は**表12-14**に記載していない「放射線看護」が2021年から加

表12-14 専門看護師の分野別教育課程修了者数

働く領域	教育課程修了者数
がん看護	995
精神看護	389
地域看護	30
老人看護	226
小児看護	288
母性看護	90
慢性疾患看護	247
急性・重症患者看護	353
感染症看護	95
家族支援	82
在宅看護	108
遺伝看護	14
災害看護	27
合計	**2,944**

（2021年12月末現在）

えられて，14分野となった．

　認定看護師，専門看護師はいずれも5年ごとに認定の更新審査を実施する．また，さらにレベルの高い教育，研究に従事し，あるいは特定の医療行為を実施する「特定看護師」（仮称）についても国は検討を始めた．

3）理学療法士，作業療法士，言語聴覚士

　リハビリテーション医学の急速な発展，高齢社会における業務実績から，リハビリテーション関係職種の仕事の領域は大きく広がり，今後のチーム医療における役割の増大が期待される．その一部は本章Ⅰ-6，Ⅱ-1に述べたが，さらに第11章リハビリテーション医療で詳しく述べている．

4）臨床工学技士

　医療技術の進歩による医療機器の多様化・高度化に伴い，その操作，維持管理を行う専門職としての臨床工学技士のニーズは，とくに大規模病院で増大しつつある．すでに管理を行うことが法律・指針で定められている業務関連の医療行為としては，人工呼吸器使用中の喀痰の吸引，血液ガス分析のための動脈留置カテーテルからの採血などは実施しうるように定めることが適切であろう．技術的にも，また看護職やさらに家族（喀痰の吸引）が実施できる作業であることからも，各種医療職の医療行為の整合性から妥当な行為と考えられる．

　チーム医療においては，患者の評価，治療方針の決定に加えて，専門医療職が協働することの意義は，各職種がその専門性に応じた"医療行為"を実施することにある．「医療安全」は患者にとっての安全であり，処置の手遅れのリスクは，「医療行為」の実施のリスクとのかねあい（すなわち risk and benefit の視点）で判断されなければならない．

　また，本章Ⅰ-7で述べた「臨床工学センター」は，病院における電子回路を含む医療機器全体の管理組織として，複数機器の効率的なセンター管理

に加えて，簡単な故障の修理や適切な維持など経営効率上も優れた組織である．

5) 管理栄養士

患者の高齢化に伴う栄養不足，糖尿病その他の患者の入院管理において，栄養サポートチーム（NST），摂食嚥下チーム，褥瘡対策チームなどで果たす役割は大きい．さらに，経腸栄養患者における栄養剤の選択などを医師に提案すべき立場にある．また，病院外の活動としては，各種老人保健施設，老人ホーム，学校などの給食業務において，看護師，介護専門員，養護教諭，一般教員との協議のもとに入所者，学童の個別栄養管理を行うことが期待される．

参考文献

1) 野崎和義：コ・メディカルのための医事法学概論．ミネルヴァ書房，2011.
2) チーム医療の推進について（チーム医療の推進に関する検討会報告書）．2010 年 3 月 19 日．厚生労働省．
3) 厚生労働省医政局長通知（都道府県知事宛，医政発 0430 第 1 号），医療スタッフの協働・連携によるチーム医療の推進について．2010 年 4 月 30 日．
4) 国民衛生の動向 2021/2022．厚生労働統計協会，2021.
5) 国民衛生の動向 2017/2018．厚生労働統計協会，2017.
6) 国民衛生の動向 2020/2021．厚生労働統計協会，2020.
7) 厚生労働省編：令和 4 年版厚生労働白書．日経印刷，2022.
8) 国民衛生の動向 2022/2023．厚生労働統計協会，2022.

13章 医療安全

医療行為は本来，人体の生理的活動に対する介入（外からの操作により身体や精神の活動を変えること）である．したがって，検査（採血，放射線，生理検査，他），治療（薬物，手術，放射線，リハビリテーション，他）はほとんどの場合人体への侵襲（有害となる作用）を伴う．そのように人体のはたらきを変える「医療行為」は，その結果得られる利益が不利益を上回ることではじめて容認される．医療行為は一定の確率で患者に著しい不利益をもたらす副作用を生ずる．これは個々の患者で予測可能な場合と予測が不可能な場合がある．アレルギーや特異体質におけるアナフィラキシーショックなどは，問診や事前のテストで予防を心がけるが，予測不可能な副作用は被検者に深刻な障害をもたらす場合がある．

医療行為そのものの危険性に加えて，大病院のような大きな組織で多種類の職種が一人の患者のために多様な医療行為を行う場合にあっては，判断の誤り，情報伝達の誤り，医療施設内における患者の不適切な判断や不注意な行動による事故など，種々な要因によって患者に不利益をもたらす事故が発生しうる．患者および医療従事者の安全は，そのために作られた行動規範を注意深く守ることによって保つことができる．

I 用語の定義

医療事故をアクシデント（accident）という．これは当事者に何らかの損害をもたらしたもので，患者のみではなく家族，医療従事者を含む．事故になる可能性があったが，結果として事故にいたらなかったものを**前事故事象**（**インシデント**：incident）という．たとえば，投薬の直前に他の患者に与えるべきものであったことに気付き（誤薬），間違いを訂正する行為などがこれにあたる．

医療事故は「医療行為に関して発生した事故」をいう．医療事故には，医療行為にかかわる当事者（医療従事者，患者など）に過失がある場合とない場合の双方がある．医療従事者の過失によって生じた医療事故を**医療過誤**という．

Ⅱ　医療事故の原因と対処

　医療過誤による大きな事故は，医療従事者の未熟によるものと，コミュニケーション不足・チェック不足によるものが多い（**図13-1**）.

　医療従事者のミスによるものは，医師の未熟な技術，経験の乏しい新しい技術（たとえば腹腔内内視鏡手術）などが危険因子となる．若い医師の医療行為は上級指導医の十分な監督下で行われなければならない．一方，新しい医療技術とくに手術は，患者への負担が少なく，従来危険な行為（poor riskという）として高齢者や合併症のある患者に対してできなかったものができるようになる場合は，患者への恩恵が大きいために医学的には推進すべきものとなる．経験が重ねられることによって安全性が増すことから，新しい技術による初期の治療は，患者に十分説明したうえで同意を得る必要がある．侵襲が少ないか，あるいは他に代わるべき有効な治療法がない場合は，新しい技術の危険性を許容してその治療を受ける患者は存在する．またそのような技術でなければ，臨床上の有益性は期待できないであろう．

　図13-1に挿入した新聞記事は，医師賠償責任保険で過去10年間審査対象となった約3,600件の医療事故のうち，6割に医師の責任が認められたというものである．これは，医療事故の6割が医師の責任によるものという意味ではない．そもそも医師賠償責任保険は，欧米と同様に医師の過失に対する保険であり，医療事故一般に対する保険ではない．当然この保険の請求は医療過誤による事例が対象となる.

　医療過誤（医療ミス）の大きな原因に，コミュニケーション不足，確認不足による不適切な医療行為がある．患者の取り違え，検査や手術部位の間違い，薬の内容（類似の名称の薬）の取り違えや量の間違いなどが問題となる．これらのミスをなくすために，インシデントの報告，すなわちヒヤリハット報告が病院では励行されている（後述）.

　医療過誤によらない純粋の医療事故として，特異体質によるアレルギー反応やアナフィラキシーショック，およびすべての薬物で一定の割合でみられる副作用がある．特異体質については検査や投薬に際してアレルギーなどの

図13-1　医療事故の原因

医療過誤
・医療従事者（とくに医師）の未熟 　危険因子：未経験の新技術，若い医師 ・コミュニケーション不足，チェック不足 　患者取り違え，検査・治療部位の間違い，薬の名称・量の間違い **狭義の医療事故** ・特異体質＝薬，検査のショック ・薬の副作用 　すべての薬あるいは外から身体に入るものは，良い作用（効果）と悪い作用（副作用）をもつ.

既往を問診し，アレルギー反応の頻度の高い薬物については貼付試験（パッチテスト）を事前に行う．

　治療薬の副作用については，開発の段階で健常者と患者について有効性と同様に厳密な評価を行う．副作用のデメリットを超えて有用性が確立した医薬品が承認されて市販される．市販された後も医薬品による副作用が認められた場合は，一定の様式に従い厚生労働省に対して副作用報告をしなければならない．また説明書（能書）は，製薬会社の責任で厚生労働省の担当部局の審査を経て頻度と重篤度にしたがって副作用を記載しなければならない．医師は患者への投薬に際して副作用とくに重篤な副作用についてははっきりと説明したうえで，服薬するか否かを患者が決定する．また，服薬に際して患者への禁止事項がある場合は正確に説明しなければならない．とくに自動車の運転の禁止は徹底する必要がある．これらの説明の確認に同意書を得る必要はないが，説明と同意については診療録に記載する必要がある．

III　医療安全のために

　医療安全と医療事故防止の対策としてよく比較されるものに，航空機の運航安全対策がある．双方ともに人命をあずかる職業であり，事故予防の重要性は似ている．しかし，医師と航空機の機長や要員の勤務条件はまったく異なる（第6章参照）．航空機の安全対策の基本は“人間は誤りを犯すもの：to err is human”ということを前提としたシステムの構築である．医療は多くの職種の協働作業により行われるが，異なる職種間のコミュニケーション，データの読み間違いが大きな要因となる．**ヒヤリハット報告**はインシデントの報告であるが，原因解明と解決策を関係者全体が共有することにより，同じ誤りを繰り返さない努力が大切である．

　インシデントとアクシデントの間には**ハインリッヒの法則**（1982）とよばれる経験則がある．「一つの大事故の背景には29件の小事故と300件の前事故事象（インシデント）がある」というものである．これは産業事故のデータであるが，医療事故についても参考にされる．

IV　ヒヤリハット報告からみた医療インシデントの特徴

　厚生労働省は2001年から医療安全ネットワーク事業の一環として，特定機能病院と国立病院機構に属する病院から自主的に報告されるヒヤリハット事例を収集・分析する事業を行っている．対象となっている医療機関はわが国において医療機能の評価の高い病院群であり，そのデータを嶋森が報告している[4]．

　　インデントの発生場所は，病室（7,000件），ついでナースステーション（2,000件）が多く，それにつぐICU，薬局，輸血部，手術室はいずれも500件以下である．当事者の職種は看護師（1万件以上）が圧倒的に多く約8割を占め，ついで医師（1,000件以下），薬剤師（500件以下）が続く．

　　勤務年数との関係では，その職種についての経験年数，およびその部署に配置されての年数が2年以下が著しく多い．新卒1〜2年未満の看護師にもっとも多いことは，卒後の実務における指導・教育の必要性を強く示している．ちなみに，医師における新臨床研修制度においては，初期研修の2年間は指導医の管理下においてのみ医療行為が実施できることとなっている．

　　インデントの発生場面は，**図13-2**のようである．処方と与薬の場面がもっとも多く，ついでドレーン・チューブ類の扱い，その他の療養生活場面と続く．その他の療養生活場面としては，転倒・転落に関するものが多い．薬剤については，医師の処方，薬剤師によるチェックに加えて，内服薬については患者にもその都度確認を求めるなど多重のチェックが求められる．注射薬の薬剤の間違い，量の間違い，投与方法の間違いは，患者に傷害を与える医療事故の原因として多いことに注意する必要がある．

図13-2　インデントの発生場面

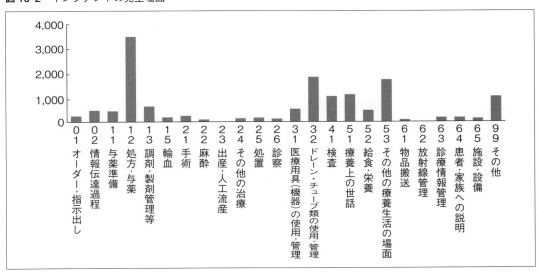

（ヒヤリ・ハットの全般コード化情報分析）　　　　　　　　　　　　　　　　（嶋森，2005）[4]

---

column

コミュニケーションの重要性

・病院は異なる職種の人々からなる一つの組織である．
・その中を患者さんが動く．
・職種間および職員と患者間のコミュニケーションは機械の潤滑油のように組織をうまく働かせるのに必

須である．
・言葉で，態度で，いつもコミュニケーションをはかる．

図13-3　コミュニケーションエラー発生の要因

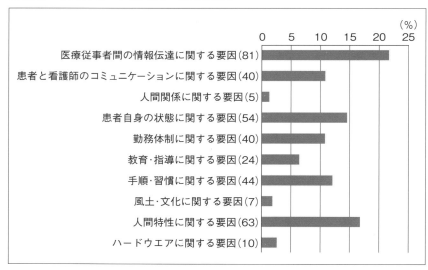

（ヒヤリ・ハットの全般コード化情報分析）　　　　　　　　　　　　　　　　　　　　　（嶋森，2005）[4]

　インシデントの発生要因としては確認不足，観察の不備，心理的条件が挙げられているが，これらの要因は列挙されるだけでは予防に役立たない．確認不足の場合は，確認の方法，ダブルチェックの必要性を検討する前に当事者の確認能力の評価を行う必要がある．

　医療は多職種の医療従事者と患者（場合により付添いも）による協働作業である．とくにチーム医療におけるコミュニケーションの重要性は，学生時代から繰り返し教えられなければならない．嶋森による医療現場のコミュニケーションエラー発生の要因分析では，**図13-3**のように多面的な要因が挙げられる．そのうち人間特性に関する要因は，医療従事者間の情報伝達の不備についで多いが，思い込みが圧倒的に多く，そのほかにはあせり，失念，錯覚などが続き（**図13-4**），これは教育上重要なデータである．

Ⅴ　医療事故の内容と原因

　前項に述べたヒヤリハット，すなわち事故に到らないインシデントの分析結果に対して，ほぼ同じ医療機関を対象に日本医療機能評価機構が行った2005年1年間の医療事故のデータを**図13-5**に示す．

　事故件数は約1,100件で，そのうち治療処置と療養上の世話が多い．一方，薬剤による事故は全体の5.1％であり，処方・与薬のインシデントがもっとも多いことに対比すると，薬に関するチェックは比較的よく行われ実際の事故はそれなりに防げているとみることができる．

　医療事故の原因は，確認，観察，判断の誤りの3つが多く，これはヒヤリ

図 13-4　コミュニケーションエラーにおける人間特性の要因

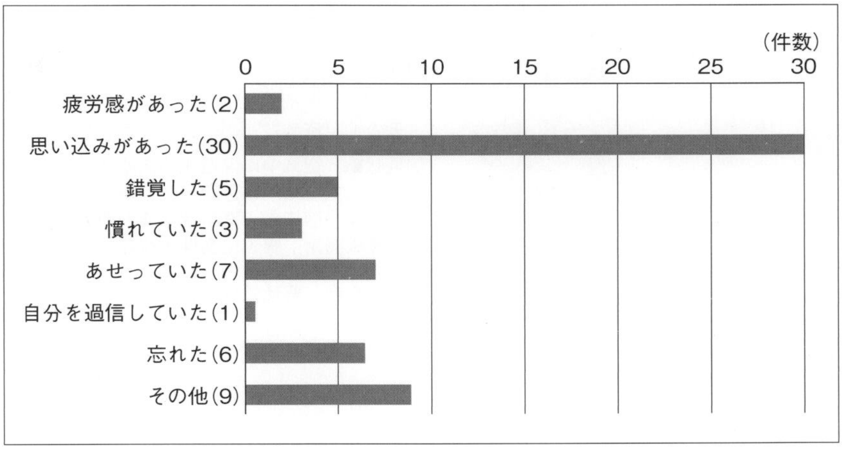
(件数)
0
5
10
15
20
25
30
疲労感があった(2)
思い込みがあった(30)
錯覚した(5)
慣れていた(3)
あせっていた(7)
自分を過信していた(1)
忘れた(6)
その他(9)

（ヒヤリ・ハットの全般コード化情報分析）　　（嶋森，2005）[4]

図 13-5　医療事故の内容と原因

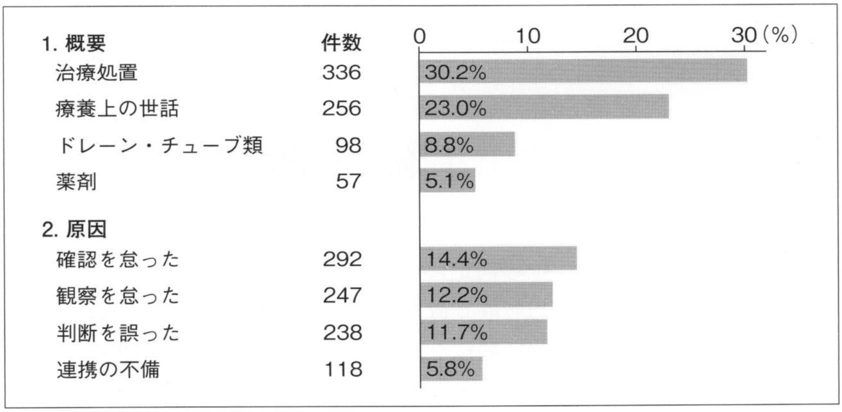
1. 概要
件数
0
10
20
30 (%)
治療処置
336
30.2%
療養上の世話
256
23.0%
ドレーン・チューブ類
98
8.8%
薬剤
57
5.1%
2. 原因
確認を怠った
292
14.4%
観察を怠った
247
12.2%
判断を誤った
238
11.7%
連携の不備
118
5.8%

対象：旧国立病院および大学病院　272 病院.
期間：2005 年 1 ～ 12 月の 1 年間.
事故事例数：1,114 件

ハットの発生要因の頻度とほぼ合致する.

Ⅵ 院内感染予防

院内感染は，結核，抗生物質耐性細菌（MRSA，他），ノロウイルス，流行性角結膜炎，インフルエンザなどに注意する．また，老人保健施設の入所者は疥癬に罹患している場合があり，高齢患者では注意を要する．

医療従事者が院外から病原菌を持ち込むことは厳につつしまなければならない．労働安全衛生法による定期健康診断は励行し，またインフルエンザのワクチン接種は季節の早期に行い，もし罹患した場合は出勤停止の処置をと

表 13-1　院内感染の 3 因子

感染源	保菌者，感染発病者 　細菌（MRSA，VRE，結核，サルモネラ） 　ウイルス（肝炎ウイルス，HIV，ノロウイルス，流行性角結膜炎，新型 　　コロナウイルス） 　その他（疥癬）
感染経路	空気感染（空気中に浮遊する病原体）：結核，麻疹 飛沫感染（空気中に浮遊しない病原体）：風疹，インフルエンザ，ムンプス 接触感染（感染者・医療従事者が触れる物から感染）：MRSA，VRE，多剤 　耐性緑膿菌，腸管出血性大腸菌 O157
感受性宿主 （易感染性患者）	免疫不全症，悪性腫瘍患者

（奈良，2007）[5]

る．

　なお，近年（2020 〜 2022 年）世界的に大流行している新型コロナウイル
ス感染症（COVID-19）の施設内感染（クラスター）は急増しており，地域
の医療崩壊も発生するリスクがある（2022 年 8 月）．

　院内感染の 3 因子を**表 13-1** に挙げる．

Ⅶ　手術室の安全対策

　手術室における安全対策の要点を**表 13-2** に挙げた．患者の同定，手術部
位の同定については，平成 11（1999）年の横浜市立大学病院における手術
患者取り違え事件以来，患者識別方法を厳格に行うようになり，また術前の
状態観察を兼ねて手術の前日に麻酔担当医が病室に患者訪問を行う習慣がで
きつつある．また今でも手術部位にガーゼの置き忘れなどがあり，手術部の
看護師は使用器材を厳密にカウントしなければならない．

表 13-2　手術室の安全対策

・患者の同定，部位の同定：術前訪問，リストバンド
・異物遺残対策：手術器具，ガーゼ類のカウント
・麻酔術中モニタリング
・褥瘡・神経損傷・熱傷の予防：体位，電気メス
・感染予防
・術後，回復室の管理
・術中標本の管理

Ⅷ　病院の安全管理体制

　以上に述べた患者および医療従事者の安全確保のために，現在は病院に**医
療安全管理者**を置き，**医療安全管理室**を設置して，インシデント・アクシデ

表13-3　病院機能評価における「医療安全」に関する評価項目（Version 5）

2. 患者の権利と安全確保の体制
2.2 医者－医療者のパートナーシップ
2.4 患者の安全確保
　＊医療安全・医療事故防止に向けての体制
　＊安全確保のための院内情報収集体制：インシデント・アクシデント報告
2.5 医療事故への対応
2.6 病院感染管理
5. 医療の質と安全のためのケアプロセス
5.3 患者に関する情報の収集と伝達
5.6 ケアプロセスにおける感染対策

　ントの報告と対応，院内感染管理，医療従事者への教育を行っている．医療安全管理者は専任職員として，ベテランの看護師長をあてることが多い．

　日本医療評価機構が行う**病院機能評価**は，それに合格することが病院のステータスを示すものとなっており，一定標準以上の機能を有する病院は1～2年間周到に準備して受審する．その受審における多くの判定項目のなかから医療安全に関するものを**表13-3**に示す．

Ⅸ 病院における転倒・転落防止

　高齢者は日常生活における転倒・転落，そして転倒により大腿骨頸部骨折など重篤な外傷を生ずるリスクが大きい．高齢者が病院に入院したり，老人保健施設に入所した場合には，転倒・転落を含めて患者の安全管理は施設側の責任である．やや詳細にわたるが，病院，施設における転倒・転落のリスク要因を，患者側，施設環境，医療ケア提供者側の3つにわけて**表13-4～6**に列挙した．これは，東京都の病院経営本部サービス課がまとめた転倒・

column　感覚と知覚

　感覚は外界または身体内部の現象を，感覚受容器に対する刺激としてとらえ，その情報が大脳皮質に伝えられて感じることをいう（sensation）．

　感覚の種類は体性感覚（触覚，痛覚，温度覚などの表在感覚と，運動覚，位置覚，振動覚などの深部感覚からなる）と，視覚，聴覚，味覚，嗅覚，平衡感覚など特殊な感覚器官が刺激を受容する特殊感覚，および，内臓に分布する感覚受容器による内臓感覚（おもに痛覚による内臓痛）にわかれる．これらの感覚は，身体の末梢にある受容器が刺激されて生ずる神経のインパルスが求心神経を経て大脳皮質の感覚野に到達して感じるものである．

　一方知覚は，感覚を認知することをいう（perception）．認知は大脳皮質感覚連合野の働きによるもので，感覚に意味付けが加わる．聴覚を例にとると，高い音や低い音というのは感覚であり，人の声や音楽を瞬間的に区別するのは知覚である．誰の声か，何の曲かを認識するのはさらに高次の大脳の働きによる．現在の医学では基礎・臨床ともに感覚と知覚を上のように区別して用いるが，以前は感覚と知覚を同じ意味で用いたことがあり，現在もその使い方が存在する．表13-4の知覚障害は，感覚障害の意味である．

表13-4 転倒・転落の要因（患者側）

身体的機能	運動・知覚障害，言語・視力・聴覚障害，骨・関節の異常（骨粗鬆症，骨転移，拘縮・変形），筋力低下
精神的機能	理解力・判断力低下，不眠・不穏，多動，徘徊など
活動状況	車椅子，歩行器，杖使用，移動に要介助，点滴類，胃管，ドレーン類，採尿カテーテル
薬剤の服用	鎮痛薬・睡眠薬，降圧・利尿薬，筋弛緩薬，向精神薬（睡眠薬を除く）など
排泄	障害あり，要介助，頻尿，夜間尿，下剤，ポータブルトイレ使用
当日の状態	発熱，貧血，脱水，腹水，食事摂取量，検査後，手術後，リハビリ訓練中
今までの生活状況	過去に転倒，失神，めまい，けいれん発作あり
環境の変化	入院・転入後10日以内，ベッド・トイレ・浴室不慣れ
性格	自立心強い，遠慮深い，我慢強い

（畑仲, 2007）[6]

表13-5 転倒・転落の要因（施設側）

環境整備	廊下，ベッドサイドなどに障害物，防火扉の不備
ベッド	高さ，大きさの不適，柵の不適切な使用
ナースコール，床頭台	位置が不適切
床の状態	滑りやすい，つまずきやすい（清掃中，床の材質，敷物，段差など）
構造，表示	どこに何があるか分かりにくい，暗い（照明の不足）

（畑仲, 2007）[6]

表13-6 転倒・転落の要因（医療・ケア提供者側）

リスクに対する意識が低い
患者の危険度の把握が不十分
監視体制の不備：センサー類不十分，多忙
入院・転入患者へのオリエンテーションが不十分
睡眠薬等与薬後の注意，観察不十分
適切な履物・衣服の選択，歩き方の指導が不十分
補助具，ポータブルトイレ，点滴架台の選択や設置場所が不適切
車椅子のストッパー，安全ベルトのし忘れ，介助運転不慣れ

（東京都病院経営本部サービス推進部サービス課：転倒・転落防止対策マニュアル）
（畑仲, 2007）[6]

転落防止対策マニュアルによるものであるが，高齢患者には多くの転倒・転落のリスクがある．

実際に，判断力の低下した高齢患者が，1人で危険な動作を行い転落し外傷を負った事件で，管理責任を果たさなかったとして病院を訴えた事例もあり，頻度が高い転倒・転落の防止にはここまでの配慮が必要であることを示す事例として述べた．

参考文献

1）黒川　清，他：医療事故は予防できるか—安全な医療を提供するために—．学術会議叢書9．日本学術協力財団，2005.
2）野崎和義：コメディカルのための医事法学概論．ミネルヴァ書房，2011.
3）篠原一彦：医療のための安全学入門．事例で学ぶヒューマンファクター．丸善，2005.

4）　嶋森好子：医療事故は防止できるか—看護師による医療事故の実態—．黒川　清，他．
医療事故は予防できるか．日本学術協力財団，2005，p.36 ～ 56.
5）　奈良信雄：院内感染防止対策，医療従事者のための医療安全対策マニュアル．日本医
師会，119 ～ 122，2007.
6）　畑仲卓司：転倒転落防止マニュアル，医療従事者のための医療安全対策マニュアル．
日本医師会，174 ～ 175，2007.

14章 災害医療

　平成23（2011）年3月11日，マグニチュード9.0の巨大地震が東北地方太平洋沿岸を襲った．これは大津波を引き起こし，沿岸の市町村が壊滅的な被害を受けた．半年後の9月16日の時点における人的被害は死者15,790名，行方不明4,056名である．さらにこの津波によって福島第一原子力発電所が被災し，原子炉建屋の水素爆発などによる放射性物質の大気中への放出は，半径20 km圏内の住民に避難と生活上の規制を余儀なくさせた．

　大規模災害時には，特別な医療体制が必要となる．大規模災害は，**表14-1**に示す火山噴火，大地震，大津波，台風・洪水など自然災害の他に，列車事故，航空機事故，火災，原子炉事故，重症感染症など社会生活における災害，核兵器（N），生物兵器（B），化学兵器（C）などのテロリズムと種々なものがある．

　医療従事者はどのような立場であっても，突発的な災害に際して，適切に行動することが求められる．そのためにはわが国の災害医療体制，そして近年の大規模災害から得られた教訓を理解する必要がある．

表14-1　大規模災害の例

自然災害
火山噴火（普賢岳噴火）
大地震（関東大震災，阪神・淡路大震災，東日本大震災）
大津波（三陸沖が頻回．1933年，死者2,986人，津波最高24 m）
台風（伊勢湾台風1959年，死者・行方不明者5,041人），洪水， 　　ハリケーン（カトリーナ），サイクロン

交通災害，火災，他
列車事故（福知山線事故）
航空機事故
火災（人口密集地帯・建物）
原子炉事故（チェルノブイリ）
重症感染症（新型インフルエンザ，新型コロナウイルス感染症）

テロリズム
核兵器（N）
生物兵器（B）
化学兵器（C）

Ⅰ　自然災害の例

❶ 阪神・淡路大震災

　阪神・淡路大震災は，1995年1月17日早朝，マグニチュード7.3の直下型大地震として神戸地方を襲った（**図14-1**）．この地震では住宅地の被害が多く，倒壊した建物からの被害者の救出に大きな課題を残した．外傷を受けた被災者の救出は時間（hours）の問題である．**表14-2**に阪神・淡路大震災と，その対応の遅れの反省に基づいた新潟県中越地震（2004年10月23日）の国家レベルの対応の時間差を示す．各レベルの対応の迅速化が得られたことがわかる．

　医療の視点から，阪神・淡路大震災における教訓を2人の専門家の意見として**表14-3，4**に列挙する．救急医療の指導的立場にあった村山良雄氏は，情報収集と伝達の重要性およびライフラインの確保を重要事項として挙げている．災害医療を担う医療機関が被災した場合，全体の指揮をとる災害医療センターの役割にも限界がある．"正しい（right）情報を，正しい場所で，正しい時に，正しい人に，正しく伝える"ことは実際上困難であるが，災害

図14-1　阪神・淡路大震災

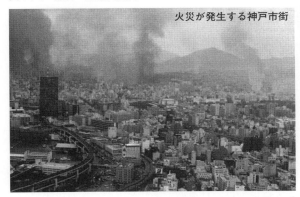

火災が発生する神戸市街

阪神大震災の概要と経過
発生年月日：1995年1月17日5時46分
震源地：淡路島北部（北緯34度36分，東経135度02分）
震源の深さ：16 km
規模：マグニチュード7.3
人的被害：死者 6,433名 　　　　　行方不明者：3名 　　　　　負傷者　重傷 10,683名 　　　　　軽傷 33,109名 　　　　　計 43,792名

（週刊医学界新聞2615号，2005）[1]

表14-2　阪神・淡路大震災と新潟県中越地震における関係機関のレスポンスの比較

関係各機関の動き	阪神・淡路大震災	新潟県中越地震
消防庁災害対策本部設置	3時間14分後	0分後
政府レベルの災害対策本部設置	4時間14分後	4分後
陸上自衛隊による偵察開始	1時間28分後	36分後
政府レベルでの対策会議開催	12時間44分後	1時間 4分後
政府レベルでの記者会見	10時間14分後	1時間24分後
政府調査団の出発	8時間44分後	3時間18分後

内閣府防災担当のホームページ（http：//www.bousai.go.jp），阪神・淡路大震災教訓情報資料集（http：//www.hanshin-awaji.or.jp./kyoukun/index.html）掲載のデータをもとに作成．

（週刊医学界新聞2615号，2005）[1]

表 14-3 阪神・淡路大震災からみた災害医療の問題点

情報収集と伝達
　通信手段：携帯電話，インターネット，公衆電話，通じるものを
　情報の質：正しい情報を，正しい場所で，正しい時に，正しい人に，効果的に伝え
　　　る（正しい＝適切な，right）
ライフラインの確保
　水と熱源
今後の課題
　1）災害拠点病院
　2）災害教育：災害に関する知識を一般，医療者に普及
　3）国家レベルの DMAT 設立
　　　（DMAT：Disaster Medical Assistance Team，東京都では災害時に指定 7 施設
　　　から災害医療チームを派遣するシステムを 2004 年に発足）

（村山良雄：阪神・淡路大震災の教訓，2005）

表 14-4 阪神・淡路大震災における看護学校の経験（災害発生時になにができるか）

1995 年 1 月 17 日　地域病院付属看護学校の教務主任

＜震災直後＞
・学生（寮），職員一人ひとりが主体的にとる活動の把握と支援
・寮生の安全確保，職員・関係者の安全確保
・寮生の生活（食事等）の手配
・隣接病院との連携による支援活動
・授業，入試など学校運営の決定と手配
＜震災から数日間＞
・救護・支援活動（病院，避難所）
・授業，入試
・ボランティアの受け入れ

大切なことは，①情報の集中化，②管理組織の明確化，③リーダーシップ

（三好さち子，広島県立保健福祉大学教授，2003）

　医療においては，情報の質はもっとも大切な要素である．この場合，"right"の意味は正しい，適切なという意味である．村山氏は今後の課題として，①災害拠点病院の機能，②災害教育，③DMAT（後述）の設立をあげている．

　2011 年の東日本大震災では，日本赤十字社を中心とする災害救助活動，およびDMATの活動は目立ってよく機能したと伝えられる．一方，一般国民に対する災害教育は，福島原発の事故による放射性物質の放出とその汚染に関する風評被害のひどさから，きわめて不十分であることが明らかとなった．これは教育というよりも，国民の文化レベルの問題と理解すべきであろう．

　阪神・淡路大震災の時，震災地域の看護専門学校の教務主任であった三好さち子氏は，震災直後の学生，職員に対するケアと傷病者への支援活動の具体的内容を**表 14-4** のようにまとめた．そして現場の経験から，大切なこととして，①情報の集中化，②管理体制の明確化，③リーダーシップをあげた．いずれも災害時に重要な事項である．

❷ 東日本大震災

　平成23（2011）年3月11日の東日本大震災は，マグニチュード9.0の大地震と三陸海岸を襲った大津波により巨大な被害をもたらした．

　この大震災における救助医療の活動としては，石巻赤十字病院を拠点とした全国から参加した日赤救護班の活躍が目立った．日本赤十字社は戦時救護を目的に設立された経緯があり，災害救助は本務の一つとされる医療組織である．DMAT（後述）は地震当日から全国から到着し活動を開始したが，阪神・淡路大震災の場合（**表14-3**）と同様に，水，電気のライフラインが使用できないために活動が制限された．また，この災害の死者15,000人以上が検死されたが，その90%以上は津波による溺死であり，救命活動の対象とならなかった．

　医療上の問題としては，避難高齢者の低体温症による死亡，種々な異物の吸引による「津波肺」，感染症，精神症状などがあげられる（**表14-5**）．

　表14-5　東日本大震災における災害救助医療

■ **DMAT**
・直後（3月11日）より全国から到着
・水，電気が使えず活動制限
■ **日赤救護班**
・約500人を投入
・石巻赤十字病院を拠点に活動
■ **全国組織による救援体制**
日本医師会（JMAT），日本薬剤師会・製薬団体（薬品供給），日本看護協会，他
■ **医療上の問題**
・避難高齢者の死亡（低体温症）
・「津波肺」（海水，病原微生物（水，土壌由来），油，他）
・感染症（施設による差，手洗い消毒の重要性）
・こころのケア（PTSD，うつ，他）

Ⅱ　わが国の災害医療対策

❶ 法律

　自然災害をおもな対象とした法律は，昭和22（1947）年に公布された**災害救助法**が基本である（**表14-6**）．「災害に際して，国が地方公共団体，日本赤十字社，国民等の協力のもとに応急的に救助を行い，被災者の保護と社会秩序の保全を図る」ことを目的とする法律である．救助義務者は知事であり，費用負担は国と都道府県が行う．

　台風や異常低気圧による河川の氾濫による洪水は，しばしば都市部やその周辺地域を襲う．河川の管理者から事前の堤防決壊対策に自衛隊の出動が求められることがあり，一刻を争う作業に対して知事の決裁を待つ間に河川が

表14-6 災害救助法と災害対策基本法

災害救助法 （1947年公布）	災害に際して，国が地方公共団体，日本赤十字社，国民等の協力のもとに応急的に救助を行い，被災者の保護と社会秩序の保全を図ることを目的とする法律. 救助義務者は知事. 費用負担は国と都道府県. 阪神淡路大震災（兵庫県南部地震）の際には兵庫県内の20の市町村が適用を受けたが，救助費用は国と兵庫県が負担した.
災害対策基本法 （1961年公布）	伊勢湾台風を契機に制定. 国，地方公共団体等による防災体制の確立と責任の所在の明確化を図り，防災計画の作成，災害予防，応急対策，復旧等の事業，および防災に関する財政金融措置等の基本を定めている.

決壊し洪水をもたらす事例がある. **表14-2**に示すような救急対応の迅速性は行政に求められ，現実の災害対応は結果が明確なかたちで示される. これは医療従事者の職務行為と基本的に共通するものである.

　超大型台風に高潮による被害が重なり，死者・行方不明者約5,000人を出した伊勢湾台風（昭和34（1959）年）を契機に，**災害対策基本法**（昭和36（1961）年公布）が定められた. その主旨は，国および地方公共団体による防災体制の確立と責任の所在を明確化し，防災計画の作成，災害予防，応急対策，復旧などの事業および財政措置の基本を定めたものである.

　災害に対するおもな法律2つを述べたが，国および地方自治体は，災害に際してこれらの法律に沿って活動し，平時は災害予防のための防災計画の作成，予防訓練などを行う.

❷ 災害医療体制

1）災害医療センター，災害拠点病院

　現在わが国の災害医療体制は，国立病院機構および公的大規模病院を中心とする組織と，日本赤十字社関連施設（日赤病院など）の系統が存在する（**表14-7**）. 都道府県，二次医療圏の**災害医療センター**に加えて，公的病院を中心とする大規模病院は**災害拠点病院**に指定され，一定の災害医療対応の設備を備えている. 以上の施設に加えて，災害現場に派遣されて救護活動を行う**災害派遣医療チーム（DMAT）**が存在する.

表14-7 わが国の災害医療体制

組織
国立病院機構災害医療センター（立川）
基幹災害医療センター：都道府県に1カ所
地域災害医療センター：原則二次医療圏に1カ所
日本赤十字社関連施設：日赤病院（日赤看護師の制服は戦時服）

災害派遣医療チーム（Disaster Medical Assistance Team：DMAT）
医師，看護師，業務調整員（救急救命士，薬剤師，放射線技師，事務員など）で構成され，大規模災害や事故などの現場に急性期（48時間以内）に活動できる機動性をもった，専門的訓練を受けた医療チーム.
日本DMAT：大規模災害時，広域医療搬送，現場活動，病院支援などを行う.
都道府県DMAT：域内災害時に現場医療活動. 2004年東京DMAT発足.

2）災害派遣医療チーム（DMAT）

　DMAT（Disaster Medical Assistance Team）とは，「大地震及び航空機・列車事故といった災害時に被災地に迅速に駆けつけ，救急医療を行うための専門的な訓練を受けた医療チーム」である（日本 DMAT 活動要領）.

　チームの要員（構成員）は，医師，看護師のほか救急救命士などの医療職，事務員からなり，補助要員として DMAT 活動の後方支援（ロジスティックス）を行うスタッフもいる.

　DMAT の機能は，広域および域内の医療搬送，広域医療搬送拠点における臨時医療施設（ステージングケアユニット，SCU），被災地内の病院支援，現場活動などである（**表 14-7**）.

　DMAT の要員は，DMAT 登録者として DMAT 隊員証をもつ．DMAT 登録者は国立病院機構災害医療センターなどで実施される「日本 DMAT 隊員養成研修」を修了し，厚生労働省に登録されたものである.

　DMAT はその規模により日本 DMAT，都道府県 DMAT，DMAT 指定医療機関に分かれる．DMAT 指定医療機関は，DMAT 活動に必要な人員，装備をもち，都道府県から指定された医療機関であり，平成 23（2011）年 3月の時点で全国 387 施設，703 チーム，約 4,300 人からなる.

　DMAT の派遣については，災害対策基本法に基づく防災基本計画に，災害時には国，日本赤十字社および被災地域外の地方公共団体が DMAT を編成し，さらに必要に応じて指定医療機関からの DMAT の派遣を要請することが定められている.

Ⅲ 災害時救護医療のキーワード

　災害時の救護医療の基本は人命救助である．医療チームに被災者が届けられる過程における消防，警察，自衛隊，医療関係者の連携において，①指揮命令系統の統一・一元化，②各組織の連携，③情報システムの統一・一元化が迅速な救命活動の鍵となる（**表 14-8**）．時間とともにがれきの中の犠牲者の救命は困難となるが，災害の都度報道されるように，例外は存在する.

　現場における救護医療の要点は 3 つの T，すなわち，**トリアージ**（選別，Triage），**処置**（Treatment），**搬送**（Transportation）である.

❶ トリアージ

　トリアージは選別を意味する言葉で，そのまま用いられる．災害が起こり同時に多数の被災者が発生した状況で，できるだけ多くの救命効果を得るために，傷病者を重症度と医療処置の緊急性によって分別し，治療の優先度を決定することをいう（**表 14-9**）.

　トリアージは多数の被災者を分別することから，災害現場，あるいは搬送

表 14-8　災害時救護医療のキーワード

1. search and rescue ＝被災者の発見・救助
   ・時間経過とともに生存者は減少する．例外の存在
2. incident command system（ICS）＝指揮命令系統
   ・危機管理における組織形態の標準化，用語の統一
   ・情報システムの統一
   ・指揮命令系統の統一：消防，警察，医療関係者，自衛隊など多くの部門が現場で活動
3. 3つのT：Triage, Treatment, Transportation
   ・Triage：選別．多数の傷病者について，できるだけ多くの人を救命するために治療の優先順位を決めること．呼吸，循環，意識，歩行を指標
   ・Treatment：応急手当．気道（airway），呼吸（breathing），循環（circulation）
   ・Transportation：搬送．トリアージに応じて緊急搬送．受け入れ機関の確保と分散が必要

表 14-9　トリアージ

■ Triage は選別の意味．人材・資源が限られる災害医療において，最善の救命効果を得るために，多数の傷病者を重症度と緊急性によって分別し，治療の優先度を決定すること．

■ トリアージタグ（国として統一規格有）
黒：カテゴリー0．死亡もしくは救命不可能
赤：カテゴリーⅠ．生命にかかわる重篤な状態．一刻も早い処置で救命の可能性
黄：カテゴリーⅡ．生命にかかわる重篤状態でないが，早期に処置が必要
緑：カテゴリーⅢ．救急搬送の必要がない軽症なもの

搬送・救命処置の優先順位はⅠ，Ⅱ，Ⅲ，0の順．

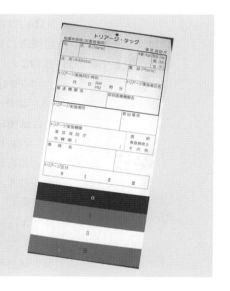

された病院の入り口の手前で行い，早い医療処置を必要とする者だけを病院内に誘導する．トリアージを行う医師は，カテゴリーを判断してトリアージタグを患者につける．トリアージのカテゴリーは国際的に統一されており，わが国も，国としての統一規格でタグが色分けされている（**表 14-9**）．

　トリアージのカテゴリーは4段階ある．死亡または救命処置を行っても救命不可能と判断されると，カテゴリー0として黒色のタグがつけられる．生命にかかわる重篤な状態で，早い処理で救命の可能性がある場合はカテゴリーⅠとして赤色のタグをつける．生命にかかわる重症ではないが早期の処置が必要な場合はカテゴリーⅡ（黄色），早急な処置を必要としない軽症者はカテゴリーⅢ（緑色）に分類される．

　救命不可能だがまだ心肺停止に到らない傷病者に黒色のタグをつけるのはきわめて困難である．医療者として大きな決断が求められる．

Ⅳ サリン事件

テロリズムに用いられる兵器として、核（N）、化学物質（C）、生物製剤（B）が知られているが、その対象は特定の個人から不特定多数まで種々である。

現代のわが国はテロとは無縁の平和国家と考えられてきたが、平成6（1994）年および7（1995）年の松本市および東京地下鉄のサリン事件は世界的に注目された化学的テロリズムであり、災害医療の観点からも多くの教訓を残した。サリンは有機リン系の農薬の開発途上で発見された毒物であり、生体への効果、症状、治療も両者は基本的に同じである。

❶ 有機リン農薬

有機リン農薬は1930年代、殺虫剤としてドイツで開発され、第二次世界大戦後世界中で農薬として使用された。5価のリン原子を中心にもったリン酸エステルであり、アセチルコリンエステラーゼ（AchE）の作用を阻害して、昆虫などの神経伝達を障害し殺す効果をもつ。わが国でも多くの有機リン農薬が使用され、戦後の米の大増産に寄与した。

有機リン農薬は、田畑への噴霧により散布したが、防具使用の不徹底などによって農薬の吸入や皮膚への接触により使用者にも中毒症状が頻発した。よく使用されたパラチオンの中毒統計（厚生省薬務局）によると、1950年代には年間最高1,887人（1954年）の中毒患者と86名（1956年）の散布による死亡者があった。さらに有機リン農薬は自殺、他殺にも使用され、それにより年間最高522人（1958年）が死亡した。

農薬における有機リン中毒症状は、**表14-10**に示すとおりである。これらの症状はサリン中毒事件においてもまったく同一であった。中毒症状は、原因薬物と生物のアセチルコリンエステラーゼ（AchE）（アセチルコリンの分解酵素）とが結合して、アセチルコリンが分解されなくなって体内にあふれかえる結果生ずる。身体の中でアセチルコリンを神経伝達物質とする神

表14-10 有機リン中毒症状

分類	血漿ChE活性残存率(%)	ムスカリン様症状	ニコチン様症状	交感神経症状	中枢神経症状
軽 症	50〜20	食欲不振、悪心、嘔吐、腹痛、下痢、発汗、流涎、胸内圧迫感			倦怠感、不安感、頭痛、眩暈
中等症	20〜10	強制排尿便、眼がかすむ、縮瞳、蒼白	筋線維性れん縮（眼瞼、顔、全身）	血圧上昇頻脈*	言語障害、興奮、錯乱
重 症	10〜0	気管支より分泌増加（口から泡をふく）、湿性ラ音、呼吸困難、チアノーゼ、肺水腫	けいれん（全身）、呼吸筋麻痺		意識混濁、昏睡、体温上昇（37〜38℃）

* 白血球増多、13,000〜15,000/mm^3、糖尿も現れる。

（上田、1975）[4]

経系の作用が過剰になると、副交感神経活動が亢進して**表14-10**のムスカリン様症状が生ずる。これは縮瞳、悪心・嘔吐・腹痛・下痢などの消化器症状、気管支分泌過剰・呼吸困難・肺水腫などの呼吸器症状が主である。中枢神経の症状（ニコチン様症状も含む）としては、頭痛、興奮、錯乱、意識混濁、全身けいれん、呼吸麻痺などが出現し、最重症の場合は死亡する。

検査所見としては、体内のAchEの活性がもっとも正確な重症度の指標となるが、測定が煩雑であるために、血漿中のコリンエステラーゼ活性（偽性コリンエステラーゼを含む）を測定して代用する。

有機リン中毒の治療は、原因療法と対症療法がある。原因療法としては、AchEと有機リンの結合を断ち切る作用をもつPAM（pralidoxime iodideまたはchloride）を投与する。PAMは、有機リン農薬を製造していた企業が、中毒の解毒薬としてあわせて製造していたものである。PAMの効果は従来中毒の被災時点から2時間までしか有効でないといわれていたが、わが国のサリン事件の経験で5時間以上有効であることが確かめられた。

対症的治療法としては、①気道確保、②アセチルコリンの拮抗薬であるアトロピン投与、③鎮静剤、抗けいれん薬、④激しい嘔吐、下痢、発汗による脱水に対する大量輸液などである。

② 化学兵器サリン

化学兵器としてのサリンは、1938年ドイツで農薬開発の過程で偶然発見され、強力な毒性のために化学兵器として開発された。同様の有機リン化学兵器はドイツで開発され（GA，GB，GD），のちに英国でも開発された（VX，1950年代）。その構造式はいずれも5価のリン原子を中央にもつリン酸エステルであり、有機リン農薬と同じである（**図14-2**）。

毒性は、農薬の場合と同じくアセチルコリンエステラーゼに結合してその作用を低下させて、アセチルコリンの体内濃度を増加させることによる。その作用は農薬よりもはるかに強力であり、サリンは1滴皮膚に垂らすと死亡する（人の致死量＝0.01 mg/kg体重）ほどである。これらの有機リン化学兵器は、その毒性から神経剤（nerve agents）とよばれる。

しかし、ドイツは第二次世界大戦ではこれらの化学兵器は使用しなかった。人体の中毒の報告は、米軍の貯蔵施設における兵士の軽微な被災報告だ

---

column

サリン（Methylphosphonofluoridic acid l-methylethyl ester）

発見者のSchrader，Ambros，Rudriger，van der Lindeの4人の頭文字をとってsarinとよんだ。

室温で液体、揮発性あり。融点マイナス57℃。沸点147℃（1気圧）

人の致死量：0.01 mg/kg体重

気体によるLD$_{50}$：100 mg-min/m^3

（長倉三郎，他：岩波理化学辞典第5版．岩波書店，1998）

（内藤裕史：中毒百科．南江堂，2001.）

図 14-2　化学兵器としての有機リン剤（神経剤；nerve agent）

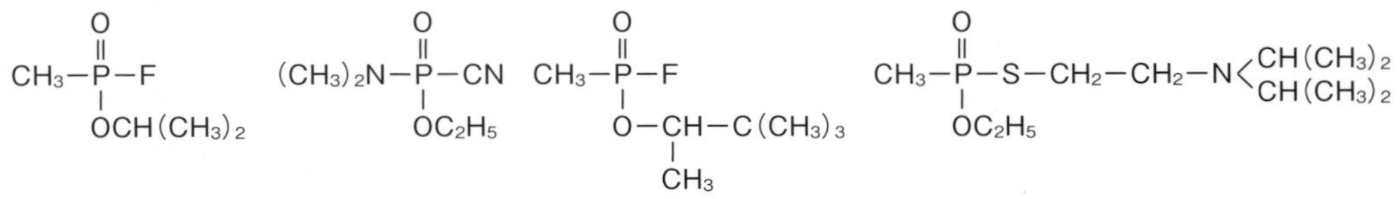

$$CH_3-P(=O)(OCH(CH_3)_2)-F$$ サリン（GB）

$$(CH_3)_2N-P(=O)(OC_2H_5)-CN$$ タブン（GA）

$$CH_3-P(=O)(O-CH(CH_3)-C(CH_3)_3)-F$$ ソマン（GD）

$$CH_3-P(=O)(OC_2H_5)-S-CH_2-CH_2-N(CH(CH_3)_2)_2$$ V-agent（VX）

けであったが，イラクのサダム・フセイン政権は1988年，同国北部のクルド族に対してサリン攻撃を行い，約5,000人を殺害した．英国調査団が現場でサリンの代謝産物を検出したが，被災者は全員死亡したため医学的データは得られなかった．

❸ 松本サリン事件

　平成6（1994）年6月の梅雨の夜，松本市の住宅街でサリンが放出され，近隣のアパート，社員寮などの共同住宅の住民7名が死亡，被災者500名以上の犠牲者が出た．

　使用されたサリンは純度70％，12リットルで，トラックの架台に放出装置（電熱板に滴下，蒸発させてファンで放散）を置いて放散させた．7名の死者は全員自宅の居間あるいは浴室で被災したが（**表14-11**），サリン放出場所から風下80〜100mの集合住宅3カ所の2〜4階に居住していた．当日は梅雨の夜半，現場の気象条件は気温20.4℃，湿度95％で南西の風0.5m（23時）であった．ある重症被災者は，窓を開けると白い煙が流れており気分が悪くなったと述べており，サリンの蒸気が被災者の家屋に窓や換気口から入り込んで致死的な中毒を生じさせたと考えられ，サリンの毒性の強さを推察させる．

　入院加療者，外来受診者，症状があるがそのまま様子をみた者，合計471名についての自覚症状の頻度を**図14-3**に示す．眼前の暗さ，視野狭窄などの縮瞳の症状，頭痛，眼痛，息苦しさなど重症度により頻度が異なる症状があり，これは翌年の東京地下鉄サリン事件における被災者のトリアージに役立つ結果となった．

　毒物の検査は，松本保健所が翌朝現場付近の空気，池の水などを採取し規定の毒物検査を行ったがすべて陰性であり，長野県衛生公害研究所が池の水の質量分析で得られたピークを，毒物のライブラリーと対比検索した結果，サリンとサリンの代謝産物が検出された．

表14-11　松本サリン事件死亡者の状況

症例	年齢，性別	傷害場所	死亡（発見）場所	受傷後死亡までの時間
1	26，男	居間	台所・食堂	中毒直後（推定）
2	19，男		台所・食堂	中毒直後（推定）
3	29，女	居間	居間	中毒直後（推定）
4	53，男	居間	居間	中毒直後（推定）
5	35，女	居間	廊下	1時間以内（推定）
6	45，男	浴槽	浴槽で発見 （2時間半後）	救命処置に無反応， 3時間後死亡宣告（A病院）
7	23，男	居間	居間で発見 深昏睡 自発呼吸あり	けいれん重積状態， 5時間後死亡（S病院）

図14-3　松本サリン事件被災地域住民の自覚症状

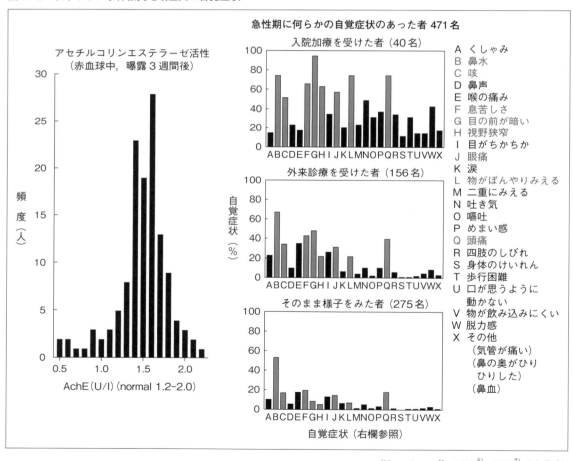

（Yanagisawa 他，1995[5]，2006[7] より作成）

④ 東京地下鉄サリン事件

平成7（1995）年3月20日，月曜の朝8時，霞が関に向かう地下鉄3路線，5車両で，純度30％のサリン3リットルを分散して入れた11個のプラスチック袋を，犯人が傘の先で破り放出させた．

ラッシュアワーで通勤客が込み合う地下鉄車両であり，被災者は5,000人を越えた．死者は12名であり，被災から死亡までの時間は被災後1時間以内2名，1〜3時間4名，21時間〜80日6名と，松本サリン事件の場合よりも緩やかであった．

⑤ 両サリン事件の経過と対応

サリンによる世界で初めての集団中毒事件として，両事件は世界の軍事および医療関係者から注目された．急性期を過ぎてからの対応として医学的に重要であったのは，症状の経過と後遺症であった．

サリン中毒の特徴として，「重篤な被災者が適切な治療により急速に改善する」ことがある．全身けいれんの重積状態で昏睡の被災者が大量のアトロピン，抗けいれん薬，輸液によって後遺症なしに回復した．追跡調査は，松本においては急性期の有所見者に対して松本市，松本保健所，信州大学医学部附属病院が共同で10年間にわたり健康診断を含めて実施した．

その結果では，器質的な神経所見は2年以内にすべて消失し，検査所見も正常化した．しかし5年以上にわたって，忘れやすさ，集中力の低下，抑うつ気分などの精神症状は残存した．PTSDは少数（松本サリン事件5年後の時点で6名）に認められた．

米国政府は1995年7月，ボルチモアにおいてテロリズム対策国際会議を開催した．サリン事件が大きなトピックで，松本と東京両事件の医学的対応について日本の専門家が報告した．米国の軍事専門家の分析として，東京地下鉄サリン事件は警察庁による上九一色村のオウム真理教本部の手入れに先

▼ column

PTSD（心的外傷後ストレス障害）

PTSD（posttraumatic stress disorder）は，解釈によって種々に使い分けられる，むずかしい用語である．

心的外傷は，強い恐怖，無力感または戦慄を生ずるような，死または重症を負うような外傷的出来事を体験，目撃または直面することによって生ずる「こころの傷」をいう．これをトラウマ体験という．

そのような心的外傷あるいはトラウマ体験を繰り返し苦痛を伴う思い出，夢として体験し，あるいは類似の出来事を目撃したりメディアを通じて見聞きすると，強い心理的苦痛や過剰な生理的反応を生じ，その結果，不眠，易刺激性，集中困難，過剰な驚愕反応を生ずる状態が持続するのがPTSDである．

外傷的出来事がふたたび起こったかのように行動したり，感じたりするエピソードをフラッシュバックという．このような状態は自然の反応として生じうるものであり，実際の出来事から1カ月未満のものは急性ストレス障害（ASD）とよばれ自然回復の可能性が高い．1カ月以上続く場合にPTSDと診断し，3カ月以内を急性PTSD，3カ月以上持続するものを慢性PTSDという（DSM-Ⅳ診断基準）．

図14-4　アトランタオリンピックのサリン対策

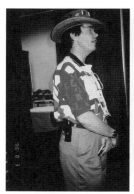
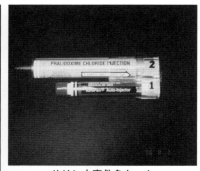

サリン中毒救急キット

医療スタッフ

（奥寺　敬氏：信州大学医学部附属病院救急部提供，1996）

立つ反撃（counter attack）であり，当然予測された事件について関係者との連携をまったく取らなかったことへの批判がなされた．

　また，翌1996年秋のアトランタオリンピックでは，救護班のスタッフはすべてサリン中毒の救急キットを身につけており（**図14-4**），米国のテロリズム対策の実行力を象徴的に裏付ける光景であった．

V　生物テロリズム

　生物テロは，米国では感染性，重篤度，社会的影響から最優先課題とされている．疾患としては，天然痘，炭疽，ペスト，ボツリヌス毒素，野兎病およびエボラ出血熱をはじめとする各種出血熱である．このうち炭疽菌は郵便物に入れられて，複数の被害者を出した．

　わが国はそれをうけて炭疽と天然痘が検討された（2003年総務省，消防庁）．その概要を**表14-12**に示す．

表14-12　"生物テロ"に使用の可能性がある生物剤

■感染性，重篤度，社会的影響から最優先対策（米国）
■天然痘，炭疽，ペスト，ボツリヌス毒素，野兎病，各種出血熱
■わが国では炭疽と天然痘を検討（2003年総務省，消防庁）
　初動措置（炭疽菌の場合）
　　国は対処計画に沿って緊急参集会議を開催
　　官邸に対策室，対策本部を設置
　　関係機関および地方公共団体が連携して処置
　　　1）原因物の処理，汚染区域の閉鎖，汚染の調査，除染
　　　2）汚染区域の立ち入り者の検診，抗生物質の予防投与
　　　3）当該区域住民への広報→症状あれば医療機関へ
　　　4）当該区域の保健医療機関，警察，消防に対して注意を喚起
　　　5）国立感染症研究所等において病原体の診断

Ⅵ 新型インフルエンザ

　鳥インフルエンザの H5N1 型ウイルスは，強力な毒性を有するインフルエンザウイルスとして，2007 年にアジア地域で流行し，罹患者は比較的少数だが感染者のうちの死者は高率であった．その大流行（**パンデミック**）がここ数年警戒されている．その後，毒性の弱い A/H1N1 型ウイルスによるインフルエンザが 2009 年に世界的流行を生じ，わが国では北米，メキシコからの空路伝播が大問題となった．政府の"新型インフルエンザ"（A/H1N1）対策総括会議は，平成 22（2010）年 6 月に報告書を出した．そのなかで，①病原性等に応じた柔軟な対応，水際作戦・学校閉鎖等の感染拡大防止策の限界と実行可能性，②迅速かつ合理的な意思決定システム，③地域間の協議と事前準備，④感染症危機管理にかかわる体制の強化，⑤法の整備，などが提言された．平成 21（2009）年春の，北米からの航空機の徹底した検疫は，外国人から異常と思われたが，成田空港と関西空港での検疫の差は結果として神戸地域の感染患者の複数出現をもたらした．わが国での死亡率は低く，重症化はまぬがれたが，検疫実施体制のテストとしては有意義な水際作戦であった．

　2019 年 12 月に中国で発生し，その後全世界に拡散した新型コロナウイルス感染症 COVID-19 は，世界保健機関（WHO）により**パンデミック**と指定され，社会的に日常生活と経済活動に大きな制約をもたらした．2022 年 8 月段階の世界の感染状況は，感染が先行・波及した欧米先進国では集団免疫獲得が期待できる状況に達したものの，日本を含む中規模感染国では警戒が続いている．

　2022 年 7 月末に，世界保健機関（WHO）は，直近 1 週間の新型コロナウイルスの感染者数が，日本では 97 万人と世界最多となったと発表した．日本は 7 月上旬から COVID-19 の第 7 波の感染拡大期に入り，オミクロン株といわれる変異種が若年者の間に症状が目立たない形で感染を拡げた．ただ，人口 100 万人あたりの新規感染者は約 1 万人であり，過去には人口 100 万人あたりフランスでは 3 万 5 千人，英国で 2 万人，米国で 1 万 5 千人を超えており，2022 年 10 月末現在 [12]，人口全体に対する感染者の率は日本の 17.6％に対し，これらの欧米 3 国では 29.6 ～ 56.8％とはるかに高い．

　いずれにしても，中世のペスト，さらに 1918 年以降のスペイン風邪（嗜眠性脳炎）に匹敵する世界的感染症となっている．

参考文献
1) 週刊医学界新聞．特集 災害医療はどこまできたか．阪神淡路大震災と松本・東京地下鉄両サリン事件の経験を未来につなげるために．第 2615 号．2005 年 1 月 3 日．
2) 集団災害救急 1995．救急医学，19：10 月臨時増刊号，1995．
3) 日本 DMAT 活動要領（平成 22 年 3 月 31 日改正）
http://www.dmat.jp/katudou.pdf

4）上田喜一，西村正雄：農薬による中毒．有機リン剤．池田良雄他編，中毒症－基礎と臨床－．175 〜 185，朝倉書店，1975．

5）柳澤信夫編：松本市包括医療協議会．松本市有毒ガス中毒調査報告書．1 〜 167，1995．

6）村上春樹：アンダーグラウンド．13 〜 727，講談社，1997．（講談社文庫，1999 にも収載）

7）Yanagisawa, N., Morita, H., Nakajima, T.: Sarin experiences in Japan: Acute toxicity and long-term effects. J. Neurol. Sci., **249** : 76 〜 85, 2006.

8）金吉晴編：心的トラウマの理解とケア．じほう，2001．

9）井上尚英：生物兵器と化学兵器．中公新書．中央公論社，2003．

10）厚生労働省：健康：新型インフルエンザ（A/H1N1）対策関連情報
http://www.mhlw.go.jp/bunya/kenkou/kekkaku-kansenshou04/

11）上田博三：新型インフルエンザ対策の経緯．日本公衛誌，**57** : 157 〜 165，2010．

12）米国ジョンズ・ホプキンス大学集計他．2022 年 10 月 31 日午後 8 時（日本時間）現在．読売新聞 2022 年 11 月 1 日朝刊．

15章 医の倫理，患者の権利

　倫理という言葉は，中国の古書「礼記」により，人倫のみちすなわち実際道徳の規範となる原理とされる（広辞苑）．しかし，人倫といえば身分，家庭，年齢（長幼の序）などにおける上下関係を示す意味で用いられてきた言葉であり，現在の「倫理」の考えにはそぐわない．現代ではヨーロッパ思想の歴史に沿って，「倫理」という言葉は，もっぱら社会的な道徳，すなわち社会活動において人として守らなければならない規範，原理を意味する．一方では，社会的なかかわりを超えてひとりの人間としての「尊厳」の基盤を意味する言葉でもある．

　前者の立場でアリストテレスは，倫理の内容は社会的合意による歴史的，発展的なものとしてとらえ，一方「人間」の研究者であったプラトン，カントは永遠不変のものとした．医学，医療における倫理は，社会的な規範として用いられるのが一般的であるが，自立した医療人には「人としての倫理」も求められる．

　医療従事者の医療行為における倫理は**表 15-1** のようにまとめられる．患者・家族という職業上のかかわりをもつ他者に対する言動は，すべて倫理的規範にしたがって行われなければならない．

　表 15-2 に，西欧の医学倫理学者パウロ・ベルナルディ（1974）による医学倫理のトピックスと，現在の視点から注目される内容のメモを挙げた．その時点から約 50 年を経た現在，変わらない視点と変わった視点をみてとることができる．

　本章では，現代の医の倫理のテーマとして，まず患者の自己決定権について述べる．ついで技術はすでに確立しているが，医療行為そのものが倫理的な検討を要する生殖医療，遺伝子診断，脳死と臓器移植および緩和ケアについて述べる．ヒューマンゲノムプロジェクト，ES 細胞や iPS 細胞などの幹細胞のように臨床応用が確立していない領域の研究については，医学研究の章（第 17 章）でとりあげる．

表 15-1　医療行為と倫理

医療行為（患者の問診，診察，検査，診断，治療）のすべてと，
その過程における患者，家族に対するコミュニケーションにおいて，
医療人は倫理的規範に沿った言動が求められる．

表 15-2　医学倫理の時代による変遷

> 1. 根本原理：Albert Schweitzer　文化と倫理は分離できない．人類愛
> 2. 生命の保全：生命保全のために“水準的な措置”を採らなければならない
> 3. 産児制限：医師の助言は教科書的根拠や道徳律の要請と一致すべき
> 4. 人工授精：非配偶者間授精（AID）と配偶者間人工授精（AIH）
> 5. 人工流産，堕胎：寛大な医学的配慮と意識に基づいて進める
> 6. 不妊手術：不妊手術に関連する精神病的変化．産児制限の幻影
> 7. 産科手術（無痛分娩）
> 8. 外科手術（手術が倫理的に許される条件）
> 9. 精神医学（ロボトミーへの疑問，性転換）
> 10. 催眠術（術者の科学的教養）
> 11. 生体実験（生体解剖，患者に対する実験）
> 12. 自然療法，ホメオパチー（偽似医学）
> 13. 職業上の秘密
> 14. 病状告知
> 15. 安楽死
> 16. 医師の義務（診療，告知）

（パウロ・ベルナルディ，1974）[1]

I　患者の自己決定権

　医療は古来，医師が最良と判断するものを患者・家族に説明して実施するかたちで行われてきた．その基本はすでに**ヒポクラテスの誓い**（紀元前5〜4世紀）にみてとれる．これはあたかも，父親が子供の庇護者として子供のためにもっともよかれと考える行為を行ったり，子供に指示する父親的温情主義に似ることから，医療における**パターナリズム**として，近年**患者の自己決定権**と対比する言葉として使われるようになった．

❶ 患者の権利に関するリスボン宣言

WMA：World Medical Association

　近年，医療における患者の自己決定権を重視する動きが高まり，これは医師の世界代表機関である世界医師会（WMA）の「患者の権利に関するリスボン宣言」として1981年以来改訂を重ねて現在に至っている．

　患者の権利として，①良質の医療を受ける権利（ただし経済的視点については言及されていない），②選択の自由の権利（セカンドオピニオンを含む），③自己決定の権利（インフォームドコンセント），④情報に関する権利，⑤守秘義務の権利，⑥尊厳，宗教的支援の権利（終末期医療）などが示されている．

　リスボン宣言の内容は，現代の医療サービスにおいて守るべき指針として妥当なものとして実施されている．その内容は現在の保険医療および各専門医学会の診療ガイドラインに取り入れられていることから，詳細にわたるが，原則1〜11の骨子を**表15-3**に示す．

　この原則に関して医療の実情と問題点をいくつかの項目について述べる．

表15-3　患者の権利に関するリスボン宣言の項目

原則

1. 良質の医療を受ける権利
   * 誰でも，最善の利益に則した，良質の医療
   * 供給が限られる医療は公平な選択手続きによる
2. 選択の自由の権利
   * 医師，病院，保健サービス機関を自由に選ぶ権利
   * 治療中に他の医師の意見を求める権利
3. 自己決定の権利
   * 情報を得て検査，治療に同意，不同意する権利
4. 意識のない患者
   * 法律上の権限を持つ代理人のインフォームドコンセント
   * 緊急医療の容認．事前の意思表示（advanced directives）の尊重
5. 法的無能力の患者
   * 法的代理人の同意が必要．出来るだけ患者の意志決定を
   * 救急の場合，患者の最善の利益に即して行動
6. 患者の意思に反する処置
   * 医の倫理に合致する場合，法律が認める場合は例外的に可
7. 情報に対する権利
   * 自己の情報，説明を受ける権利
   * 第三者からの患者に関する情報は，第三者の同意なしに伝達は不可

* 情報が患者自身の生命，健康に危険をもたらすおそれがあると信ずるべき十分な理由があれば，患者に与えなくてよい
8. 守秘義務に対する権利
   * 患者情報（健康状態，診断，治療，予後など）は死後も守秘義務．ただし患者の子孫は自分の健康上のリスクに関する情報を得る権利あり
   * 患者の同意あるいは法律により情報開示
   * 個人情報保護
9. 健康教育を受ける権利
   * 健康に対するすべての人の自己責任が強調されるべき
   * 個人の健康と保健サービスについて情報を得た上で選択
10. 尊厳に対する権利
    * 患者の文化および価値観の尊重
    * 医療と医学教育で常に尊重
    * 人間的な終末期ケアを受ける権利
    * 尊厳を保ち，安楽に死を迎えるための助力を受ける権利
11. 宗教的支援に対する権利
    * 信仰する宗教の聖職者による支援を含む精神的，道徳的慰問を選択する権利

❷ 良質の医療提供の仕組み

　良質の医療は，わが国の医療提供の体制においては物理的に実施可能である．しかし，先進医療（第4章参照）を含む新しい技術や新薬については，保険医療に含めるまでに時間がかかる．それは基本的に，わが国における独自の治療研究（治験）で有効性と副作用の確認を行う必要があるからである．とくに薬については，人種により体内動態，体重などが異なることから，欧米で行われた治験の結果をそのままわが国で採用することはできない．このことについて従来は，わが国で第1相（少数の健康人に対する有害作用がないことの検証）から第2相（一定数の患者に対する効果と副作用を検討する），第3相（多数の患者を対象に二重盲検試験で有効性を確認）までの治験が求められたが，近年はメタアナリシスとして治験の評価の一部に欧米の結果を取り入れることが認められるようになった．

　また欧米で有効性が確認され，わが国で未承認の薬，とくに悪性腫瘍に対する新薬については，医師の承認のもとに患者が自己の責任において外国から直接輸入して使用することが可能である．

メタアナリシス：同じ目的で行われた複数の研究のデータをまとめて解析し，より信頼性の高い結果を得ること．メタ分析ともいう．

❸ 保険による医療の質の制限

　もとより民間保険が主流の米国においては，保険契約によって受けられる医療内容が決められている．また，公費医療が基本の英国においては，

NHS（ナショナルヘルスサービス）によりプライマリケアは迅速に受けられるが，高度医療には制限があり待機期間が長い．

わが国の公的保険医療では，保険の種類によって受けられる医療内容に差はない．ただし，一般に普及していない高度医療は，先進医療として医療機関に制限を設けるなど一定の制約がある（第4章参照）．

インフォームドコンセントについても，説明に十分な時間がとりにくい医師の多忙，医療に関する説明を十分に理解できるかという患者側の状況などの制約があるが，わが国の医療現場では通常の医療行為として確立されてきた．

❹ 患者の権利と患者の責務

医療機関，とくに病院は多数の患者と多数の医療従事者が，病気の治療という一つの目的のために作業をする組織である．そこではチーム医療というかたちで病院の職員は患者の権利に留意して作業を行う訓練を受け，行動するように義務付けられている．しかしまれながら患者のなかには，医療を一般のサービス業と誤解して，自己の要求を他の患者や医療従事者に対する迷惑行為になるかたちで主張する場合がある．これはリスボン宣言の6.「患者の意思に反する処置」に沿って，禁止しなければならない．そのために病院では，運営方針として患者の権利と並んで患者の責任，責務として周知させるのが一般的である．

患者の権利と責任については，日本の地域医療，農村医療の元祖といわれる長野県佐久総合病院の若月俊一先生が，リスボン宣言（1981）の後ただちに患者へのお知らせとして病院の正面玄関に掲示した（**図15-1**）．若月先生の足跡については，佐久総合病院医師で芥川賞作家の南木佳士氏の岩波新書「信州に上医あり」に述べられている（**図15-1**）．患者の立場に立つ医療がどのように実践されたかを知るよい参考書である．

図15-1　患者さんの権利と責任（佐久総合病院）

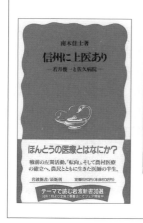

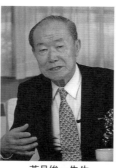

若月俊一先生

（若月, 1994）[8]

患者さんの権利と責任

一、適切な治療を受ける権利
二、人格を尊重される権利
三、プライバシーを保障される権利
四、医療上の情報の説明を受ける権利
五、関係法規や病院の諸規則を知る権利、など

これらの人間としての倫理原則をお互いに大切にしなければならない。

しかし、患者さんも、病院から指示された療養については、専心これを守ることを心がけねばならない。

医師と協力して療養の効果をあげることこそがたいせつなのである。

一九八三年一月　佐久総合病院

⑤ インフォームドコンセント

　説明と同意と訳されるが，**インフォームドコンセント**がそのままの言葉で用いられる．リスボン宣言の原則 2.「選択の自由の権利」，3.「自己決定の権利」に基づく医療行為であり，わが国でも現在定着して実施されている．インフォームドコンセントの内容は**表15-4**に示す．インフォームドコンセントは医療における自己決定権のあらわれであり，個人主義と個人の自立をもとに医療を行う米国で生まれた概念である．わが国では従来から，医療の内容は，専門家である医師がベストと考える医療を患者がそのまま受け入れる，いわゆるパターナリズム（医師の権威）に任せる習慣，さらには重大な決定を家族に任せる習慣があった．米国では，医療は主として任意の民間保険により実施されるが，保険会社も，またしばしば医療機関も会社組織であり，会社は利潤を追求することから患者の利益最優先とは別のルールによって医療が行われる実態があり，これはまったく日本とは事情が異なる．

　しかし，患者の自立という視点から，インフォームドコンセントは大切である．また，わが国においても医療行為により患者が不利益を被り民事訴訟に訴えた場合，説明を受けて合意した由が文書（同意書）で得られていなければ，医療従事者が不利となる．したがって，患者に対して侵襲となる検査・治療を行う場合，利益と不利益（risk and benefit）の視点から必要なすべての情報を伝えたことを確認する同意書をかならず得る習慣が確立している．

　インフォームドコンセントの問題点を**表15-5**に示す．患者の理解力，判

表15-4　インフォームドコンセント（informed consent）（説明と同意）

> **定義**
> 　病気とそれに対する医療行為（検査・治療）について十分に説明を受けて，何をしてもらうかを患者が選ぶ．
>
> **必要な条件**
> ・医師・看護師が十分に時間をもって説明をする．
> ・悪性の病気であっても，患者はそれを受け止める自立心をもつ．
> ・第三者あるいは他の医師の意見を容易に求めることができる（セカンドオピニオン）．

表15-5　インフォームドコンセント（IC）の問題点

> ■あらゆる医療行為について IC が必要なことは普及
> ■しかし IC は，患者に十分な理解力，判断力があり，患者と説明する医療者の双方に十分な時間的余裕が必要
> ■医師，看護師の側に十分な時間をあてる余裕がない．患者・家族の都合に合わせて勤務時間外（夜間，休日）に実施を余儀なくされる．
> ■ IC が困難な患者
> 　＊未成年：米国小児科学会は 15 歳以上で IC が必要．日本は病院により 12 歳〜20 歳
> 　＊意思の疎通困難（意識障害，認知症，他）の場合は家族など代理人の同意
> 　＊精神病患者：告知内容に制限がありうる
> 　　医療保護（強制）入院有
> 　＊がん：本人への告知率は 100% でない

断力，医療従事者側の時間的余裕の他に，患者の年齢，意思疎通困難，精神病患者，がんの告知など十分な条件が双方にそろわない場合が問題となる．とくにがんなどの難治性疾患では，重篤な副作用の危険はあるが劇的な効果をもたらす薬物が実用化されており，その使用に際しては危険性と効果，そして他の治療選択について十分な説明と同意が必要となる．近年では，他に治療法がない非小細胞性肺がんに対するゲフィチニブ（イレッサ）の副作用として重症肺炎が社会的問題となった．医療行為は薬物，手術，放射線など不自然な人体への介入を行うもので，病気の改善という利益が得られるか副作用という不利益が生ずるかを事前に予測することは困難である．その由を患者が理解して治療を選ぶのがインフォームドコンセントである．医療を提供する側の努力として，副作用のリスクとしての患者属性（性別，人種，疾患の原因，遺伝子多型など）の研究により，あらかじめ副作用のリスクを判断するためのデータ蓄積が望まれる．

⑥ セカンドオピニオン

　患者が受診している医療機関から，診療内容，治療方針について資料を得て，他の専門医師の意見を聞いて判断の材料にする行為をセカンドオピニオンという．その意味と内容のまとめを**表15-6**に示した．医師の側にとっての利点は，自己の診療行為が第三者の評価対象になる緊張感から，マンネリズムに陥ることなく，常に最大の努力で診療する覚悟を強いられる点にある．

⑦ 宗教的支援

　宗教的支援については，わが国の文化的風土が，日常生活に宗教が取り入れられている度合が少なく，国際化を含めて今後の課題であろう．現状においても，病院内に仏教，神道，キリスト教，イスラム教などの礼拝所を設けている場合がある．

表15-6　セカンドオピニオン

　患者が受診している医療機関の診療内容，治療方針について，他の医師の意見を求め，判断の材料にする行為

■診療情報の開示が必要
　＊診療録，看護記録，検査データ，画像写真などを検討資料として他医に提示する．
　＊自己の診療を他医の目にさらす緊張感は，常に最大の努力で診療する覚悟を強いる．セカンドオピニオンの意見を聞くことをプラスにする．
■健康保険の対象ではなく自由診療

Ⅱ 「エホバの証人」と輸血医療

　宗教的信条から，患者自らが医療の制限を求める場合がある．その要求が救命医療の原則に沿わない場合に医療上深刻な問題が生ずる．**エホバの証人**信者による輸血拒否の問題は，最高裁判所によって判断が示された．

　エホバの証人（Jehova's Witnesses）は世界本部をニューヨークにもつ「ものみの塔聖書協会」というキリスト教系組織で，日本では昭和 47（1972）年「灯台社」として設立された．

　その教理の特徴は，血を避けるという信条のために哺乳類の摂食を控え，医療においては他人の血液はもとより，いったん体外に取り出した自己の血液も輸血を拒否するというものである．成分輸血や人工透析（自己の血液を体外に取り出して，本来腎が行う排泄物を除去して，その血液を体内に戻す）は個人の判断によるとされるが，全血輸血は生命の危険があっても絶対拒否の立場をとり，信者はその由を記載した「医療に関する免責書状」を携帯している．

　その書状を理解したうえで，生命の危険にかかわるとして輸血した医師が訴えられた裁判で，平成 12（2000）年最高裁判所は医師の行為を違法とする判決を下した．従来いのちを救うことを最優先の仕事と考えていた医療界にとり，これは衝撃的な判決であった．歴史的には，自己決定権が救命という究極の医療行為に優先することが示された点できわめて重い司法の判断であり，これは安楽死，尊厳死における自己決定権の議論にも影響を与えている．

　最高裁の判決に対し，平成 20（2008）年，日本輸血・細胞治療学会，日本外科学会，日本産科婦人科学会，日本小児科学会などの医療関連学会は，義務教育終了前，15 歳未満の患者には，信者の親が拒否しても医療上の必要があれば本人の意思にかかわらず輸血を行う，という指針を発表した．この指針により平成 20（2008）年，両親の拒否に対してその親権を裁判所が停止して，1 歳男児に輸血治療が実施された．

Ⅲ 生殖医療と倫理

　男性または女性に不妊の原因があり，通常の性交により妊娠・出産が不可能な状態に対して人工授精，胚の移植，代理出産など種々の倫理的問題を有する**生殖医療**が存在する（**表 15-7**）．

❶ 人工授精

　もっとも古くから一般に行われてきたのは，性交によらずに，女性の生殖器内に精液を注入して妊娠させる操作（**人工授精**）で，夫の精液を使用する

表 15-7　生殖医療と倫理

■人工授精
　1. 非配偶者間人工授精：昭和24（1949）年から1万人以上．不妊治療の一環
　2. 体外受精―胚移植
　3. 配偶子操作：卵細胞質移植，クローン技術
■代理出産
　1. 人工授精型代理出産（代理母）：挙児を希望する男性の精子を人工授精．母は遺伝上の母
　2. 体外受精型代理出産（借り腹，ホストマザー）：依頼する夫婦の精子と卵子を体外受精させて代理母に移植
■多胎減数出産
　人工授精による3子以上の多胎の減数
■出生前遺伝子診断と人工中絶

場合を配偶者間人工授精（AIH：artificial insemination by husband），夫以外の精液を用いる場合を非配偶者間人工授精（AID：artificial insemination with donor semen）という．配偶者間の場合は倫理上の問題は基本的に存在しない．非配偶者間の AID は，一般に複数の男性の精液を混ぜて父親が特定できないようにするが，出生した児の成長後の父親問題，また夫婦の希望で近親者の精子が用いられる場合は血縁問題（親の近親関係），相続問題などが生じる可能性がある．

　体外受精は，精子と卵を採取して培養液中で人為的に受精させて，受精卵または卵の発育で分裂した胚を女性の体内に戻す行為をいう．試験管ベビーともよばれ，日本では昭和58（1983）年に初めて体外受精児が誕生した．体外受精には，精子，卵子がともに夫婦からの場合，精子のみあるいは卵子のみ非配偶者から得る場合，さらに精子，卵子ともに第三者から提供される場合がありうる．卵子の採取は女性に大きな身体的負担がかかることから，倫理的および医学的視点から慎重な取り扱いが求められる．日本産科婦人科学会は，体外受精についてのガイドラインを定めている．

　なお米国では，多くの男性から精子の提供を受けて，人工授精を必要とする女性に提供する精子銀行が会社（営利企業）として存在する．未婚の挙児希望者などに対応するが，ドナー（精子提供者）の容姿，学歴などの希望に応ずる商業主義が生殖医療に参加している実態がみてとれる．精子銀行の精子の選択，管理については，日本の厚生労働省管轄の医薬品医療機器総合機構に相当する FDA（Food and Drug Administration，食品医薬品局）が規制している．

　なお，まだ一般化されてはいないが，卵細胞は細胞質に遺伝物質があることから，その内容を操作したり，特定の遺伝子を組み込むクローン技術も実用化されつつあり，倫理的な課題が大きい．

❷ 代理出産

　妊娠，出産が不可能な女性あるいはその配偶者が強く挙児を希望する場合

に，**代理出産**が選択される場合がある．その場合，代理母の卵子を用いる場合と，体外受精させた胚を代理母に移植して成長，出産させるホストマザーの両方式がある．両者は，胎児を発育させ，出産する女性と児との関係が遺伝的に異なるが，日本の法律では出産した女性が母であり，児はその母の子として認知されることが定められている．法律上，当事者の意思により親子関係を選ぶことはできない．

❸ 多胎減数出産

双生児（ふたご）は自然の妊娠，出産として珍しくはなく，現代の医学では母子ともに安全に出産・発育できる．

不妊治療として排卵誘発薬を使用した場合に，3子以上の多胎妊娠となる場合がある．その場合，母の妊娠中毒症，児の早産，未熟児の危険性が高くなるために，妊娠早期に一部の胎児を中絶により減らす手術を行い，1人，2人の胎児を残して出産することをいう．この手術を多胎減数中絶手術という．

❹ 出生前遺伝子診断と人工妊娠中絶

単一遺伝子の異常による遺伝性疾患の一部は，妊娠中に羊水または絨毛から得られる胎児細胞を検査して診断することができる．

出産後早期に発病する致死性疾患の遺伝子を有する場合には，十分な遺伝相談が必要となる．わが国では，母体保護法により人工妊娠中絶が認められる条件が比較的緩やかであり，親が希望すれば遺伝子異常を有する胎児の中絶が認められる場合がある．遺伝子診断に基づく人工中絶は，出産後早期発症の致死性疾患であり，浸透率（異常遺伝子を有する者が発病する確率）が100％など倫理上のガイドラインが必要となる．出産前診断については，遺伝医学関連学会および日本医学会などのガイドラインに準拠して行わなければならない．

デュシェンヌ型筋ジストロフィーは，2〜5歳に発病し，全身の骨格筋の萎縮，脱力が進行し，末期には心筋障害による心不全も合併し，全経過15〜20年で死亡する難病である．X染色体連鎖遺伝で無症状の母から男児に遺伝する．母の遺伝子の突然変異による比較的頻度が高い病気である．10歳頃までに歩行不能となり20歳以前に死亡するが，妊娠の段階で羊水検査で診断できる．遺伝相談をすると，生んで育てるという考えの母親も多い．命の尊さを選ぶ親に対して，医療従事者を含めて社会的サポートが進められている．さらに近年は，原因として筋の膜タンパク（ジストロフィン）の異常が発見され，遺伝子治療の研究が患者対象に行われる段階である．

生殖医療における倫理的配慮は，医学の進歩，社会の成熟とともに変わりゆくのが現実である．

Ⅳ 遺伝子診断と遺伝相談

　病気の発症にかかわる遺伝子の役割については，分子生物学から疫学に至る幅広い学問領域の進歩により解明されつつある．その結果は病気の診断，治療，予防に大きく寄与することが期待される．その具体的成果として，平成20（2008）年に医療保険の適用となった先天代謝異常症の酵素補充療法をあげることができる（**表15-8**）．

　しかし，単一遺伝子の異常による疾患は，難治性あるいは治療法がない疾患が少なくない．そのような状況における疾患の遺伝子診断は，患者・家族との十分なコミュニケーションのもとに実施されねばならない．この場合の遺伝子診断は以下の目的で実施される．

　①発病した患者の確定診断：通常の診断手続きの一環．

　②保因者（異常遺伝子を有する者）であるか否かの確定：あくまでも将来の予測として，自己の健康管理を目的とするものではなく，将来の結婚，挙児について役立つ情報を得る目的で行う．難治性疾患の場合は，十分に理解して診断を希望する成人に対してのみ行う．当然，診断結果が陽性の場合の心理的サポート，将来の生活設計などについて，臨床心理士，看護師，ソーシャルワーカーらによるチームで遺伝カウンセリングを行う体制が必要となる．なお，健康者に対する将来の発病についての診断となることから，個人情報の保護はもとより，被検者は検査はしてほしいが，結果は医師の情報にとどめ，自分自身には知らせないでほしいと要望されることがある．医学は自然科学の側面と人間学の側面を有する実学であり，このような被検者の要望には十分応じる必要がある．医師の心がまえとしては，多角的視点と柔軟な思考，および無常観で特徴づけられる吉田兼好の「徒然草」第七段にある，「世は，定め無きこそ，いみじけれ」という言葉が参考になる．これは人の世の生き死には種々であり，はじめから予測できないことが素晴らしいという人世観である．

　③出生前診断：前頁の生殖医療で述べた．

　④新生児マススクリーニング検査：先天性代謝異常疾患には，発病前の新生児の段階で遺伝子異常を診断して，その予防処置をとることにより発病を

表15-8　先天代謝異常症の酵素補充療法（平成20（2008）年保険適用）

Gaucher 病
Fabry 病
Pompe 病
ムコ多糖症Ⅰ型
ムコ多糖症Ⅱ型

■診断：治療法の開発により，様子見ができなくなった．
■適応，副作用：インフォームドコンセント，遺伝相談
■他科との連携：神経，循環器，腎，肝など（多臓器障害）

防げるものがある．たとえばフェニルケトン尿症は，フェニルアラニンの先天性代謝異常による乳幼児の病気であり，放置すれば精神発達遅滞やけいれん発作を生ずる．生後3カ月以内に食事療法を開始すれば発病しない．したがって，このような疾患のスクリーニング検査が奨励されるが，強制ではないので親の理解が大切となる．

　以上，遺伝学的検査は，診断の確実性，臨床的妥当性および有用性が十分であることを確かめ，遺伝カウンセリングを含めた十分な技術と知識をもったスタッフにより実施されなければならない．

　その拠点として，わが国では平成12（2000）年，信州大学医学部附属病院に遺伝子診療部が設置された．続いて大阪大学，京都大学その他数十カ所の国立大学の病院に遺伝子診療部が設置され，患者・家族の要望に対応し，また一方で専門家の養成も実施している．

Ⅴ　脳死と臓器移植

　医療において，機能が失われて回復不能となった臓器を他人の健康な臓器と入れかえることによって，その臓器の機能を回復させる治療を臓器移植治療という．不可逆的な心肺活動停止による死亡直後の死体から臓器を摘出して移植することで，臓器が生きて活動できる（生着という）「死体からの臓器移植」は，角膜，腎について50年前から実施されてきた（**表15-9**）．

　そして昭和42（1967）年，南アフリカのクリスチャン・バーナード博士による初めての心臓移植が行われ，移植を受けた患者（レシピエント）は1年以上生存した．翌昭和43（1968）年，わが国においても和田寿郎博士により初めての心臓移植が実施された．心臓移植は生きている心臓を摘出するために，死亡判定の倫理的課題が提起された．それに呼応するかたちで，臓器移植を念頭においた「死の定義」，「脳死判定基準」が欧米で次々に提案され，昭和60（1985）年日本においても日本脳波・筋電図学会における作業を中心に，「脳死判定基準」策定の作業が厚生省の班研究として実施された．そして平成元（1989）年「臨時脳死および臓器移植調査会」（脳死臨調）が法律制定によってスタートした（**表15-9**）．

　その後，調査会の中間答申に対するパブリックオピニオンの収集，脳死体からの臓器移植の全経過における問題点についての専門委員会による検討を経て，平成8（1997）年**臓器移植法**が成立した．しかし，脳死体からの臓器移植，とくに心臓移植のニーズがきわめて高いにもかかわらず，法律施行後12年間（1997〜2010）の脳死下臓器提供はわずか86例にとどまった（**表15-10**）．

　欧米に比べてわが国の脳死下臓器移植がきわめて少数であった理由の第一

表15-9　脳死・臓器移植問題の経緯

	日本	外国
昭和33（1958）年	「角膜移植法」制定	
昭和37（1962）年		死体腎移植成功（米）
昭和42（1967）年		バーナード心臓移植（南ア）
昭和43（1968）年	和田心臓移植	
昭和54（1979）年	「角膜及び腎移植法」制定	
昭和56（1981）年		「死の判定に関する統一法案」（米）
昭和57（1982）年		「脳死の判定基準」（西ドイツ医師会）
昭和59（1984）年		死の定義委員会「死の概念」報告（スウェーデン）
昭和60（1985）年	「脳死判定基準」厚生科学研究	
昭和62（1987）年		「人の死の判定基準法」（スウェーデン）
平成元（1989）年	「"脳死臨調"設置法」制定	
平成2（1990）年		「検屍，解剖及び臓器移植等に関する法律」（デンマーク）

表15-10　わが国の臓器移植法の経過

平成4（1992）年　「臨時脳死および臓器移植調査会（脳死臨調）」答申
＊脳死を「人の死」とすることにおおむね社会的合意がある
＊一定の条件下で脳死体からの臓器移植を認める
平成6（1994）年　「脳死体からの臓器摘出の承諾等に係る手続きの指針」公表
＊脳死判定手続き，家族への説明・諾否，臓器提供の施設，適応などの具体的指針
平成9（1997）年　「臓器の移植に関する法律」成立，施行
＊2010年3月までに86例の脳死下臓器提供が実施
＊長時間の手続き（2日以上），欧米に比べてきわめて少数なのが特徴
平成21（2009）年　"改正臓器移植法"が成立
＊「脳死は一律に人の死」の見解は臓器移植の場合に限定（衆議院法制局）
＊家族の忖度（そんたく）で脳死下臓器提供が可能
＊15歳未満の小児からの提供が可能
＊親族への優先臓器提供が可能

は，当初の法律で，ドナーの生前同意が必須の条件であったことにある．これは平成21（2009）年に法律が改正され，家族の忖度（脳死者の気持をおしはかる）によって脳死下臓器提供が可能になった結果，改正法実施後半年で28例と，一気に臓器提供件数が約8倍に増えたことから推測される．

　医学の進歩により，治療の技術が発展した結果，心臓移植を中心に脳死体からの臓器移植のニーズは高まっている．わが国における脳死体からの臓器移植が少なかった結果，海外へ移植の機会を求めて渡航したり，しかもその海外における臓器移植の費用を一般への募金によって補おうとする行為など，医学を超えた倫理的な問題が生じた．近年は，外国における移植のウエイティングリストにのることの制限がみられるようになる一方，臓器の売買や死刑囚からの臓器提供など，脳死体からの臓器移植をめぐり，種々の倫理的課題が存在する（**表15-11**）．

　わが国で脳死体からの臓器提供数が少ない理由の一つに，手続きの煩雑さ

表 15-11　脳死体からの臓器移植の問題点

■脳死は人の死か？
 ＊人の死の三徴候（呼吸停止，心停止，瞳孔散大）へのこだわり
 ＊先進諸国への追従ではないか
 ＊臓器移植との関連で議論が生ずる

■臓器売買，海外渡航移植
 ＊海外での移植：費用の一般基金募集，少ない臓器を日本人が消費
 ＊貧困国での臓器密売
 ＊死刑囚からの臓器提供

■わが国の法律の問題点
 ＊本人の生前同意がドナーの条件（改正前）
 ＊臨床的脳死診断から法的脳死判定，意思確認までの長さ：
　家族・臓器提供施設の負担大：医師，看護師，臨床検査，医療安全，事務，警備

■改正臓器移植法の課題
 ＊小児脳死判定：基準，施設，被虐待児

図 15-2　脳死診断から移植臓器摘出まで

	平均所要時間
①臨床的脳死診断終了	3 時間 22 分
②第一報受信	6 時間 02 分
③移植コーディネーターによる家族への説明	5 時間 42 分
④家族の承諾（承諾書受領）	3 時間 13 分
⑤第 1 回法的脳死判定開始	2 時間 49 分
⑥第 1 回法的脳死判定終了	6 時間 26 分
⑦第 2 回法的脳死判定開始	2 時間 21 分
⑧第 2 回法的脳死判定終了	1 時間 08 分
⑨意思確認開始	12 時間 18 分
⑩摘出手術開始	1 時間 20 分
⑪大動脈遮断	2 時間 08 分
⑫摘出手術終了・退室	
臨床的脳死診断終了〜摘出手術終了・退室	45 時間 14 分

脳死下臓器提供 70 例までの臨床的脳死診断から臓器摘出術終了までの平均所要時間（横田氏提供）

（相川，2010）[10]（http://www.igaku-shoin.co.jp/paperDetail.do?id=PA02885_01）

がある．ドナー（臓器提供者）が臨床的に脳死と判断されてから，家族の承諾，法的脳死判定を経て臓器摘出，移植チームがドナーの病院を離れるまで，平均 45 時間すなわち丸 2 日間かかる．この間ドナーの病院の脳死対応チーム，手術室から事務部門までほとんど移植関連の作業に追われ，日常業務は救急対応も含めて著しく制約される．総合病院の基幹部門が，日夜，曜日を問わず丸 2 日間 1 体の脳死患者の対応で活動が大きく制約されることは，病院機能に大きな障害となる（**図 15-2**）．

臓器移植については第5章で述べたように，腎不全に対する腎移植がわが国では欧米に比べてきわめて少なく，人工透析による治療が多い．死後の措置をみると，わが国では衛生上の観点からほとんど火葬にされる一方，遺体の損壊を避ける想いは，欧米において魂の抜けた死体は物体として扱う傾向に比べてより強いとみてとれる．

脳死体臓器移植を含めた先端的医療においては，当事者の自己責任による自立的判断を尊重する社会的，法的対応が求められる．

わが国の国民性として，一般に個人の自立的判断に基づく行動の乏しさが目立つが，自分の健康は自分で守るという立場と，真のインフォームドコンセントに基づく自己の医療の選択とそれに対する受益者責任が一般的に認められるようになれば，脳死体臓器移植にかかる手続きの煩雑さも改善されると考えられる．

Ⅵ 緩和ケア

人生の終末期において，尊厳を保ち安らかに死を迎えるのは，患者の権利である．また，がんの末期のように不治の状態で苦痛を軽減させる緩和ケアも，麻薬使用によって死期を早めることから倫理的な問題をもつ．この両者は意味が異なるので別個に取り上げる．

緩和ケアは年齢にかかわりなく，救命よりも患者と家族のQOLを重視して，早期から治療を行うものであり，倫理的に大きな決断を要する治療法である．患者の権利に関するリスボン宣言（**表15-3**）では，原則10の尊厳に対する権利に属する．世界保健機関（WHO）による緩和ケア（palliative care）の定義は，「生命を脅かす疾患に伴う諸問題に直面する患者とその家族の生活の質（QOL）を改善するために，疼痛や身体的（physical），心理社会的（psychosocial）および精神的（spiritual）諸問題を早期から把握して，正確な評価と治療を行う活動（approach）をいう」というものである．

WHOによる緩和ケアの内容は**表15-12**のようである．その基本は，①疼痛を含む苦痛の改善，②死を正常の過程と考える，③死に至るまでの患者の

WHO：World Health Organization

表15-12 緩和ケアの内容（WHO，2002）

・疼痛および他の苦痛の改善
・生活を大切にし，死を正常の過程と考える
・患者のケアにおける心理学的（psychological）および精神的（spiritual）側面を結びつける
・死に至るまで，患者の生活ができるだけ活動的であるようにサポートする体制を提供する
・死別への相談を含めて患者と家族の要求に対応するチームアプローチを提供する
・QOLを高め，病気の経過によい影響を与えうる
・生命予後を改善するための化学療法や放射線療法においても，早期から実施でき，治療をよく理解し，つらい合併症を克服するための工夫を含む

QOL の重視，④死別の過程も医療に含めて対処，⑤患者のケアにおける精神的（spiritual）な側面の重視，などである．その特徴はわが国の従来の医療から考えると，仏教の四苦である生老病死をすべて医療の対象として医療を人の一生にかかわる仕事と位置づけたことと，いかによく死ぬかを医療の責任と規定した点が大切である．また，20 世紀末に WHO の総会に提案された「健康の定義」における spiritual well-being（第 2 章参照）が，このようなかたちで WHO の方針に生きていることは注目される．

　がん医療における緩和ケアは，末期における疼痛ケアにとどまらず，診断時から実施されるべきとするのが WHO の方針である（**図 15-3**）．わが国では従来，麻薬中毒および身体副作用により生命予後に悪影響を与えることから，末期まで麻薬の使用を控える考えが優勢であり，現に医療用麻薬の使用量は先進国中最低であった（**図 15-4**）．しかし，緩和ケアにおける疼痛管理の WHO 方式は，①昼夜にわたる除痛を基本とし，②原則的に簡便な定時の

図 15-3　がん医療における緩和ケア（WHO）

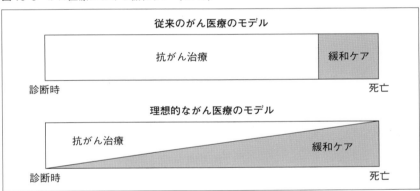

（がん緩和ケアガイドブック 2008 年版，2008）[11]

図 15-4　医療用麻薬消費量の国際比較

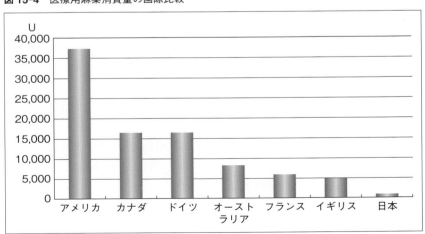

（100 万人 / 日あたりの医療用麻薬消費量を示す．がん緩和ケアガイドブック 2008 年版，2008）[11]

図 15-5　緩和ケア病棟数と病床数の推移

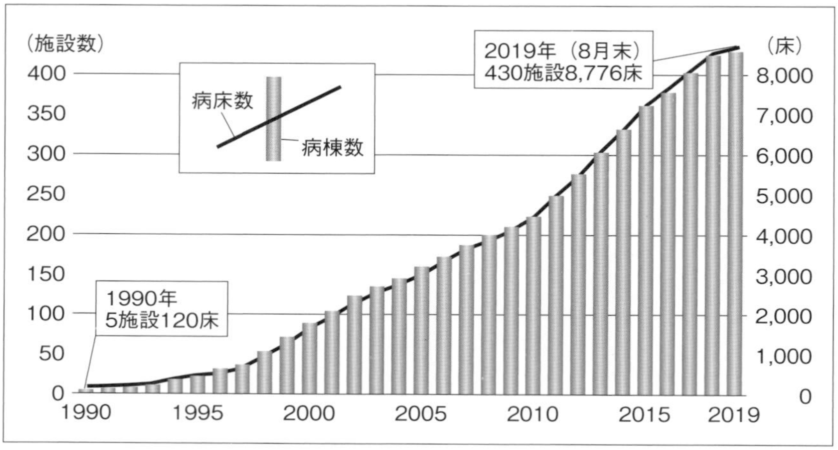

（小田，竹宮，2020）[11]

経口投与で持続効果を期待し，③薬物はアスピリンからモルヒネまで必要に応じて段階的に選択する，というもので，現在わが国の緩和ケア病棟では，基本的にこの方式によって疼痛管理をしている．

　そして，痛みを伴う末期状態（余命が半年以下）の患者の療養場所の希望は緩和ケア病棟がもっとも多く，緩和ケア病棟の数と総ベッド数は年々増加している（**図 15-5**）．わが国の緩和ケア提供機関は，緩和ケア病棟のほか，患者の療養場所によって，緩和ケアチーム，在宅療養支援診療所，訪問看護ステーションなどが各々対応している．

　とくに終末期，死に場所を自宅に求める患者のための終末期の在宅ケアは，種々の困難を克服して実施されているが，①病院と在宅ケアチームの情報交換の重要性，②訪問看護師を中心とする多職種協働における専門職の自立，③自宅で死を迎える「まちづくり」，などが重視される．とくに自宅死亡と地域社会との関係は，在宅のみとりがもっとも多い長野県（第 10 章参照）では古くからのしきたりがそのまま生きており，高齢者にとって死に場所をどこに選ぶのかは大きな課題である．

Ⅶ　終末期医療

　がんに限らず，比較的若年の致死性疾患から老化が大きくかかわる高齢者まで，死をどのように迎えるかは患者，家族，医療提供者にとり大きな倫理的課題である．

　終末期医療についての国際調査報告で，ブランクとメリック（2005）[12] は，日本における医療サービス決定における患者の自立の欠如を指摘している．

　終末期医療の倫理的課題は，①当事者としてどのような病気でどのように

表 15-13　「高齢者の終末期の医療およびケア」に関する日本老年医学会の立場表明（2012）

基本的立場
■人の「老化」と「死」に向かい合う老人医療は，「生命倫理」を重視した全人的医療であるべきと考える．
■国連の提唱する「高齢者のための五原則」である「自立」，「参加」，「ケア」，「自己実現」，「尊厳」は日本老年医学会の基本的立場である．

定義
■この立場表明で述べる「終末期」とは，「病状が不可逆的かつ進行性で，その時代に可能な限りの治療によっても病状の好転や進行の阻止が期待できなくなり，近い将来の死が不可避となった状態」とする．

立場の要約
1. 年齢による差別に反対．高齢者には「最善の医療およびケア」を受ける権利
2. 個と文化を尊重する医療とケア．患者個々の死生観，価値観および思想・信条・信仰を十分に尊重
3. 本人の苦痛の緩和と QOL の維持・向上に最大限の配慮
4. 患者本人のみでなく家族などのケアを含む
5. チームによる幅広い領域を含む学際的な医療とケアが必須
6. 関係者への死の教育を必修に．さらに国民への啓発活動を
7. 医療機関・施設に終末期医療・ケアを議論する委員会を設置
8. 終末期医療・ケアの標準化，研究活動の継続的進歩
9. 高齢者のあらゆる終末期に緩和医療とケアを普及
10. 医療・福祉制度のさらなる拡充を
11. 日本人の人生観，死生観に配慮した議論，研究の進展

死にたいか，②患者と家族の希望に沿って，終末期にどのような治療を提供すべきか，③結果についての家族の覚悟，などであろう．

　終末期医療のあり方についての医療提供者の立場は，日本学術会議報告（2008）[13]，高齢者については日本老年医学会の「高齢者の終末期の医療およびケア」に関する立場表明[14] に詳細に述べられている．

　日本老年医学会の立場表明の要約[14] を**表 15-13** に示す．WHO の見解，世界医師会のリスボン宣言にのっとり，高齢者の終末期医療・ケアのあり方の基本を述べている．そのなかでとくに教育的課題として，医療従事者のみでなく国民に対する終末期の医療・ケア，さらには「死の教育」の必要性を指摘している点は重要である．わが国では従来から，仏教思想の生老病死の四苦の最後の苦として，また運命的受容により，「死」を学問対象とする領域が乏しかったといえよう．しかし，ヨーロッパの老年学においては anthropology（人間学，死生学）が最大の学問領域とされている．

Ⅷ　尊厳死

　わが国でも日本尊厳死協会の活動が盛んになりつつある．尊厳死は，一個の人格としての尊厳を保って死を迎えること（広辞苑）をいい，不治の病で死期が迫ったときには単なる延命のための治療を拒否するという意思を意識が清明なときに書面で表明しておくことをリビングウィルという．

　前述の緩和ケアもこの理念にのっとった内容である．日本医師会も尊厳死

を容認する立場を表明（1992）しており，医療従事者は患者の要望が明確であればリビングウィルに沿った医療を行う.

　近年，医療関係者の間でアドバンス・ケア・プランニングへの関心が高まっている．厚生労働省は，平成30（2018）年3月に「人生の最終段階における医療・ケアの決定プロセスに関するガイドライン」再改訂版[16]を発表し，人生の最終段階における医療・ケアにおける本人と関係者の話し合いを重視している.

　ただし，いったん救命処置として実施した医療行為は，中止することで短期間（数時間，数日）に確実に死亡することが明らかな場合には，意識清明な患者の希望があってもこれを中止することはできない．このような治療の中断による死亡は「安楽死」とよばれる行為であり，わが国では法律上認められない．尊厳死と安楽死は異なる概念である．尊厳死の立場からは，救命処置の開始を患者が主体的に拒否することは可能である.

　医学・医療における倫理は，出生から傷病の医療，そして終末期に至るまで，医療従事者がたえず自分の職務遂行に際して意識しなければならない行動規範の中核である．規則のみでなく，患者一人ひとりにとって望ましい医療・介護を提供するために，医療従事者は日常の経験，先輩の教訓，人間学や古典の学習を通して日々自己を錬磨することが大切である.

参考文献

1）パウロ・ベルナルディ：医学と倫理．医学書院，1974.
2）遺伝医学関連学会：遺伝学的検査に関するガイドライン．平成15（2003）年8月.
3）厚生科学審議会・先端医療技術評価部会：遺伝子解析研究に付随する倫理問題に対応するための指針．2000.
4）文部科学省，厚生労働省，経済産業省：ヒトゲノム・遺伝子解析研究に関する倫理指針．2001，2004，2005，2008改訂.
　　http://www2.ncc.go.jp/elsi/
5）日本医学会：医療における遺伝学的検査・診断に関するガイドライン．2011年2月.
6）日本神経学会：神経疾患の遺伝子診断ガイドライン．2009年10月.
7）ユネスコ：生命倫理と人権に関する世界宣言．第33回ユネスコ総会，2005年10月.
8）若月俊一：信州の風の色．地域農民とともに50年．労働旬報社，1994.
9）南木佳士：信州に上医あり─若月俊一と佐久病院─．岩波新書，1994.
10）相川　厚，他：臓器移植法改正で医療現場はどう変わるのか．週刊医学界新聞，第2885号．2010年6月28日．医学書院，2010.
11）小田浩之，竹宮健司：緩和ケア病棟の整備及び利用に関する変遷と現況．日本建築学会技術報告集，26（64）：1078〜1083，2020.
12）Blank, R.H., Merrick, J.C.: End-of-Life Decision Making. A Cross-National Study，MIT Press, 2005.
13）日本学術会議臨床医学委員会：終末期医療のあり方について．2008.
　　http://www.scj.go.jp/ja/info/kohyo/pdf/kohyo-20-t51-2.pdf
14）日本老年医学会：「高齢者の終末期の医療およびケア」に関する日本老年医学会の立場表明．2012.
　　http://www.jpn-geriat-soc.or.jp/tachiba/jgs-tachiba2012.pdf
15）アルフォンス・デーケン：新版 死とどう向き合うか．NHK出版，2011.
16）厚生労働省：人生の最終段階における医療・ケアの普及・啓発の在り方に関する報告書，2018.
17）日本医師会：終末期医療─アドバンス・ケア・プランニング（ACP）から考える．2018.

16章 国際医療協力

　現代は情報，人の交流がますます容易となり，経済，文化，環境などの実生活においても，国際化は急速に進んでいる．そのなかで同一民族を母体とする国家は明確に存在し続け，経済・文化・民度およびサイズ（領土の面積，人口）が大きく異なる国々が交流し，共存している．外国との共存のなかで，経済，文化，福祉などにおける相互協力はきわめて重要であり，わが国は国際連合（The United Nations：UN）の一員として，先進的な技術，教育，福祉の分野で，開発（発展）途上国に対する協力を幅広く実施している．

　国際医療協力は，近隣のアジア諸国および民政の不安定なアフリカその他の国々に対して実施されており，その制度と実情を知ることは，将来の医療従事者として活動の場を拡げ，さらに医療人としての理念を形成するうえで大切である．

I ODA（政府開発援助）

　ODA は Official Development Assistance（政府開発援助）の頭文字をとったもので，政府または政府の実施機関によって開発途上国または国際機関に対して供与される，開発途上国の経済・社会の発展や福祉の向上に役立つための資金・技術提供による協力のことである．

　先進国による開発途上国への資金，技術協力の歴史は古く，わが国は，1954 年にコロンボ計画（開発途上国援助のための国際機関）に加盟したことに始まる．今日わが国の協力先は 150 カ国以上の国や地域に拡がり，NGO との連携による援助を含めて種々なかたちで行われている．

NGO：Non-Governmental Organization, 非政府組織.

　医療職の若手が参加する青年海外協力隊やシニアボランティアを派遣する国際協力機構（JICA：ジャイカ）は，ODA の実施機関であり，わが国の医療保健・福祉分野の海外技術協力の基本は ODA の制度によって行われている．ODA の目的，基本方針，重点課題のうち，医療・保健・福祉に関連する内容を**表 16-1** に示す．目的は国際社会の平和と発展に貢献することであり，開発途上国の人づくり，制度づくりを，種々な国際機関，NGO，企業などと連携して行っている．

　重点課題は，まず貧困削減のための教育，保健医療・福祉，水と衛生，農

表 16-1　政府開発援助（ODA）大綱—医療・保健面からみた要旨—

Ⅰ．理念——目的，方針，重点
　1．目的：国際社会の平和と発展に貢献し，これを通じてわが国の安全と繁栄の確保に資する
　2．基本方針
　（1）開発途上国の自助努力支援：良い統治（グッド・ガバナンス）に基づく自助努力のための人づくり，法・制度づくりの支援
　（2）「人間の安全保障」の視点：人づくりを通じた地域社会の能力強化．個人の保護と能力強化
　（3）公平性の確保：社会的弱者の状況，貧富の格差・地域格差を考慮
　（4）わが国の経験と知見の活用
　（5）国際社会における協調と連携：国連諸機関，他の援助国，NGO，民間企業，専門性をもつ国際機関などとの連携
　3．重点課題
　（1）貧困削減：教育，保健医療・福祉，水と衛生，農業などの分野における協力を重視
　（2）持続的成長：情報通信技術（ICT）の分野における協力，留学生の受け入れ，研究協力など
　（3）地球的規模の問題への取り組み：環境問題（地球温暖化），感染症，人口，食料，エネルギー，災害，テロ，麻薬，国際組織犯罪
　（4）平和の構築
　4．重点地域：アジア（とくに東アジア）（日本と緊密な関係），アフリカ（多くの後発開発途上国の存在），中東（エネルギー，平和と安定），大洋州（脆弱な島嶼国が多い）など

Ⅲ．援助政策の立案および実施
　1．援助政策の立案および実施体制
　（6）内外の援助関係者との連携：国内の NGO，大学，地方公共団体などの関係者が ODA に参加し，技術や知識を活かすように連携
　2．国民参加の拡大
　（1）国民各層の広範な参加：十分な情報提供，国民からの提案，ボランティア活動への協力
　（2）人材育成と開発研究：専門性をもった人材の育成と，そのような人材が国内外で活躍できる機会の拡大
　（3）開発教育：国際協力への理解を促進，学校教育の場の利用
　（4）情報公開と広報
　3．効果的実施のために必要な事項
　（4）援助関係者の安全確保：生命および身体の安全確保は ODA 実施の前提条件．安全関連情報の十分な把握と適切な対応

業などの分野における協力がある．アジアにおける学校，病院などの建設は，ODA 援助の象徴ともいえる（**図 16-1**）．

　子供達への教育，医療や衛生活動が重要なことはよく理解できるが，アフリカ・中東における水の供給とくに井戸による給水の重要性は NGO が等しく伝えている．東南アジアにおいては，上下水道の区別と衛生が大きな課題である．

　さらに感染症予防，子育て，食料，燃料などのインフラストラクチャーから，ICT 分野での協力，留学生の受け入れ，種々な地域の課題解決のための共同研究など，幅広い領域での援助が実施されている．

ICT：Information and Communication Technology，情報通信技術．

192

図16-1　開発途上国に新病院を建設

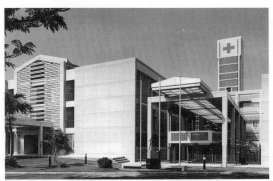

日本の援助で建てられたカンボジアの国立母子保健センター病院.

Ⅱ　JICA（国際協力機構）

　　国際協力機構（Japan International Cooperation Agency）は，1974年に国際協力事業団として発足し，2003年独立行政法人国際協力機構として組織替えをした，ODAの実施機関である．ODAの趣旨に沿った活動を目的としており，①実施計画立案のための対象地域や開発援助の課題についての調査研究，②JICAが行う事業の計画策定，③現場で活動する人材の確保や派遣，④事業管理，事業評価などを行う．その活動目的に沿ってJICAは，ODAが開発途上国に対して行う無償資金協力のための事前調査や実施を担当している．

　　具体的な技術協力としては，**表16-2**のような内容がある．ボランティア

無償資金協力：病院，学校，道路，電力施設，情報通信施設，水施設などの施設建設，医療器材や教育機材の贈与やそのための資金の贈与を無償で行う.

表16-2　国際協力機構（JICA）のおもな活動

■技術協力プロジェクト
 ＊専門家派遣
 ＊研修員受け入れ：途上国の行政官，技術者，研究者を日本に招いて研修
 ＊機材の供与：相手国の専門家が技術を普及するための機材供与

■ボランティア派遣
 ＊青年海外協力隊
 ＊日系社会青年ボランティア
 ＊シニア海外ボランティア
 ＊日系社会シニアボランティア
 ＊帰国ボランティア

■国際緊急援助
 ＊開発途上国で大規模災害が発生した場合に，国際緊急援助隊（JDR）が救助・医療・学術的支援を行う
 ＊救助チームは，警察庁，消防庁，海上保安庁の救助隊員で構成．24時間以内に日本を出発
 ＊医療チームは，医師，看護師，薬剤師，調整員などで編成．被災国の要請を受けて48時間以内に日本を出発．医療活動・チーム構成員は自発的な意志によりあらかじめ登録
 ＊専門家チームは学者，技術者などで構成．復旧活動の応急対策と学術指導を行う

REMAT：Radiation Emergency Medical Assistance Team

IAEA：International Atomic Energy Agency

JDR：Japan Disaster Relief Team

による病院，学校などの建設に対する技術供与，また構成メンバーとしては青年海外協力隊からシニアボランティアまで，ボランティアをベースにした種々の援助活動がある．

一方，公的機関が専門チームを派遣する体制も存在する．2010 年，独立行政法人放射線医学総合研究所（放医研）が緊急被ばく医療支援チーム（REMAT）を結成した．REMAT は放医研に所属する被曝医療の専門医師，放射線測定や防護の専門家 40 人で構成され，事故発生国や国際原子力機関（IAEA）などの要請を受け，48 時間以内に 5 ～ 10 人のチームを派遣する．REMAT の役割は，海外で起きた被曝事故や放射性物質の汚染事故の際に，現地に派遣して初期医療を支援することにある．また，JICA 自体にも国際緊急援助隊（JDR）がある．

❶ 青年海外協力隊

青年海外協力隊は，外務省によって「草の根外交官：共生と絆のために～我が国の海外ボランティア事業」と位置付けられている．青年海外協力隊は JICA が実施する海外ボランティア派遣制度である．募集年齢は 20 ～ 39 歳で，募集分野は保健衛生，教育，農林水産などの分野がある．これまでに約 80 カ国，3 万人の隊員が派遣されている．

アジア地域，オセアニア地域，中近東・アフリカ，中南米，東欧など地球全体にわたる開発途上国と派遣の取りきめが行われて派遣している．職種は大きく 7 分野にわかれ，医療専門職および関連の職種は**表 16-3** に挙げたものである．

隊員になるためには，語学試験および個人面接を含む試験と健康診断が必要である．企業や自治体に在籍したまま協力隊に参加できる「現職派遣制度」もある．派遣期間は原則として 2 年間で，生活費，医療費，渡航費などは支給される．派遣前には訓練所で 2 カ月以上にわたる訓練を受ける．東南アジアや太平洋の島嶼国家に行くと派遣隊員にしばしば会うことがあり，この制度は若い専門職の長期ボランティアの制度として定着している．JICA の実施する海外ボランティアの活動と，得られた経験の活かし方の模式図を**図 16-2** に示す．

表 16-3　青年海外協力隊の派遣職種（保健・医療関係）

保健衛生	医師，歯科医師，薬剤師，看護師，助産師，保健師 理学療法士，作業療法士，言語聴覚士，義肢装具士 臨床検査技師，診療放射線技師，歯科衛生士，歯科技工士 栄養士，保育士，養護，ソーシャルワーカー，鍼灸マッサージ師 公衆衛生，水質検査，感染症対策，エイズ対策，衛生工学の専門家
保守操作	医療機器，電子機器などの専門家，他
教育文化	社会学・文化人類学，青少年活動，環境教育，小学校・幼稚園教師，他

図 16-2　海外ボランティア事業の位置付け

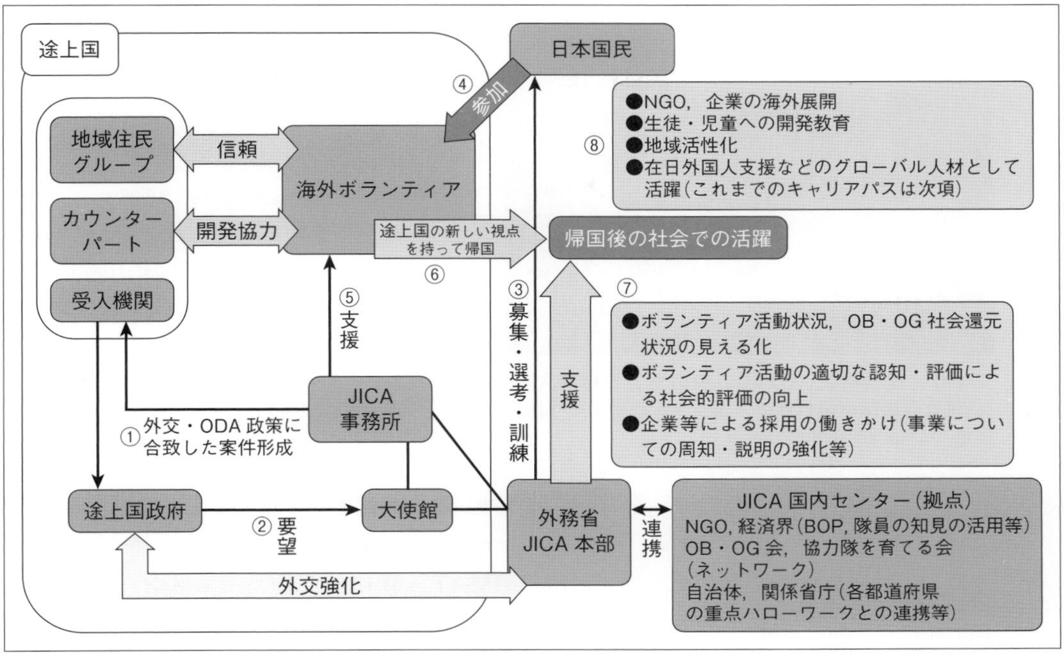

（外務省資料．草の根外交官：共生と絆のために PDF）

Ⅲ NGO（非政府組織）

　日本政府による開発途上国への援助は ODA により行われるが，NGO や他の国際機関との連携を重視して実施している．

　非政府の国際活動組織としては，NGO（非政府組織）と NPO（非営利組織）がある．NGO は Non Governmental Organization の略で，国際協力にかかわる民間団体や民間人のつくる機構・組織と定義される．国際赤十字社，国境なき医師団などがその例である．NPO は Non Profit Organization の略で，非営利で社会貢献活動や慈善活動を行う市民団体で，数多く存在する．NPO も当事国の政府機関や赤十字と連携をして活動する．

● 国境なき医師団（MEDECINS SANS FRONTIERES：MSF）

　国際的な医療および人道援助の NGO で，1999 年ノーベル平和賞を受賞した**国境なき医師団**は，世界 28 カ国・地域に事務局をもち，年間約 4 万人の海外派遣スタッフ・現地スタッフが世界 30 数カ国と地域で活動している（2016 年）．国際医療協力における最大の NGO である．

　国境なき医師団は 1971 年，医師とジャーナリストにより設立された．1970 年代から独立して緊急援助を含む医療援助活動を開始し，「独立，中立，公平」を人道援助の原則として活動している．

　日本からは年間約 100 人（2016 年）が海外に派遣され，職種は医療系と

図 16-3 海外医療援助活動の例

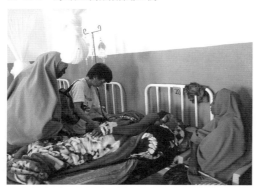

ソマリア産科病院（2006）．重症患者が毎日入院．
（国境なき医師団海外派遣スタッフ：西野るり子医師
提供，ⒸRuriko Nishino/MSF）

表 16-4 プライマリヘルスケアに含まれる 8 項目

◆保健教育と予防
◆食糧供給と適切な栄養
◆安全な水と衛生
◆母子保健・家族計画
◆主要感染症の予防接種
◆風土病の予防・対策
◆日常的な病気治療とケガの手当
◆必須医薬品の供給

（日本国際保健医療学会／国際保健用語集より）

して医師，看護師，助産師，臨床心理士，薬剤師など，非医療系は，ロジスティシャン，アドミニストレーターである．ロジスティシャンは耳なれない言葉だが，災害医療の DMAT（第 14 章参照）でもメンバーとして配置されている重要な職種である．ロジスティシャンの役割は，物資の調達，施設・機材・車両などの管理を行い，状況に応じて医療（医療スタッフ），財務および人事（アドミニストレーターが行う）を除く業務全般を行う．

国境なき医師団は医療援助と人道援助を活動の目的とし，ハイチ地震や東日本大震災などへの緊急援助のほかに，アフガニスタン，ソマリア，スーダンなど戦闘や民族紛争で緊張の高まっているアフリカ・アジア・南米の地域で活動を実施している．政治の不安定な地域で医療提供がきわめて貧困な状況における医療サービス活動により，かつての赤十字と同様の人命救助活動が実施されている（図 16-3）．

開発途上国で必要な保健医療サービスは，プライマリヘルスケアである．その重要な項目を表 16-4 に示す．

参考文献 /URL
1）ODA．外務省ホームページ
　　http://www.mofa.go.jp/mofaj/gaiko/oda/nyumon/oda.html
2）青年海外協力隊．外務省ホームページ
　　http://www.mofa.go.jp/mofaj/gaiko/oda/shimin/seinen.html
3）国境なき医師団ホームページ
　　http://www.msf.or.jp

17章 医学研究と臨床への応用

医学研究には，ヒトを対象とする疫学や臨床研究と，臓器，細胞，分子レベルで病気の原因や治療法を研究する実験的・基礎的研究がある．

疫学研究や臨床研究は，エビデンスの高いものは直接病気の予防や進行阻止，健康増進に役立ち，医療職が各々の分野で実施できる研究分野である．

本章では，おもにヒトを対象とする研究のガイドライン，得られる結果の理解と問題点，実際の研究例などについて述べ，研究の成果の評価と臨床に応用する場合に医療職が留意すべき点などを述べる．また，基礎研究については大まかな分野と成果の臨床応用への期待について述べる．

＊世界医師会ヘルシンキ宣言

Ⅰ　ヒトを対象とする医学研究の倫理的原則＊

患者の権利に関するリスボン宣言（1981）に並んで，世界医師会はヒトを対象とする医学研究の倫理的原則に関する**ヘルシンキ宣言**を発表している．これは 1964 年，ヘルシンキの世界医師会大会で採択され，その後時代の流れに沿って 2013 年まで数回にわたり改訂が行われてきた．

その序言と医学研究の基本原則のおもな内容を**表 17-1** に示す．序言では，

表 17-1　世界医師会（WMA）ヘルシンキ宣言（1964 ～ 2013）
　　　　　―ヒトを対象とする医学研究の倫理的原則―

A．序言（おもな内容）
■ 医学の進歩はヒトを対象とする試験に依存する研究に基づく
■ ヒトを対象とする医学研究では，被験者の福利が科学的および社会的利益よりも優先される
■ ヒトを対象とする医学研究の第一の目的は，予防，診断，治療方法の改善ならびに疾病原因および病理の理解の向上にある
■ 現在行われている医療・医学研究では危険と負担を伴う
■ 研究者は国際的規制および自国の倫理，法および規制を知らなければならない
B．医学研究のための基本原則（おもな内容）
■ 被験者の生命，健康，プライバシー，尊厳を守ることは研究者の責務
■ 環境への配慮，科学的文献，動物実験の情報に基づいて行う
■ 実験手続きの計画，作業内容はすべて実験計画書に明記
■ 倫理的配慮の言明と倫理委員会による審査
■ 被験者はボランティアであり，実験についてすべて説明を受ける
■ 治験への不参加，中止により被験者は不利益を受けない

医学の進歩はヒトを対象とする試験研究に基づくことを認め，その必要性を
まず述べている．そのうえに立って，ヒトを対象とする医学研究は，被験者
の危険と負担を伴うものであり，被験者の福利を科学的および社会的利益よ
りも優先させている．そして，ヒトを対象とする医学研究の第一の目的を，
病気の予防，診断，治療法の改善と病気の原因および病理の理解の向上とし
ている．宣言の母体組織の性格上，国民保健の向上，福祉，さらに経済性な
どは研究目的の前面に出ていない．また当然のことながら，研究は国および
国際的な倫理，法，規則に基づいて行う必要がある．

　ヒトを対象とする医学研究の基本原則は，①被験者の健康，プライバシー，
尊厳を守ること，②実験内容はすべて「実験計画書」に明記すること，③実
験は倫理的配慮を行っていることの明記と倫理委員会による審査，承認を受
けること，④被験者はボランティアであり，実験についてすべて説明を受け
ること，⑤治験への不参加，中止により被験者は不利益を受けないこと，な
どである．

　とくに被験者が患者であり，主治医から研究への参加を打診されたときに
は，被験者の不利にならないように上の④，⑤の説明を慎重に十分に行わな
ければならない．

　また，施設の倫理委員会あるいは施設が小さくて独自の倫理審査機関をも
たない場合は，その研究の上部組織の倫理委員会でかならず審査を受けなけ
ればならない．現在あらゆる公的研究機関や医学会の機関誌で，公正な査読
（peer review）を経て公表される学術論文では，ヒトを対象とした研究はも
とより，動物実験においても，倫理的配慮についての記載および倫理委員会
の審査，承認を経ていることを記載することが論文の審査を受ける条件と
なっているのが基本である．

Ⅱ　わが国における臨床研究の倫理指針

　わが国の臨床研究の倫理指針として厚生労働省によって定められていたも
の（2008）の概要を**表17-2**に示す．

　臨床研究のおもな目的は，①疾病の予防，診断，治療法の改善，②疾病の
原因および病態の理解，③患者の生活の質の向上，④予防，診断，治療の有
効性，効率性，利便性，質の高さなどの再検証，である．

　そして，この倫理指針の背景には，世界医師会によるヘルシンキ宣言と，
個人情報保護法がある．個人情報の保護については，ヘルシンキ宣言の医学
研究のための基本原則において，被験者のプライバシーを守ることを研究者
の責務と定めている．わが国の臨床研究では，公表されたデータから対象の
個人が同定されることは厳しく禁止されており，この点は倫理委員会の重要
な審査項目となっている．

表 17-2　わが国の臨床研究の倫理指針（厚生労働省，2008）

■ 臨床研究のおもな目的
　＊医療における疾病の予防方法，診断方法，治療方法の改善
　＊疾病原因および病態の理解
　＊患者の生活の質の向上
　＊再検証＝最善と認められた予防，診断，治療法も，その有効性，効率性，
　　利便性，質の高さを絶えず再検証
■ 倫理指針の背景
　＊世界医師会によるヘルシンキ宣言
　＊個人情報保護法

適用範囲
■ 医療の進歩のために実施される臨床研究
■ これに携わるすべての関係者
■ 例外基準
　①診断および治療のみを目的とした医療行為
　②他の法令および指針の適用範囲に含まれる研究
　③試料等のうち連結不可能に匿名化された診療情報のみを用いる研究
■ 日本国内・外で実施される臨床研究

　わが国の臨床研究の倫理指針の適用範囲は，**表 17-2** に示すように範囲が広く，関係者すべてに適用され，日本国内外すべての研究が対象となる．

　例外規定として注目されるものに，承認された特定の実験計画のために収集された試料が，時代の進歩とともに必要となった別の研究に使用できるか否かの問題がある．稀少疾患やその他の理由で簡単に入手できない貴重な試料を，改めて試料のもととなる個人（患者）から別の研究に使うことの承諾が得られない時に一切使用できない状況は，明らかに学問上の損失となりうる．現行の倫理指針では，連結不可能に匿名化された診療情報は利用できるとされている．

Ⅲ 疫学研究

　疫学（epidemiology）は，「人間集団における疾病の分布とその決定因子を研究する科学」と定義される（久道茂，2000）．さらに詳しくは，「疾病・事故・健康状態について，地域・職域などの多数集団を対象とし，その原因や発生条件を統計的に明らかにする学問」である（広辞苑）．用語の起源は流行病，疫病（epidemic）の流行様態を研究する学問としてスタートしたことによる．

　疫学の目的は**表 17-3** に示すように，疾病の流行の存在を明らかにし，患者の分布や環境要因の測定から，疾病原因の鍵を得て，原因を避ける対策を得ることにある．

　因果関係が確立していない場合に，疫学の方法を用いて原因と結果を明らかにすることを疫学的証明という．自然科学的な因果関係の証明とは異なるが，多数例について蓋然性（確実さの度合）から原因を判断することで，流

表 17-3　疫学の目的

(1) 疾病の自然史の解明（ペスト，コレラ，天然痘， 　　HIV 感染，など） (2) 疾病流行の存在を明らかにする (3) 疾病の分布や要因に関する情報を得る (4) 疾病の原因の鍵を得る

（久道，2000）[4]

表 17-4　環境汚染と疫学

■ ロンドンのコレラ対策（18 世紀半ば）
*発生した患者のスポットマップを作成（Snow 医師）
*患者の分布から，原因は地域に飲料水を供給している水道会社
　の水であると突き止める
*水道を止めてコレラの流行は終息
*教訓：原因が不明でも状況により対策がとれる

■ 日本の環境汚染中毒の例
*土呂久鉱山（宮崎県，亜砒酸採掘）の砒素中毒（明治～昭和）
*イタイイタイ病：富山県神岡鉱業所の排水が神通川に流れ，カ
　ドミウム中毒による骨軟化症が多発（1950 ～ 1960 年代）
*四日市喘息：石油化学コンビナートが排出する硫黄，硫酸など
　の大気汚染（1960 年代）
*水俣病（有機水銀中毒）：水俣湾（チッソ工場の廃液）（1950 年代）
　　　　　　　　　　　　　阿賀野川（昭和電工の排水）（1960 年代）

行病を抑えることができ，保健上大きな貢献をする例が少なくない．近年の例では，工場廃液に含まれる有機水銀による水俣病（熊本，新潟）および，整腸薬のキノホルムの大量摂取によるスモン（SMON：subacute myelo-op-tico-neuropathy）がある．いずれの場合も，裁判で蓋然性から責任企業は有罪とされ，患者に対する損害賠償を行った．

　疫学の有用性は，当初から環境汚染による疾病の原因確定と，さらなる疾病流行の予防を実施させることにあった．**表 17-4** に初期の疫学が公衆衛生に有効であったロンドンのコレラ対策の例と，わが国の環境汚染中毒の例のいくつかを示す．わが国の公害にはいくつかの例があるが，原因は疫学による蓋然性による推定であることから，原因対策がとられるまでに長い年月を要する場合が一般的である．

公害：企業活動によって地域住民のこうむる環境災害（広辞苑）．

　患者の地域分布を調べる疫学研究から，人類学に貢献するデータも得られる．1970 年代に鹿児島で発見されたハム（HAM：HTLV-1 associated my-elopathy）とよばれる脊髄疾患は，ヒト T 細胞白血病ウイルス（HTLV-1）に感染し，脊髄障害による痙性対麻痺（痙縮を伴う両下肢の麻痺）を特徴とする疾患である（**表 17-5**）．

継代遺伝：子孫に次々に遺伝子が伝えられること．

　HTLV-1 を有し発病しない人は多く，継代遺伝し，その抗体保有者はHAM あるいは成人 T 細胞白血病を発病する頻度が高い．この HTLV-1 の抗体保有者は九州に圧倒的に多く，さらに本州の海岸地帯（近畿・中部地方）と沖縄に多い．これは数千年前に大陸から移住し，縄文文化を担ってき

表 17-5　人類学と疫学（HAM の遺伝子分布）

■ ハム（HAM：HTLV-1 associated myelopathy）
　＊1970 年代，九州で発見された脊髄疾患（痙性下肢麻痺，膀胱障害）
　＊ヒト T 細胞白血病のウイルスに感染しており（HTLV-1），HTLV-1
　　抗体価高値とリンパ球に特異な形状の核を認める
　＊HTLV-1 抗体を保有し発病しない人は多数存在
　＊HTLV-1 は継代遺伝し，抗体保有者は HAM，成人 T 細胞白血病の
　　頻度が高く，九州および本州の海岸地帯に多く分布
　＊HTLV-1 抗体保有者は，数千年前に大陸から移住し縄文文化を担っ
　　てきたオールドモンゴロイドの居住分布に対応
　＊カリブ海から南米，アフリカの熱帯地域に同型の病気，tropical
　　spastic paraplegia が存在

たオールドモンゴロイドの居住分布に対応している．さらに HAM と同一の疾患が，熱帯性痙性対麻痺（tropical spastic paraplegia）とよばれ，カリブ海から南米，アフリカの熱帯地域に存在することがわかった．

　エイズを生ずる HIV（human immunodeficiency virus）感染症は，アフリカから全世界に拡がり，一時パンデミック（世界的流行）の状態となったが，近年はその勢いは衰えた．しかしわが国では依然として感染者が増加し，一般病院にも感染者が自覚しないで受診することが少なくない．このように世界的に流行する感染症も，長期の経過をみると自然に終息し，その痕跡が遺伝子に残されているものがいくつかある．

　また，近年新しい代謝性疾患として確立された小児および成人を冒すシトルリン血症は，新生児・小児ではアミノ酸代謝異常，肝障害，低血糖を生じ，成人では豆類を好んで食し，発作性の意識障害から精神神経症状が進行して植物状態に陥る特殊な肝脳疾患（肝臓と脳の双方が主として障害される病気）であり，その起源は中国南部とモンゴルに由来することが明らかにされた．

Ⅳ　コホート研究

　ヒトの生活集団を年齢別に分けて，前向きに長期間追跡し，どのようなリスクをもっているヒトがどのような疾患にかかるか，あるいは死亡するかを調べる研究をコホート研究という（表 17-6）．時間的拡がりをもった疫学研究である．コホート（cohort）は，統計上グループ（たとえば同一年齢層）を指す言葉である．前向き（prospective）とは，「これからの」あるいは「将来の」という意味であり，研究計画を立てて，研究開始の時点から数年あるいは 10 年以上追跡して研究をすることをいう．前向き研究で得られた結果は後向き（retrospective）研究よりも信頼性が高いとされる．後向き研究は，たとえば脳出血の患者を対象に，発症までの患者の状況，すなわち既往疾患（高血圧，高脂血症など），生活習慣（喫煙，飲酒，運動など），年

表 17-6　コホート（cohort）研究の概要

人間集団を前向きに長期間追跡し，どのようなリスクを持っている人がどのような疾患にかかるか，あるいは死亡するかを調べる研究

■ 前向き（prospective）研究は，後向き（retrospective）研究よりも信頼性が高い
■ 集団は基本的に地域住民
■ 適正なサイズ（数千〜数万），人が移動しない地域（例：Framingham町，久山町）
■ 開始時点の年齢構成（5 年，10 年，それ以上の計画によってきめられる），被験者の属性，生体試料（血清，尿，他），検査（運動，他）などの資料
■ 費用対効果，目的による研究計画が必要

齢，性別など種々の属性などを調べて，原因，危険因子を推定する研究である．

　前向き研究では，あらかじめ予測すること，すなわち予断が入る余地が少ないだけに，より正確なデータが得られることが期待できるが，長期間にわたり，膨大なデータを収集しなければならない大がかりな研究となる．

　実際のコホート研究をみると，世界ではじめて 1948 年から実施されたフラミンガム（Framingham）スタディは，ボストン郊外の町フラミンガムの住民を対象とした動脈硬化による循環器疾患，とくに心臓病を対象にしたものであり，現在の血圧の正常値，軽度〜高度高血圧の目安はフラミンガムスタディから得られた研究結果によるところが大きい．

　コホート研究は，期間と目標とする疾患の拡がりについて欲ばりすぎると費用と対象住民の負担が大きくなり，データの精度も低下することから，一定の目標を定めなければならない．たとえば，認知症のリスクとしての運動の意味を調べる場合，年齢として 40 歳以上と 65 歳以上の群を考えてみれば，エンドポイントとしての認知症の発症は，70 歳以上から増加することから，40 歳から追跡をすれば研究が長期間にわたり，かつデータの不正確さが増す欠点がある．一方，65 歳以上を対象とした場合は比較的短期間（約 5 年，第 10 章表 10-3 参照）でよいデータが得られるが，65 歳以前の生活習慣の情報は得られないという弱点がある．

　一定地域の住民を対象としたコホート研究は，わが国では久山町研究，滋賀県の Nippon Data 80/90，外国ではフラミンガムスタディ，ロッテルダムスタディなどがある．各々生活習慣病をはじめとする，老化関連疾患の危険因子，予防因子について有益なデータが蓄積され発表されている．また，一地域を越えた国際共同研究として，1957 年に開始された Seven Countries Study，日本各地で行われている循環器疾患のコホート研究を統合したメタアナリシスによる JALS（Japan Arteriosclerosis Longitudinal Study, 2001年発足）など，多数の地域が参加したコホート研究も進められている．

　わが国のコホート研究として先駆的役割を果たした久山町（ひさやまちょ

う）研究は，九州大学が福岡市に近い久山町（人口約 8 千人）の住民を対象に，1961 年から続けてきた疫学研究である．当初成人病検診からスタートし，高血圧，歯科疾患，認知症，糖尿病，ゲノム疫学など，50 年間にわたり数年〜 10 年の間隔をおいて，新しい研究が久山町民の完全参加のもとに実施されてきた，わが国が世界に誇る疫学研究である．

Ⅴ　EBM（evidence-based medicine）

従来一人ひとりの患者の診療（診断のための検査や治療）の内容は，主治医の経験と知識に基づいて行われてきた．臨床医の知識は，医学部の卒前・卒後の教師や指導医による教育，教科書による学習，そして問題となる病気について新しい知識を得るための専門家による総説論文や原著論文の学習によって得られる．

ヒトの身体の病気による症状は，古くからの知見の積み重ねによっておもなものは知られているが，病気の経過や治療に対する患者の反応は一人ひとり異なる．そのために近年は患者ごとにきめこまかい医療を行う "tailor-made medicine（注文仕立ての医療）" という言葉が用いられるようになった．

それに対して ICT（information and communication technology，情報通信技術）などの情報伝達の発達が医療の標準化をうながし，EBM（evidence-based medicine，根拠に基づく医療）という考えが 1990 年代に生まれた．それによる実務面のガイドラインを米国の公的機関である AHCPR が提唱した（1993）．これは，診療実施のための手続きを個別の患者について，レベルの高い研究をもとに決めるためのガイドラインである．

ある患者の治療法の選択にあたって，信頼性の高い研究データに基づくことが大切と考えられ，その信頼性は，正しい方法論に基づいた観察や実験によることとされ，得られた所見（evidence）の確からしさは表 17-7 のように提唱された．エビデンスのレベルは I a がもっとも高く，Ⅳがもっとも低

表 17-7　臨床試験におけるエビデンスのレベル

I a	ランダム化比較試験のメタアナリシスによる
I b	少なくとも一つのランダム化比較試験による
Ⅱa	少なくとも一つのよくデザインされた非ランダム化比較試験のメタアナリシスによる
Ⅱb	少なくとも一つの他のタイプのよくデザインされた準実験的研究による
Ⅲ	比較試験や相関研究，ケース・コントロール研究など，よくデザインされた非実験的，記述的研究による
Ⅳ	専門家委員会の報告や意見，あるいは権威者の臨床経験

（Agency for Health Care Policy and Research, AHCPR, 1993）

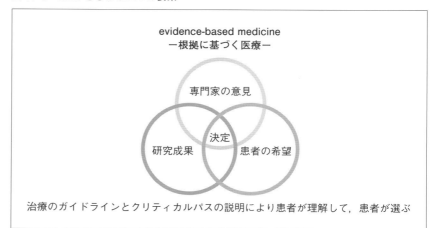

図 17-1　EBM をきめる三つの要素

evidence-based medicine
ー根拠に基づく医療ー

専門家の意見

決定

研究成果　　患者の希望

治療のガイドラインとクリティカルパスの説明により患者が理解して，患者が選ぶ

い．Ⅰaでメタアナリシス（メタ分析）といわれるものは，同じレベルで同じ目的で行われた複数の治療研究をひとつにまとめて解析する手法である．

　ここで，レベルの高いランダム化比較試験（RCT：randomized controlled trial）といわれる試験は，ある新規に開発された薬物と同種同効薬の有効性の比較，あるいは新規薬物を偽薬と比較して有効性を確かめるために，統計的な妥当性を高める目的で無作為に実薬と対照薬（既存の薬あるいは偽薬）を被験者に割り付けて試験を行うものである．これは，あくまでも統計学的な厳密さからみたエビデンスのレベルであることに注意する必要がある．たとえば，新薬の臨床試験（**治験**という）を行う時に選ばれる被験者は，その目的とする疾患のみが主病変である患者である．薬物の代謝や排泄に影響する肝疾患あるいは腎疾患を合併する患者や，併用禁止薬とされる薬を使用する病気を合併する患者はあらかじめ試験から除外される．しかし，実際の医療においては，有効性が高いことがⅠaレベルの試験で確かめられた新薬を，たとえば腎障害を合併する患者に与える場合がある．もし薬の治験が腎障害患者を除いて行われていた場合には，エビデンスそのものが存在しない患者に投与する結果となる．多臓器障害を有する高齢患者ではほとんどこの問題が生ずる．

　EBM の考えを最初に提唱した Sackett は，のちに“最善の研究によるエビデンスを専門家の意見および患者の価値観に基づく希望とを統合して決定する”ことを EBM と定義した（**図 17-1**）．一般には，各学会でまとめた診療ガイドラインに基づく治療の内容とクリティカルパス（診療の手順）を主治医が説明し，それを受けて患者が選ぶ（インフォームドコンセント，第 15 章参照）．

Ⅵ　臨床研究の意義と問題点

❶ 臨床試験と EBM

　前項で述べたように，EBM における研究結果のエビデンスの高さは，統計学の学問的レベルによって定められている．実際の患者への適用に際しては，ランダム化比較試験（RCT）が高いレベルであるとはいっても**表17-8**に示すような制約のもとに行われていることに注意する必要がある．とくにわが国の高齢者，とくに80歳以上の患者については，臨床試験の対象からはずされることが多く，十分なエビデンスは得られていないのが現実である．それとは対照的に，EBM では最下位のレベルに位置づけられる専門家の経験による高齢者の各種手術は，確実にデータが重ねられ，医療の進歩に貢献している．

　以上のような問題点を考慮して，現在（2011年の時点）の EBM の考えは，**図17-2**のように治療決定に必要な情報を最大限に利用することが推奨されるようになった

　臨床試験の計画上の注意点としては，①評価項目と②群間比較におけるバイアス（偏り）が挙げられる．

　①アウトカム（結果）の評価としては，従来は疾患の経過（改善，悪化，死亡）や各種の検査値（生化学，生理学，画像ほか）の変化が用いられたが，近年は患者の立場からみたアウトカムとして QOL の評価が重視されるようになった．これは大切な方向である．

　②群間比較におけるバイアス（偏り）としては，年齢，性別，疾患の重症度などの被験者の選択におけるバイアス，患者数や結果の数値評価における測定のバイアス，関連する因子が交絡する交絡バイアスなどがある．これらを避けるためには RCT の必要性とともに，疾患対照として年齢その他の因子を適合させた matched-pair study（たとえば患者の対照として配偶者を用いる）などを考慮する必要がある．

　交絡バイアスの1例を挙げてみる．喫煙が肺がんの危険因子であることは，すでに確立された事実である．喫煙と肺がんの因果関係をみる研究で，対象者の喫煙以外の生活習慣やその他の属性と肺がんを検討すると，飲酒習

コンプライアンス：服薬順守．医師が処方したとおりに患者が薬を服用すること．その場合に「コンプライアンスが良い」という．逆に指示どおりに服薬されない場合には「コンプライアンスが不良である」という．

表 17-8　臨床試験と EBM の注意点

■ 人種差の配慮
　＊日本人（東洋人）の遺伝，生活環境，薬物代謝は欧米人と同一でない
　＊エビデンスのレベルが高いことにより，欧米の臨床試験の結果を，日本の治療指針（ガイドライン）に取り入れるのは問題

■ 臨床試験における患者対象の制約から実地診療では要注意
　＊服薬のコンプライアンス，安全性から試験では年齢制限を設ける
　＊他疾患の服薬，他疾患の合併は試験対象から除外
　＊高齢者の薬物治療は十分なエビデンスが困難

図 17-2 現在の Evidence Based Medicine

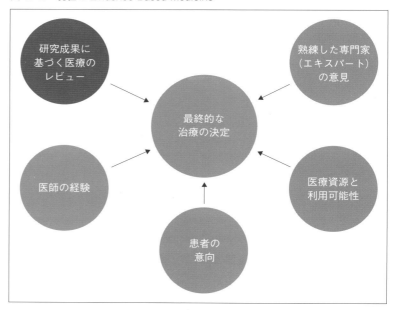

(*Movement Disorders*, 26(12), 2011 の表紙より)

慣と肺がんの発生が相関するという結果が得られる場合がある．これは，喫煙と飲酒習慣が強く関連するために，交絡因子として飲酒と肺がんの発症にあたかも因果関係があるかのような結果が得られる例である．

Ⅶ　臨床試験の実地診療への貢献

　信頼性の高い臨床試験結果は，保険診療や関連学会の治療ガイドラインに採用され，医療訴訟において医師が順守するべき診療ガイドラインとして判断される状況となっている（**表 17-9**）．

表 17-9　実地診療における臨床試験の重要性

医療の標準化が保険制度，的確な医療の評価の両面から推進

■ DPC（Diagnosis Procedure Combination）
　＊ 入院医療費の定額支払い制度．2003 年高度総合病院から導入
　＊ 歴史的には一般産業の品質管理（QC）活動を医療に取り入れる研究
　　（エール大学，1986）にはじまる
　＊ 米国では診断群分類 DRG（Diagnosis Related Group）とよぶ

■ 各学会は主要疾患の治療ガイドラインを作成
　＊ 薬物治療の評価は EBM における評価の高い試験（治療試験）結果を重視
　＊ 学術論文に著者の利害関係の開示（disclosure of interest）が要求

■ 医療訴訟において，医療行為がガイドラインに沿っているかが争点

DPC：Diagnosis Proce-
dure Combination

DRG：Diagnosis Related
Group

　現在一般医療を行う標準的な総合病院においては，保険診療に入院医療費の定額支払いと入院期間を定めた DPC といわれる制度が導入されている．米国の診断群分類 DRG にならった制度であり，医療の標準化を目指した制度である．一方，わが国の各学会は今世紀に入り，頻度が高い疾患について次々に診療（治療）ガイドラインを作成し，学会の専門医はこのガイドラインに沿った診療を行うことが求められるようになった．診療ガイドラインは EBM を基本に，エビデンスレベルが高い臨床試験結果を重視する内容となっているものが多い．ただしガイドラインはあくまでも治療法を推奨する，いわゆる "お奨め度" を示すものであり，あくまでも主治医の参考となるべきものと位置付けている．しかし，すでに医療過誤の訴訟において，実施された医療行為が学会のガイドラインに沿っているかが争点となっており，少なくとも専門医は治療ガイドラインを知っている必要がある．

　臨床研究が実地診療と疾病予防に役立つ状況を，高齢者の骨粗鬆症と骨折を例に述べる．

　骨粗鬆症は，骨の量が少なく，骨の密度が低くなり，骨がもろく，骨折しやすい状態をいう．高齢者に多く，しかも閉経後の女性に多い（**図 17-3**）．

　骨粗鬆症の原因からみた予防は，①カルシウムの摂取，②日光浴，③運動が重要であり，また低栄養，糖尿病，腎不全が骨粗鬆症を促進する．

　骨粗鬆症は大腿骨骨折の最大の危険因子であり，わが国の大腿骨骨折の患者数は 75 歳以降 89 歳まで急激に増加し，女性に多く（男性の約 4 倍），しかも過去の 10 年の増加が著しい（日本整形外科学会全国調査，1998 〜 2004）．大腿骨骨折の原因としては，立った高さからの転倒がもっとも多く（77.7％），階段・段差の踏み外しや交通事故がそれにつぐ（**図 17-4**）．高齢者の就床生活は急速に歩行困難，認知機能低下を生じ，大腿骨骨折は寝たきりの大きな危険因子である．

　そして，トレーニングによる転倒防止効果はきわめて著しい（**図 17-5**）．

図 17-3　集団健診で得られた骨粗鬆症の年齢別・性別発症率（対象は 1,217 名）

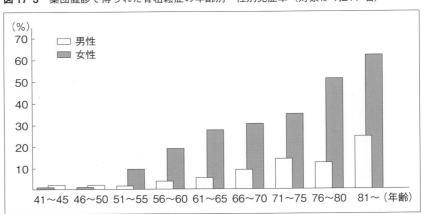

（伊丹，他，1964）[10]

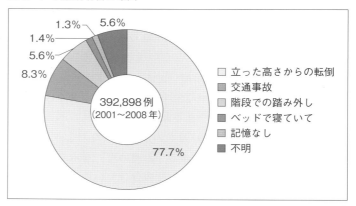

図 17-4 大腿骨骨折の原因

立った高さからの転倒

交通事故

階段での踏み外し

ベッドで寝ていて

記憶なし

不明

392,898 例
(2001～2008 年)

1.3%　5.6%

1.4%

5.6%

8.3%

77.7%

(萩野, 2011)[11]

図 17-5 トレーニングによる転倒予防

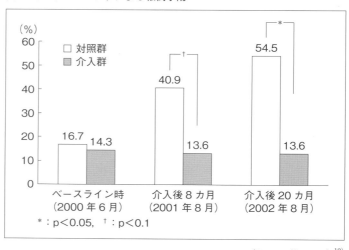

(Suzuki, 他, 2004)[12]

これらの臨床研究結果から，いま全国で高齢者の転倒予防教室が実施されている．また，大腿骨骨折の治療も，ピンによる固定から数日で歩行訓練を開始するなど，従来と大きく治療法，訓練法が変わった．

Ⅷ　先端的研究の臨床応用への可能性

　1990 年代から，ヒトの全染色体上のすべての遺伝子の配列を決定する世界的な研究プロジェクトがスタートした．これは，ヒトゲノム研究計画（Human Genome Project）とよばれ，分子生物学と情報科学を融合させて 30 億塩基対（base pair）からなる人間の全染色体のゲノムを一人ひとりについて調べ，病気の予測や診断，治療さらにはあらゆる病気の予防，長寿に

まで役立てようとする夢の研究分野となった.

　一方，病気について細胞レベルの障害ととらえ，神経，筋，肝臓，消化管その他の臓器，組織を再生させて治療するための幹細胞として，胚性幹細胞（embryonic stem cells：ES細胞）が1998年に，さらに成人の皮膚細胞から人工的に幹細胞を作る人工多能性幹細胞（induced pluripotent stem cells：iPS細胞）が2006年に発表された.

❶ ヒトゲノム研究計画

　ヒトの全染色体上のすべての遺伝子の配列を決定し，そのデータは公表し，関連技術は企業に提供し医療に役立てようとするものである．1990～2003年の13年間にわたる米国政府の研究である．初期から英国が研究に参加し，ついで日本，フランス，ドイツ，中国なども参加した．期待される成果は，**表17-10**に示すように，①すべての病気を遺伝子との関連で解明し，②個人ごとにゲノム配列が異なることから，一人ひとりの病気の予防，治療をその個人のゲノムに基づいて行う，というものである．この個人ごとのゲノムをパーソナルゲノムとよび，パーソナルゲノム医療が究極の目標となる．なお，ヒトゲノムの完全解読は完成されたと，米国立ヒトゲノム研究所のチームが2022年5月に発表した.

　すでに現在，Human Genome Projectの成果を利用して具体的な臨床への応用がスタートしている（**表17-11**）．その一つはpharmacogenomicsとよばれるもので，ゲノム研究の結果を新薬の開発に利用するものである．すでに肺小細胞がんに選択的な有効性を示すゲフィチニブをはじめ，臨床に実

表17-10　Human Genome Project（1990～2003）

■ ゲノム研究：ヒトの全染色体上のすべての遺伝子の配列を決定する
■ 1990～2003の13年間にわたる米国政府（エネルギー省，国立衛生研究所NIH）の研究．初期から英国，ついで日本，フランス，ドイツ，中国なども参加
■ 関連技術は企業に提供

期待される成果
■ すべての病気を遺伝子との関連で解明する
■ 個人個人の病気の予防，治療をゲノムに基づいて行う（パーソナルゲノム）

表17-11　Human Genome Projectの成果

■ pharmacogenomics
　ゲノム研究の結果を新薬の開発に利用する

■ proteomics
　遺伝子によって作られるタンパクの構造や機能を解明し，その結果を臨床医学に応用する
　＊遺伝子診断
　＊遺伝子治療

用化された新薬が次々に開発されている.

遺伝子によって作られるタンパクの構造や機能を解明して，その結果を遺伝子診断や遺伝子治療に応用する proteomics とよばれる領域でも進歩は著しい.

❷ 幹細胞による再生治療

細胞移植により，失われた生体の機能をよみがえらせる治療として，古くから確立されたものに輸血がある．貧血に対して減少した赤血球を外から体内に入れて，身体の機能を回復させる．また白血球，リンパ球，血小板についても欠乏したり機能を失った場合，外から体内に入れる治療がある．さらに進んで，造血器の働きが病気や薬物・放射線などの治療で失われた場合に，骨髄の移植が治療として確立している.

神経系では失われた神経細胞を補充する治療として，神経変性疾患であるパーキンソン病の大脳線条体に胎児の副腎や黒質のドパミン細胞を移植する手術が 1970 年代に実施された．その後も，培養細胞を含めて各種のカテコラミン産生細胞の脳内移植は，世界各地でパーキンソン病患者を対象に実施されている.

また，培養可能な皮膚細胞や線維芽細胞を培養増殖させて，皮膚移植に用いる試みも古くから行われている.

1998 年に成功したヒトの胚性幹細胞（ES 細胞），および 2006 年京都大学山中伸弥氏により作成された人工多能性幹細胞（iPS 細胞）を用いた再生医療の研究は，世界的に精力的に進められている．わが国では，iPS 細胞を使って難病発症機序の解明や新薬を含む治療法開発のために，文部科学省と厚生労働省が協力して，大学などの研究機関と病院が連携して研究の拠点を作る動きが進められている．2014 年には，近年高齢者の失明の原因として重視されている加齢黄斑変性の患者に対して，iPS 細胞から作った網膜細胞を移植し，1 年の経過で良好な状態にある.

身体を構成する細胞のなかで再生しない神経細胞を目標に，脊髄損傷の回復，神経難病の治療，視覚細胞・聴覚細胞の再生を目指す研究も精力的に進められているが，まだ動物実験の段階である.

幹細胞を含めて，培養した細胞を生体内に移植して生着させることに成功した場合にもっとも注意すべきことは，自己以外の細胞に対する免疫反応と，自己増殖すなわちがん化の危険性である．免疫の問題は自己細胞を用いる iPS 細胞では生じないが，がん化は現在の細胞移植の実用化に向けての最大の課題であり，細胞増殖のコントロールを確実に行うことが実用化の条件となる.

文献
1) 樋口範雄：ヘルシンキ宣言を読む．法学教室，320：174 ～ 184，2007.

2）厚生労働省：臨床研究に関する倫理指針．平成 15 年 7 月 15 日制定，平成 20 年 7 月 31 日全部改正，平成 21 年 4 月施行

3）井本昌克：改正「臨床研究に関する倫理指針」について．Brain and Nerve，62：511 〜 518，2010.

4）久道　茂：疫学の概念．日本医師会雑誌特別号，123：S310 〜 S313，2000.

5）清原　裕監修：久山町研究の 50 年から見つめる疫学研究　これまで，これから．週刊医学界新聞　新年特集号（2011 年 1 月 3 日），医学書院，2011.

6）Guyatt, G., Cairns, J., Churchill, D., et al.: Evidence － based medicine. A new approach to teaching the practice of medicine. JAMA, 268：2420 〜 2425, 1992.

7）中川　仁：解説：EBM の実践―本来の McMaster 大学方式に則って―．情報管理，45：403 〜 410，2002.

8）福井次矢：正しい EBM がわかる本．法研，2003.

9）藤島正敏，柳澤信夫司会：パネルディスカッション．多施設臨床試験のあり方―科学性と倫理．日本内科学会雑誌，86：1674 〜 1697，1997.

10）伊丹康人，大畠　襄：骨粗鬆の疫学と臨床．日整会誌，38：487 〜 489，1964.

11）萩野　浩：大腿骨近位部骨折治療のエビデンス．運動器疾患の予防と治療 Advances in Aging and Health Research 2010，長寿科学振興財団．2011 年 3 月発行．
原典：Hagino, H., Sakamoto, K., Harada, A., et al.: Nationwide one － decade survey of hip fractures in Japan. J. Orthop. Sci., 15：737 〜 745, 2010.

12）Suzuki, T., Kim, H., Yoshida, H., et al.: Randomized controlled trial of exercise intervention for the prevention of falls in community-dwelling elderly Japanese women. J. Bone Miner Metab., 22：602 〜 611, 2004.

13）米国エネルギー省科学部，生物学・環境研究部．
Human Genome Project Information
http://www.ornl.gov/sci/techresources/Human_Genome/project/about.shtml

14）Lun, J.S., Sakowski, S.A., Hur, J., et al.: Stem cell technology for neurodegenerative diseases. Annals of Neurology, 70：353 〜 361, 2011.

15）文部科学省，厚生労働省：人を対象とする医学系研究に関する倫理指針．平成 26 年 12 月 22 日制定，平成 29 年 2 月 28 日一部改正.

18章 医療と法律

医療行為（検査，治療）は患者に対する侵襲を伴う．侵襲は患者に不利益を与えるものであり，その行為が許容されるのは，①その時点で適切と判断される医療行為であり，侵襲を上回る利益が期待されること，②患者本人が許容すること，そして③行為を実施する者と行為が法律で認められていること，の3条件を満たす場合である．もしも医療事故によって患者が死亡あるいは重篤な後遺症を残した場合には，この3条件について厳しく問われることになる．

医療行為にかかわる法律は，医療職として当然知らなければならない．医師はもとより看護師，臨床検査技師，理学療法士，作業療法士など直接患者に触れて医療行為を行う職種も，診療放射線技師，臨床工学技士など機器を介して患者の身体に影響を与える職種も，いずれも医療行為にかかわる法律を知らなければ，仕事ができない．

また，医療行為では一定の確率で事故が生ずる．医療事故の確率は交通事故の確率よりもはるかに高い．また医療事故には，過失によるもの（医療過誤）と過失によらないものとがあるが，いずれも当事者である医療従事者は避けるべき努力を最大限に行うことが求められる．

本章では，医療行為を実施するにあたってできること，やらなければならないことについて定められている法律（医師法，医療法など）について述べ，医療事故，医療訴訟の現状と問題点について述べる．

Ⅰ 医療に関する法律

❶ 歴史

わが国の近代医療制度は，明治7（1874）年の医制の発布にはじまる．これは主として医療を行う場について規定された．医療機関については，病院の設立を許可制にする由の規定がおかれた．その後，各府県における病院取締規則，診療所取締規則が制定され，昭和8（1933）年医師法，歯科医師法の規定に基づく診療所取締規則および歯科診療所取締規則の制定を経て，昭和17（1942）年，国民医療法が制定された．この過程では，医師および歯科医師の診療の場を明確に規定する法制化がおもに行われた．国民医療法で

は，病院と診療所の区別の明確化，医療機関の分布の不均衡の是正などがいわれ，第二次世界大戦の臨戦体制下の国民医療の確保を目的として日本医療団に関する規定がおかれた．戦後，国民医療法は，医師法，医療法などの各法に分かれた．

❷ 医師法（昭和 23 年 7 月 30 日法律 201，最新改正令和元年）

医師法は第 1 条に「医師は，医療及び保健指導を掌（つかさど）ることによって公衆衛生の向上及び増進に寄与し，もって国民の健康な生活を確保するものとする」と定められている．

国家試験による免許，その他の免許条件（麻薬等の中毒者，罰金以上の刑，医事に関する犯罪又は不正行為には免許を与えないことがある），臨床研修の規定など（第 2 章，第 3 章）につづいて，第 4 章に業務が詳しく定められている．法律の条文およびそれに関連して医療職が知っておくべき事柄は以下のとおりである．

1) 第 17 条「医師でなければ，医業をなしてはならない」

「医」は医療行為と理解すべきであり，「業」はそれを反復継続して行うことを意味する．法律における医療行為は，傷病の予防・診療の行為のみではない．美容整形や，ピアスを付けるための穴あけ，皮下脂肪除去など，医学的な判断や技術がなければ危険な行為はすべて医療行為と認識される．

「業」とするという意味は，繰り返し継続して行うことであり，有償・無償を問わない．この 17 条の目的は，国民の生命・健康に対する危険を未然に防ぐために，広く無免許者の行為を規制することにある．したがって，患者自身や，家族が行う医療行為は，業ではないことから医業にはあたらない．また，歴史的に助産師，およびあん摩師，はり師，きゅう師，柔道整復師は独立して一定の医業を営むことができる（本書第 12 章参照）．

2) 第 19 条「診療に従事する医師は，診察治療の求めがあった場合には，正当な事由がなければ，これを拒んではならない」

これは一般に「応招義務」といわれている．診療に従事する医師とは，臨床医という意味ではなく，"on duty" すなわち勤務中の医師を指す．これは欧米にはない制度だが，その理由は，わが国の医療保険制度で "フリーアクセス" すなわち患者はいつ，どの医療機関でも受診できることによる．近年問題となっている救急車による "患者のたらいまわし" も，有限な医療資源に対応する患者の受診制度がヨーロッパのように定められていないことによる．

3) 第 24 条「医師は，診療をしたときは，遅滞なく診療に関する事項を診療録に記載しなければならない」

これは医療においてきわめて重要な事項である．診療録には，患者の主訴，病歴，現症，検査計画，診断，治療方針，検査・治療の内容，患者の反応，次の段階の医療計画などすべての医療行為について，実施したものおよ

び計画を記載しなければならない．そして診療録は5年間の保存義務がある（第24条の2）．

　診療録はPOS（problem oriented system）に沿って記載する．もし医療訴訟が生じ，医療行為の有無や医療の過程の判断や注意事項などが問題になった時に，事実の有無の判断は診療録による．診療録に記載されたことはそのまま認められ，記載されていないものは存在しなかったとして扱われる．その意味では，診療録は公文書として扱われることを自覚する必要がある．

　診療録は医師のカルテのみでなく，看護記録，リハビリテーションの記録，臨床検査技師の行う生理検査記録，放射線照射録など，医療行為に関する記録はすべて診療録である．定期的な患者の状態や患者の希望を記載する看護記録は，法的にもきわめて大切な診療録である．

　なお，診療録に記載された記事の訂正は，“見え消し”といって以前の記録があとからもわかるように線を引いて消して訂正をしなければならない．また，訂正は認印と日付けの記載など，いつ誰が行ったかをあとから知ることができる記載が必要である．現行の電子カルテは，勝手な書き換えを防ぐために，一般に日付けが変わると訂正できないシステムを採用している．その場合の訂正は，訂正する時点でその理由と訂正内容をカルテに記載する．

　そのほかに第4章の医師の業務には，処方箋・診断書・死体検案書の交付などに関する記載がある．また，医師の行為としては当然のことながら第23条には，「医師は，診療をしたときは，本人又はその保護者に対し，療養の方法その他保健の向上に必要な指導をしなければならない」と定められており，診察に伴う療養指導は医師の義務である．また，医師として業務上知りえた患者に関する情報を他に漏らしてはならない「守秘義務」は，医師法には規定はないが，刑法134条に医師と助産師の「守秘義務」が規定されている．

❸ 医師以外の医療職に関する法律

　各種医療職の職務の定義や，医師の指示のもとに行う業務については「第12章　医療職の役割とチーム医療」に述べた．ここでは，医療事故における立場を配慮したうえで必要な法の条項について述べる．

1）保健師助産師看護師法（昭和23年7月30日法律203，最新改正平成30年）

　第1条に「この法律は，保健師，助産師及び看護師の資質を向上し，もって医療及び公衆衛生の普及向上を図ることを目的とする」と定められている．

　第1章総則には，本書の第12章に述べた保健師，助産師，看護師，准看護師の業務の範囲が述べられている．

　第4章業務には，名称独占に関する記載のほかに，医師との関係でつぎの

ような規定が述べられている.

第35条「保健師は傷病者の療養上の指導を行うに当たって主治の医師又は歯科医師があるときは,その指示を受けなければならない」

第37条「保健師,助産師,看護師,准看護師は,主治の医師又は歯科医師の指示があった場合を除くほか,診療機械を使用し,医薬品を授与し,医薬品について指示をしその他医師又は歯科医師が行うのでなければ衛生上危害を生ずるおそれのある行為をしてはならない.ただし臨時応急の手当てをし,又は助産師がへその緒を切り,浣腸を施しその他助産師の業務に当然に付随する行為をする場合は,この限りでない」

看護師等は応急の手当て以外は主治医の指示に従って医療行為ができるものとされている.第12章に述べたように,現在の高度かつ多面的な医療行為については,専門の教育を受けた看護師が行うことができる医療行為の幅が少しずつ拡がっている.「医師又は歯科医師が行うのでなければ衛生上危害を生ずるおそれのある行為」の見直しは「チーム医療の推進に関する検討会」の報告書(2010)にも提言されている(第12章参照).

2) 診療放射線技師法(昭和26年6月11日法律226,最新改正令和3年)

第12章表12-7(p.136)に示すもののほか,業務を行うに際して医師その他の医療関係者との緊密な連携を図り,適正な医療の確保に努めること(第27条),照射録を作成し,指示をした医師又は歯科医師の署名を受けること(第28条),正当な理由がなく,業務上知りえた人の秘密を漏らしてはならないこと(第29条),などが各々の条文で定められている.

3) 臨床検査技師等に関する法律(昭和33年4月23日法律76,最新改正令和3年)

第12章表12-8(p.137)におもな業務が述べてある.そのほかには信用失墜行為(臨床検査技師の信用を傷つける行為)の禁止(第18条),守秘義務(第19条),衛生検査所の開設登録(第20条3項)などの条文がある.

4) 理学療法士及び作業療法士法(昭和40年6月29日法律137,最新改正令和4年)

理学療法士および作業療法士の業務内容については,第12章(p.138)に述べたとおりである.その他の条文としては,「診療の補助として理学療法又は作業療法を行う」(第15条1項),「理学療法士が,病院若しくは診療所において,又は医師の具体的な指示を受けて,理学療法として行うマッサージについては,あん摩マッサージ指圧師,はり師,きゅう師等に関する法律第1条の規定は,適用しない」(第15条2項),守秘義務(第16条)などがある.

あん摩マッサージ指圧師,はり師,きゅう師等に関する法律(昭和22年12月20日法律217,最新改正平成21年)の第1条は,「医師以外の者で,あん摩,マッサージ若しくは指圧,はり又はきゅうを業としようとする者は,それぞれ,あん摩マッサージ指圧師免許,はり師免許又はきゅう師免許

を受けなければならない」というものである．法律それぞれの整合性がこのようなかたちで保たれていることは知っておくとよい．

5）臨床工学技士法（昭和62年6月2日法律60，最新改正令和3年）

業務の概要は第12章表12-10（p.140）に列挙してある．そして「この法律で「生命維持管理装置」とは，人の呼吸，循環又は代謝の一部を代替し，又は補助することが目的とされている装置をいう」として生命維持管理装置を定義している．その他としては，「業務を行うに当たっては，医師その他の医療関係者との緊密な連携を図り，適正な医療の確保に努めなければならない」（他の医療関係者との連携）（第39条），守秘義務（第40条）などがある．

④ 医療法（昭和23年7月30日法律205，最新改正令和3年）

医療法は，「医療を提供する体制の確保を図り，もって，国民の健康の保持に寄与することを目的とし，医療施設の計画的な整備，医療施設の人的構成，構造施設，管理体制等の規制，医療法人の規制等を行うものである」（第1条）とされる．これは医療を提供する施設の規定に加えて，国民の健康保持に寄与するという運用理念もその趣旨に含まれた法律である．

1）医療提供の理念と，当事者の責務（第1条2～4項）

医療提供の理念は次のように規定されている．

ア　医療は，生命の尊重と個人の尊厳の保持を旨とし，医師と患者の信頼関係に基づく，疾病予防等を含む，良質かつ適切なものでなければならない．

イ　医療は，医療を提供する施設の機能に応じ，在宅を含む適切な場所で効率的に提供されなければならない．

2）医療提供体制

医業を行うための場所を病院と診療所に分ける．病院は20人以上の患者を入院させるための施設と決められている．そして病院は，傷病者に対して科学的でかつ適正な診療を行うことを主たる使命として組織され，運営されるべきものとされる．また，病院のなかで100床以上の収容施設を有し，内科，外科，産婦人科，眼科，耳鼻咽喉科があり，解剖室，検査室，図書室などのある病院を総合病院とよんだ（第22条）．なお総合病院の名称は，1996年の医療法改正により法律上は廃止されたが，一般には使用されている．特定機能病院，地域医療支援病院などの規定も医療法に示されている．診療所は，入院施設を有しない（無床診療所）か又は19人以下の患者を入院させるための施設を有するものである（第1条5項）．

3）診療機能の周知

病院等の管理者は，医療を受ける者が病院等の選択を適切に行うために必要な一定の情報を都道府県知事に報告し，知事は報告された事項を公表しなければならない（第6条3項）．一方医療法では，医業，歯科医業又は助産

師の業務等に関し一定事項（診療科目，診療時間など）を除くほか，広告してはならないとされる（第6条5，6項）．

　この広告規制もわが国特有の状況であり，近年は診療情報を患者に周知させるために，医療機関が対外的および施設内に公表する施設の機能についての広告は内容が拡げられてきている．

❺ 個人情報の保護に関する法律（平成15年5月30日法律57）

　この法律の目的は，「高度情報通信社会の進展に伴い個人情報の利用が著しく拡大していることにかんがみ，個人情報の適正な取扱いに関し，基本理念及び政府による基本方針の作成その他の個人情報の保護に関する施策の基本となる事項を定め，国及び地方公共団体の責務等を明らかにするとともに，個人情報を取り扱う事業者の遵守すべき義務等を定めることにより，個人情報の有用性に配慮しつつ，個人の権利利益を保護すること」（第1条）とされている．

　この法律において「個人情報」とは，「生存する個人に関する情報であって，当該情報に含まれる氏名，生年月日その他の記述等により特定の個人を識別することができるもの」をいう（第2条1項）．

　医療においては，患者が施設間を移動することに関し，また医療職が患者のデータを研究に利用する際に個人情報の保護の配慮が必要となる．厚生労働省は平成16（2004）年12月「医療・介護関係事業者における個人情報の適切な取り扱いのためのガイドライン」を定めた．

1）趣旨

　このガイドラインの趣旨は，「個人情報の保護に関する法律（平成15年法律第57号）の規定に基づき，法の対象となる病院，診療所，薬局，介護保険法に規定する居宅サービス事業を行う者等の事業者等が行う個人情報の適正な取扱いの確保に関する活動を支援するためのガイドラインとして定めるもの」とされる．

2）適用範囲

　このガイドラインの対象となる「医療・介護関係事業者」の範囲は，①病院，診療所，助産所，薬局，訪問介護ステーション等の患者に対し，直接医療を提供する事業者（医療機関等），②介護保険法に規定する居宅サービス事業，居宅介護支援事業及び介護保険施設を運営する事業，老人福祉法に規定する老人居宅生活支援事業及び老人福祉施設を経営する事業その他高齢者福祉サービス事業を行う者（介護関係事業者）である．

　このガイドラインの「個人情報」は，「生存する個人の医療・介護関係の情報」を対象としている．

3）個人情報が研究に活用される場合の取扱い

　近年の科学技術の高度化に伴い，研究において個人の診療情報等や要介護認定情報等を利用する場合が増加しているほか，患者・利用者への診療や介

護と並行して研究が進められる場合がある.

　個人情報保護法第50条第1項においては，憲法上の基本的人権である「学問の自由」の保障への配慮から，大学その他の学術研究を目的とする機関等が，学術研究の用に供する目的をもって個人情報を取り扱う場合については，法による義務等の規定は適用しないこととされている．しかしこれは，研究の場合にガイドラインを無視してよいということを意味するものではない．医学研究の各分野のガイドラインには各々患者情報の規程があり，また何よりも，患者の福利は研究目的に優先するというリスボン宣言が医学界には定着している.

　問題は，研究に用いる場合における患者情報の取り扱いである．この場合は個人のデータは患者を特定できない，いわゆる連結不可能なかたちで処理し，研究として発表することが，倫理委員会の審査でチェックされる．しかし実際の研究の作業においては，患者の生データをそのまま扱う段階があり，そのデータをパソコンからリークされたり，自宅に持ち帰る途中で盗難にあったりして個人情報が漏洩する事件が複数報告されている．患者の生データは取り扱う場所を勤務場所と定め，データを個人と連結できないような処理を研究初期の段階で行う必要がある．情報漏洩の責任は，医療事故と異なり，完全に研究当事者に帰せられる.

　個人情報保護法は，平成29（2017）年5月に改正（施行）された．この改正では，①特定の個人を識別するものとして，顔・指紋・DNAなどの身体的特徴と各種公的番号を含む「個人識別符号」を定義し，②個人情報利用のために，「匿名加工情報」の定義，作成方法を定めた.

4）遺伝情報を診療に活用する場合の取扱い

　遺伝学的検査等により得られた遺伝情報には，本人の遺伝子・染色体の変化に基づく体質，疾病の発症等に関する情報が含まれるほか，その血縁者に関わる情報でもあり，その情報は生涯変化しないものであることから，これが漏洩した場合には，本人および血縁者が被る被害および苦痛は大きなものとなるおそれがある．したがって，これらの遺伝情報の取り扱いについては，UNESCO国際宣言，各学会等の指針（第15章）などに沿って取り扱わなければならない．また，遺伝子検査を行った場合には，専門家による遺伝カウンセリングなど本人および家族の心理社会的支援を行う必要がある（第15章参照).

Ⅱ　医療事故と医療訴訟

　医療事故はかならず起こる．それは以下の理由による．①医療行為は人体の生理的活動を変える外からの働きかけ（侵襲）である．②人体を形成している臓器，組織，細胞の働きは，正常および病気のいずれの状態でもすべて解明されているわけではない．③したがって，検査，治療に対して人体がど

のように反応するかは，事前にすべてわかっているわけではない．

　そのような状況で行われる医療行為は，すべて患者に対する利益が不利益を上まわることを予測し期待して行われるが，すべての結果が予測どおりになるとは限らない．このように現代の医学では予測できず，防ぐことがきわめて困難な事故は狭義の医療事故であり，無過失の事故といえる．

　一方，医療事故には医療従事者の医療行為の誤りによるものもある（第13章図13-5，p.153）．これは医療過誤であり，避けることができる事故である．

　患者の側からみれば，本人あるいは家族にとり大切なたった一つの命であり，死に至る場合を含む予想外の不利益に対して医療提供側の十分な説明を求め，場合によっては法的な代償を求めて提訴することは，当然の行為といえる．

① 医療訴訟件数

　わが国で，診療行為のミスを理由として医療者側（医師，医療機関の開設者）に賠償金を要求する（損害賠償請求），医療訴訟の件数は，平成 7（1995）年から平成 16（2004）年の 10 年間増加を続け，年間 1,000 件以上となった[5]（**図 18-1**）．その理由としては，患者の権利意識，医療行為の高度化・複雑化による事故の増加，弁護士の対応の変化など種々の理由が考えられる．

　平成 17（2005）年からは訴訟件数は減少している．最高裁判所は，医療訴訟件数の増加と，他の民事訴訟の代表である建築訴訟や財産関係の訴訟などに比べて著しく長期化することから，平成 13（2001）年から医療の専門家（臨床医）を地裁の民事調停委員，さらに専門委員に委嘱し，医療訴訟裁判の迅速化と訴訟事件に至る前の和解を推めてきている．

図 18-1　地方裁判所における医事関係訴訟件数の年次推移

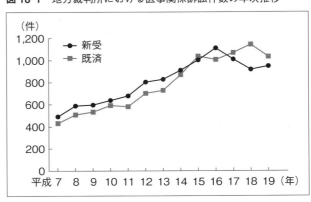

（資料：最高裁判所，裁判所データブック）[5]

❷ 医療事故における医療過誤の割合

　米国政府の公的機関である Institute of Medicine（IOM）は，1999 年に「To Err is Human：Making a Safer Health System」（人は過ちを犯す：安全な健康管理制度のために）というレポートを発表し，医療事故が重大な問題であること，その対策が急務であることを指摘した[6]．ユタ・コロラド州，ニューヨーク州における調査では，それぞれ 2.9％，3.7％の入院患者で医療事故が発生し，その 6.6％，13.6％において患者は死亡した（それぞれ 1992 年，1984 年のデータ）．医療事故の過半数は医療過誤によるものであり，したがって回避が可能であった．この数値を米国の 3,360 万人（1997 年）の入院患者にあてはめると，それぞれ 44,000 人，98,000 人の患者が死亡したことになり，少ない方の推計でも交通事故を抜いて死亡原因の順位で第 8 位となる（**表 18-1**）[6]．この資料をもとにした長谷川氏の試算によれば，日本での医療事故死の推計は年間 15,000 人とされる[6]．わが国の代表的医療機関である国立病院機構および大学付属病院 272 病院の 2005 年における医療事故件数は，日本医療機能評価機構の調査では 1,114 件である（第 13 章図 13-5，p.153）．

❸ 医療過誤の予防

　一般的な医療安全における医療過誤の予防と，そのための原因解析と予防対策としてのヒヤリハット報告の分析，対策と，医療機関における安全管理体制は第 13 章に述べた．新しい医療技術の習得や患者への適用の問題点についてもそこで述べている．

　医療過誤の根絶は，病気の治療を求め，危険な治療を医療職への信頼とともに選択する患者に対する，医療職の究極の責任である．医療過誤により患者に重大な被害をもたらすことの責任は，民事・刑事裁判によるほかに，一生の天職として選んだ医療職を去らなければならない道義的責任を伴うことを自覚しなければならない．近年の医療事故に関する世界各国の統計では，医療事故の約半数は避けることができたもの（avoidable accidents）とされている．

表 18-1　米国医療事故発生状況

	ユタ・コロラド州（1992）	ニューヨーク州（1984）
方法	15,000 人の診療録	30,000 人の診療録
頻度（入院患者のうち）	2.9％	3.7％
うち医療過誤	53％	58％
全米での推計（入院 3,360 万人）	死亡 44,000 人	死亡 98,000 人
経済的損失	376 億ドル	500 億ドル
日本での推計（入院 1,170 万人）	死亡 15,000 人	死亡 34,000 人

（長谷川，2002）[6]

❹ 異状死の判断と届け出

　医師法第 21 条は,「医師は,死体又は妊娠 4 月以上の死産児を検案して異状があると認めたときは,24 時間以内に所轄警察署に届け出なければならない」と定めている.

　平成 6(1994)年,日本法医学会は社会生活の多様化,複雑化に伴い異状死の解釈もかなり広義でなければならないという視点から,異状死ガイドラインを発表した.それに対して臨床系各医学会および日本学術会議は異状死の取り扱いについて見解を表明した[7].

　日本学術会議の見解(2005 年)は**表 18-2** に示すとおりである.問題にしたところは,法医学会の「基本的には,病気になり診療をうけつつ,診断されているその病気で死ぬことが「ふつうの死」であり,これ以外は異状死と考えられる」という立場である.警察への届け出に対する警察,検察の対応は犯罪捜査であり,高度かつ複雑な医療行為と人体の反応について知識がない捜査側の行動が,医療の本来の不確実性および医療行為と医療職の行動規範と著しくかけはなれたものとなることが数多く経験されたことが,学術会議の見解表明に至ったものである.具体的には,「診断されているその病気で死亡する「ふつうの死」」以外に,薬物の投与,麻酔,手術,検査,分娩などの診療行為中あるいは診療行為の直後に生ずる予期しない死亡には,医学的に原因が明らかにされ,過誤・過失のないものが稀ならず存在する.原因が明らかで過誤・過失によらない死亡をすべて改めて警察の判断にゆだねる立場は,臨床医学の現実からかけはなれたものである.日本学術会議の見

表 18-2 異状死に関する日本学術会議の見解

【警察へ届け出るべき異状死体及び異状死】	[解説]
警察に届け出るべき異状死体及び異状死とは,以下の場合をいう. (1) 一般的にみた領域的基準 　①純然たる病死以外の状況が死体に認められた場合 　②まったく死因不詳の死体等 　③不自然な状況・場所などで発見された死体及び人体の部分等 (2) 医療関連死と階層的基準 　医療関連死であって,以下に該当する場合. 　①医行為中あるいはその直後の死亡であって,明確な過誤・過失が認められる場合 　②医行為中あるいはその直後の死亡であって,過誤・過失の疑いが存在する場合 　③第三者医師(あるいは医師団),または遺族を含め関係者(医療チームの一員等)がその死因の説明の合理性に疑義を示す場合	(1) 一般的にみた領域的基準 　異状死体の届出が犯罪捜査に端緒を与えるとする医師法第 21 条の立法趣旨からすれば,公安,社会秩序の維持のためにも届出の範囲は領域的に広範でなくてはならない. 　すなわち異状死体とは,「純然たる病死に非ずと認める状況が死体に存する場合」(大判大 7. 9. 18)の他,「まったく死因不詳の死体」や「不自然な状況・場所などで発見された死体及び人体の部分」もこれに加えるべきである. 　「純然たる病死」とは,病気になり診療を受けつつ診断されているその病気で死亡することをいう.また,たとえ死因となった病気・病態が生前に診断されえなかった場合でも,病理解剖に付することなどの結果,医学的に合理性をもってその死因が説明できうるときは,純然たる病死の範疇と判断されうる. 　死因が併発合併症や潜在的事象の顕性化などをもって医学的に十分な合理性を背景に説明しうる場合は純然たる病死と判断するのが妥当であり,医師法第 21 条における届出の必要な場合には当たらない.

解は，現代の医学・医療および司法の実情から考えて適切である．

❺ 医療行為の訴追，裁判の例

　平成11（1999）年，1人の看護師が2人の手術患者を手術室に搬送し，患者を取り違えて誤った手術を行った横浜市立大学医学部附属病院の患者取り違え事件は，医療における管理体制への大きな反省となった（第13章参照）．

　平成14（2002）年11月，東京慈恵会医科大学付属青戸病院で，腹腔鏡を使った前立腺がん摘出手術を受けた男性が手術後1カ月で死亡した．手術を行った3名の泌尿器科医師が業務上過失致死罪に問われ，東京地裁で執行猶予付の禁固刑の判決を受けた．過失内容は「安全に手術する知識や技術，経験がない3人が手術を始め，出血管理などを全くせずに手術を続けた結果，被害者を死亡させた」というものであった．麻酔科医および術者の上司の過失も指摘された．この判決を受けて慈恵医大では，医療安全管理外部委員会を設置し，また医師の手術資格を認定する「外科系医師信任委員会」の制度を始めた．

　平成16（2004）年12月，福島県立大野病院で行われた29歳妊婦の帝王切開手術で，手術中に患者が死亡した事件があり，術者の産婦人科部長が業務上過失致死罪で逮捕，起訴された．妊婦は全前置・癒着胎盤であり，検察側は「癒着胎盤の剥離を中止して子宮を摘出すべきだった」と主張したが，これは結果論であるのみでなく，患者の状況からみてまったく産科手術の常識に反する主張であり，無罪となった．

　この大野病院の裁判の教訓は二つある．第一は，病院を所管する福島県が，遺族への損害賠償保険を適用させるために，術者の過失を認める医療事故報告書をまとめたことにある．第13章図13-1の挿入記事について説明したとおり，医師賠償責任保険は医師の過失による事故にしか適用されない．いかに遺族のためとはいえ偽りの公的な文書を作成することは，それ自体犯罪行為である．もう一つは，犯罪でないのに逮捕拘留されるという無法行為が医療に対する司法の介入に存在することである．この事件の影響もあり，若手医師の産科志望者が減り，全国的に産科医が減少した．少子化社会で国にとって大切な出産において，妊婦や産科医に大きな負担を強いる現状は異常である．

　上に述べた3件の他にも，多くの医療事故の裁判判例がある．本書では医療の不確実性を重視して述べた．一方，弁護士の立場からは，明らかな医療過誤に対しては厳しい刑事責任，民事責任，行政責任を問うべきという主張がある[8]．

　医療事故については，医療を知る第三者機関が処理することの必要性から，裁判外紛争解決手続（ADR）が医療においても検討されるようになった（後述）．

ADR : alternative dispute resolution

❻ 延命治療の中止と法

　第 15 章（医の倫理，患者の権利）で述べたように，終末期の医療を選ぶ権利が患者本人にあることは，すでに医療界では定着した理解である．意識低下や判断力が失われる前に自己の終末期医療のあり方を提示する advanced directiveness も尊重される．

　しかし第 15 章に述べたように，いったん装着した生命維持装置をはずしたり，その他の生命維持の治療を中止することは，患者自身に十分な判断力があっても，わが国においてはその是非について法的に明確な判断はない．また，厚生労働省のガイドライン「終末期医療に関する指針」（平成 19 年 4 月）にも治療中止の明確な判断基準はない．この問題のきっかけとなったのは，富山県の射水市民病院の外科部長が 2000 ～ 2005 年にかけて，家族の要望により複数の末期患者で，人工呼吸器を外して死に至らしめた事件である（図 18-2）．病院長は「延命治療の中止措置」という見解を示したが，わが国では一部の欧米諸国と異なり，安楽死が認められていないことから，違法とする考えもある．この問題は，入院している終末期の患者では稀ならず生ずるものであり，国としての指針策定が必要である．社会通念としての生命

図 18-2　呼吸器取り外し死亡事件の記事

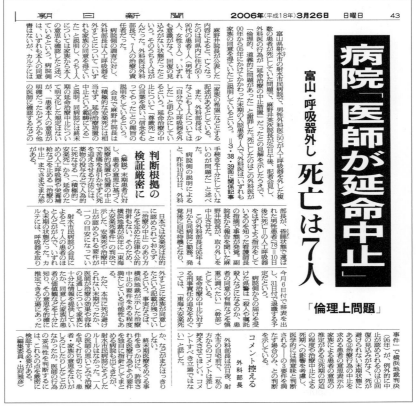

（2006 年 3 月 26 日　朝日新聞）

の重さと，リスボン宣言（第15章参照）に示されている患者の権利としての生命の尊厳をどのように測るかの問題である．成熟した市民社会における個人の自立を重視する立場からは，少なくとも十分に考慮したうえでの患者の判断は尊重されるべきであろう．

❼ 今後の課題

前述したように，3つの課題が大きい．

一つは，医療提供において過失がない事故を救済する「無過失補償制度」の創設である．すでに，予知できないが一定の確率で生ずる薬の副作用による死亡や重篤な障害に対しては，製薬会社が拠出した基金をもとにした「副作用基金」が以前から存在する．医師に過失がない一般の医療事故で，患者側に補償金を支払う制度は必要である．

第二は延命治療の中止に関する法的，医学的，社会的に受け入れられる指針の作成である．その必要性は前述した．

第三は，裁判外紛争解決手続（ADR）の医療への導入である．ADRは「訴訟手続によらず民事上の紛争を解決しようとする紛争の当事者のため，公正な第三者が関与して，その解決を図る手続」と定義される．すでにわが国では，裁判所，行政，民間など多様な主体による，仲裁，調停，あっせんなど多様な形態の裁判外紛争解決手続がある．しかし現代では，裁判所の調停は大いに利用されているが，民間事業者の行う裁判外紛争解決手続は，国民への定着が遅れ十分には機能していない状況にある．そこで，ADRを推進することを目的に「裁判外紛争解決手続の利用の促進に関する法律」（いわゆるADR法）が平成16（2004）年に成立（法律第151号）し，平成19（2007）年4月から施行されている．

図18-3　医療ADRの組織

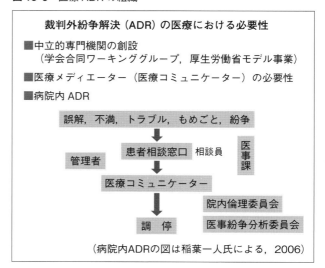

　医療の領域でも，東京三弁護士会をはじめ都道府県レベルで医療 ADR の組織が種々のレベルで作られ，活動している．地域のみならず，各学会や大規模病院において病院内 ADR を組織する動きがあり，厚生労働省もモデル事業を実施した．

　病院内 ADR については，患者相談窓口（病院職員）が対応し，必要に応じて外部機関に属する医療メディエーター（コミュニケーター）が対応し，調停に進むという過程が提案されている（**図18-3**）．

　また地域には，「医療に関する患者，家族の苦情や相談に迅速に対応し，医療機関への情報提供，指導等を実施する体制の整備により医療の安全と信頼を高めるとともに，医療機関に患者・家族の苦情等の情報を提供することを通じて，医療機関における患者サービスの向上を図ることを目的として，医療安全支援センターを設置する」（医政発第0430003号）（平成15年4月）として，平成20（2008）年4月から都道府県，二次医療圏，指定都市，中核市などに医療安全支援センターの設置が開始された．

　さらに第六次医療法改正（平成26年6月成立）において，長い間の懸案であった「医療事故調査制度」が成立し，平成27（2015）年10月に施行された[10]．これは，医療事故が発生した医療機関において院内調査を行い，その調査報告を民間の第三者機関である「医療事故調査・支援センター」が収集・分析をして，再発の防止に関する普及・啓発活動を行う仕組みとなっている．この制度の要点は，"予期せぬ死亡事例"全てが対象とされ，関係者（医療従事者および患者側）へのていねいな聞き取り調査により，同様事故の再発防止に寄与することにある．

参考文献

1) 野崎和義：コメディカルのための医事法学概論．ミネルヴァ書房，2011．
2) ブルーノ・パリエ：医療制度改革．先進国の実情とその課題．文庫クセジュ，白水社，2010．
3) 厚生労働省．医療・介護関係事業者における個人情報の適切な取扱いのためのガイドライン．平成16（2004）年12月24日
　http://www.mhlw.go.jp/houdou/2004/12/dl/h1227-6a.pdf
4) 平沼直人：医療訴訟の現状と問題点〜予防と対処　弁護士の立場から〜．東京都医師会雑誌，64：369〜373，2011．
5) 田邉　昇監修：訴訟リスクから見る日常診療の落とし穴．Medical Tribune, p.47, 2009年10月1日．
6) 長谷川友紀：危機管理原論．J. Nat. Inst. Public Health, 51：127〜130, 2002．
7) 日本学術会議第2部（法学），第7部（医学，歯学，薬学）．異状死等について—日本学術会議の見解と提言—．平成17年6月23日．
8) 杉田雅彦：医療における三責任〜刑事責任，行政責任を中心として〜「三責任独立追及説」を提唱する．医療判例解説，2：1〜17, 2006．
9) 法務省ホームページ「裁判外紛争解決手続の利用の促進に関する法律（ADR法）について」
　参照　裁判外紛争解決手続とは
　http://www.franchising.jp/adr.htm
10) 厚生労働省ホームページ「医療事故調査制度について」
　http://www.mhlw.go.jp/stf/seisakunitsuite/bunya/0000061201.html

索引

欧文索引

【著者略歴】

やなぎ さわ のぶ お
柳 澤 信 夫

職歴

1960年　東京大学医学部卒業
1969年　ハーバード大学医学部研究員
1980年　信州大学医学部内科学教授
1993年　信州大学医学部附属病院長
1996年　信州大学医学部長（現 信州大学名誉教授）
1997年　国立療養所中部病院・長寿医療研究センター院長（現 名誉院長）
2001年　労働福祉事業団関東労災病院院長（現 名誉院長）
2008年　東京工科大学教授・片柳研究所長
2010年　東京工科大学医療保健学部長（現 東京工科大学名誉教授）
2015年　一般財団法人全日本労働福祉協会会長
　　　　現在に至る

公的委員歴

日本学術会議会員第17期
医学教育振興財団理事
文部省学術審議会専門委員
厚生省，厚生労働省
　医師試験委員，厚生科学審議会専門委員
　公衆衛生審議会委員，医療技術参与
東京地方裁判所民事調停委員

現代医学概論　第3版　　　　　　ISBN978-4-263-73211-3

2012年 2 月 1 日　第1版第1刷発行
2014年 9 月 5 日　第1版第5刷発行
2015年 3 月20日　第2版第1刷発行
2022年 1 月20日　第2版第9刷発行
2023年 2 月10日　第3版第1刷発行

　　　　　　　　　著　者　柳　澤　信　夫
　　　　　　　　　発行者　白　石　泰　夫

　　　　　発行所　医歯薬出版株式会社

　　〒113-8612　東京都文京区本駒込1-7-10
　　TEL.（03）5395-7620（編集）・7616（販売）
　　FAX.（03）5395-7603（編集）・8563（販売）
　　　　　https://www.ishiyaku.co.jp/
　　　　　郵便振替番号 00190-5-13816

乱丁，落丁の際はお取り替えいたします　　　　印刷・あづま堂印刷／製本・皆川製本所
　　　　　© Ishiyaku Publishers, Inc., 2012, 2023. Printed in Japan